母婴护理

MUYING HULI

（第2版）

主　　编	潘爱萍　潘放鸣
副 主 编	高惠兰　于海英　李　娜
编　　委	（以姓氏笔画为序）

于海英　王婷婷　王金萍

叶　茂　朱　薇　买晓颖

毕惠玲　李　芹　李　娜

李荣莉　杨　明　张文博

陈　涓　郑月红　夏　莉

曹　月　殷　勇　高惠兰

潘放鸣　潘爱萍

U0213696

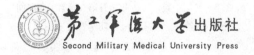

第二军医大学出版社

Second Military Medical University Press

内 容 简 介

本教材以"培养实用型护理人才"为目标,将本学科相关内容进行优化。在传承以往同类教材的同时,侧重培养学生的综合能力和创新能力。全书涉及妇女妊娠各期及新生儿护理方面内容,兼顾生理与心理方面的阐述。此次再版,在结合临床工作岗位、工作任务的划分的基础上,对内容进行了必要的更新。

本书适合高职高专护理及相关专业的学生使用,亦可供临床实习医生及护士工作时参考。

图书在版编目(CIP)数据

母婴护理/潘爱萍,潘放鸣主编. —2 版. —上海:
第二军医大学出版社,2016.1
全国高等医学职业教育规划教材/金建明,于有江主编
ISBN 978 - 7 - 5481 - 1076 - 7

Ⅰ. ①母… Ⅱ. ①潘… ②潘… Ⅲ. ①围产期—护理—高等职业教育—教材②新生儿—护理—高等职业教育—教材 Ⅳ. ①R473.71②R473.72

中国版本图书馆 CIP 数据核字(2015)第 082009 号

出 版 人　陆小新
责任编辑　画　恒　高　标

母 婴 护 理
(第 2 版)

主 编　潘爱萍　潘放鸣
第二军医大学出版社出版发行
http://www.smmup.cn
上海市翔殷路 800 号　邮政编码:200433
发行科电话/传真:021 - 65493093
全国各地新华书店经销
江苏天源印刷厂印刷

开本:787×1 092　1/16　印张:17.75　字数:478 千字
2012 年 1 月第 1 版　2016 年 1 月第 2 版第 1 次印刷
ISBN 978 - 7 - 5481 - 1076 - 7/R · 1814
定价:42.00 元

高等职业教育护理专业实用教材
丛书编委会

全国高等医学职业教育规划教材总书目

序 号	书 名	版 次	主 编
1	护理学导论	第 2 版	周庆华 等
2	常用护理技术	第 2 版	朱春梅 等
3	正常人体结构	第 2 版	米 健 等
4	儿童护理	第 2 版	徐 静 等
5	护理管理学	第 2 版	朱春梅 等
6	健康评估	第 2 版	姚 阳 等
7	正常人体机能·生物化学	第 2 版	顾友祥 等
8	正常人体机能·生理学	第 2 版	马文樵 等
9	药理学	第 2 版	盛树东 等
10	医学免疫学及病原生物学	第 2 版	姜 俊 等
11	护士礼仪	第 2 版	邱 萌 等
12	心理与精神护理	第 2 版	陈宜刚 等
13	异常人体结构与机能	第 2 版	慕博华 等
14	护理心理学	第 2 版	邱 萌 等
15	母婴护理	第 2 版	潘爱萍 等
16	急救护理	第 2 版	殷俊才 等
17	护理伦理与法规	第 2 版	高莉萍 等
18	成人护理·传染病护理	第 2 版	张万秋 等
19	成人护理·内科护理	第 1 版	罗惠媛 等
20	成人护理·外科护理	第 1 版	刘兴勇 等
21	成人护理·妇科护理	第 1 版	潘爱萍 等
22	眼耳鼻咽喉科护理	第 1 版	陈国富 等
23	老年护理	第 1 版	彭 蓓 等

再版序

《母婴护理》自第一版出版以来,受到广大师生及相关学科领域人员的好评。由于母婴护理领域的理念、知识不断更新,加之第一版编写由于时间比较仓促,差错在所难免,为了满足教学需要,对第一版教材有必要进行修订和补充。

本次再版仍然定位于高等医学职业教育,主要用于护理专业教学,同时也可作为助产专业学生的学习用书。按照高职教育的培养目标要求,突出护生的教学特点,强调应用基础与进展、广度与深度并重。教材在修订前,充分与临床妇产科、儿科专家讨论,结合临床工作岗位、工作任务的划分,本教材在内容上做了一些删减,将新生儿相关疾病及操作技能的内容删去,将之归至《儿童护理》中;考虑到在促进自然分娩方面新的理念及临床实际情况,以附加的形式增加了新产程的规定及处理的专家共识,以满足学生未来工作需要;修改了原来的一些文字表述,力求使之更为准确。

由于编者的水平和能力有限,疏漏和不妥之处在所难免,恳请读者赐教指正!

编 者
2015 年 12 月

前　言

为适应医学模式的转变、母婴保健事业的发展和国家高职教育课程改革及发展的需要，以满足广大高等职业教育医学护理领域师生的需求，我们组织人编写了《母婴护理》这本高等职业教育护理专业技能型紧缺人才培养试用教材。

本教材以培养"新型的实用型护理人才"为宗旨，以"以人为本、服务至上"为出发点，继承以往教材的优点，努力贯彻高职教育课程改革的精神，强化学生是学习主体的意识，注重学生综合素质和创新能力的培养，把教材编写成方便学生的"学材"、高等职业教育护理专业教师的适用之材、临床母婴护理工作者的实用之书。

本教材主要介绍了妊娠期、分娩期、产褥期的妇女和新生儿的护理，全书共分 5 篇 18 章，内容包括母婴护理基本概念、女性生殖生理与心理特点、正常妊娠母儿和高危妊娠母儿的护理、正常分娩期母儿和高危分娩母儿的护理、正常产褥期妇女的护理和新生儿的护理、产科常用手术妇女的护理、母婴常用护理操作技术以及新生儿常见疾病的护理。在教材内容的选择和构建方面，在体现整体护理观、以临床护理工作程序为主线的同时，以基于工作过程为导向，以完成典型工作任务为内容，以培养岗位职业能力为切入点为编写框架，吸纳国内外母婴护理领域近年的新理念、新知识、新技术，注重知识的更新和精选。

本教材围绕专业培养目标，紧贴临床护理工作的实际需要，面向"学校－医院－社会"一体化人才培养模式，依据"三年制高等职业教育护理专业领域技能型紧缺人才培养指导方案"，广泛参考了国内外本科、高职《妇产科护理学》教材等资料，吸取了临床母婴护理的成果，以"必需、够用、实用"为原则，力求培养学习者的临床工作思维，力求教材的科学性、先进性、适用性、启发性。

本教材可作为高等职业院校、高等专科院校、成人高等院校、本科院校高职教育护理专业及相关专业学生学习用书，也可供五年制高职院校、中等职业学校及其他有关人员参考使用。

本教材的编写基于全体编者的共同努力和协作，也得到全瑜、王素芬二位同志的大力帮助，在此，谨致以诚挚的感谢！

由于编写人员的经验不足和时间的仓促，书中肯定会有不尽如人意的地方，敬请同仁和读者见谅，并恳请提出改进意见。

编　者

2012 年 1 月

目 录

绪 论 ……………………………………………………………………………………（ 1 ）

    第一节　范畴 …………………………………………………………………………（ 1 ）

    第二节　发展及近年的主要成就 ……………………………………………………（ 2 ）

    第三节　学习目标和学习方法 ………………………………………………………（ 3 ）

第一篇　女性生殖系统基础知识

第一章　女性生殖系统结构功能 ……………………………………………………（ 9 ）

    第一节　外生殖器 ……………………………………………………………………（ 9 ）

    第二节　内生殖器 ……………………………………………………………………（11）

    第三节　邻近器官 ……………………………………………………………………（15）

    第四节　血管、淋巴及神经 …………………………………………………………（16）

    第五节　骨盆 …………………………………………………………………………（19）

第二章　女性生殖系统生理机能 ……………………………………………………（24）

    第一节　女性一生各阶段的生理特点 ………………………………………………（24）

    第二节　下丘脑-垂体-卵巢激素功能及调节 ………………………………………（26）

    第三节　卵巢功能及其周期性变化 …………………………………………………（28）

    第四节　子宫内膜的周期性变化 ……………………………………………………（31）

    第五节　月经及月经期的临床表现 …………………………………………………（32）

第二篇　妊娠期母儿的护理

第三章　产科护理管理 ………………………………………………………………（37）

    第一节　产科护理病历 ………………………………………………………………（37）

    第二节　产科门诊设置、布局及设备 ………………………………………………（41）

    第三节　住院区及产房的设置、布局及设备 ………………………………………（42）

    第四节　产科门诊、病房护士的工作职责 …………………………………………（45）

附一　产科相关制度 ……………………………………………………（46）

附二　产科相关登记及记录 ………………………………………………（47）

第四章　妊娠生理及评估 …………………………………………………（48）

第一节　妊娠、受精、植入和胚层的形成 ……………………………………（48）

第二节　胎儿附属物的形成及功能 ………………………………………（50）

第三节　胎儿发育的特点 ……………………………………………………（53）

第四节　妊娠期母体的变化 …………………………………………………（57）

第五节　妊娠的分期评估 ……………………………………………………（62）

附　胎产式、胎先露、胎方位 ………………………………………………（64）

第五章　围产期保健及孕产妇系统管理 ………………………………（67）

第一节　围产期保健 …………………………………………………………（67）

第二节　孕产妇系统管理 ……………………………………………………（69）

第六章　正常妊娠期母儿的保健 …………………………………………（72）

第一节　产前检查 ……………………………………………………………（72）

第二节　妊娠期常见症状的护理和健康指导 …………………………………（78）

附一　孕期保健 ………………………………………………………………（83）

附二　规范化的产前检查 ……………………………………………………（85）

第七章　高危孕产妇和高危儿的监护 ……………………………………（90）

第一节　高危妊娠概述 ………………………………………………………（90）

第二节　高危妊娠及胎儿监测 ………………………………………………（92）

第三节　高危妊娠母儿的护理 ………………………………………………（97）

第四节　胎儿窘迫的护理 ……………………………………………………（98）

第五节　新生儿窒息 …………………………………………………………（102）

附一　遗传咨询与产前诊断 …………………………………………………（106）

附二　产前诊断方法 …………………………………………………………（108）

第八章　妊娠期并发症母儿的护理 ………………………………………（112）

第一节　流产 …………………………………………………………………（113）

第二节　异位妊娠 ……………………………………………………………（117）

第三节　前置胎盘 ……………………………………………………………（121）

第四节　胎盘早剥 ……………………………………………………………（123）

第五节　妊娠高血压疾病 ……………………………………………………（126）

第六节　双胎妊娠 ……………………………………………………………（130）

第七节　羊水过多 ……………………………………………………………（133）

第八节　早产 …………………………………………………………………（135）

第九节　过期妊娠 ……………………………………………………………（137）

第九章　妊娠合并症母儿的护理 …………………………………………………（140）

第一节　妊娠合并心脏病 ……………………………………………………（140）

第二节　妊娠合并病毒性肝炎 ………………………………………………（144）

第三节　妊娠合并糖尿病 ……………………………………………………（147）

第四节　妊娠合并缺铁性贫血 ………………………………………………（149）

第三篇　分娩期母儿的护理

第十章　正常分娩期母儿的护理 …………………………………………………（155）

第一节　影响分娩的因素 ……………………………………………………（155）

第二节　分娩机制 ……………………………………………………………（160）

第三节　先兆临产、临产和产程分期 ………………………………………（162）

第四节　分娩各期的护理 ……………………………………………………（163）

附　新产程标准及处理的专家共识（2014）（节选） …………………………（172）

第十一章　异常分娩母儿的护理 …………………………………………………（173）

第一节　产力异常 ……………………………………………………………（173）

第二节　产道异常 ……………………………………………………………（181）

第三节　胎位及胎儿发育异常 ………………………………………………（187）

第四节　产妇不良情绪 ………………………………………………………（191）

第五节　异常分娩产妇的护理 ………………………………………………（192）

第十二章　分娩期并发症母儿的护理 ……………………………………………（195）

第一节　胎膜早破 ……………………………………………………………（196）

第二节　产后出血 ……………………………………………………………（198）

第三节　子宫破裂 ……………………………………………………………（203）

第四节　羊水栓塞 ……………………………………………………………（206）

第四篇　产褥期母儿的护理

第十三章　正常产褥期产妇的护理 ………………………………………………（213）

第一节　母婴同室的设置和管理 ……………………………………………（213）

第二节　产褥期妇女的身心变化 ……………………………………………（215）

第三节　产褥期产妇的护理 …………………………………………………（219）

第十四章 正常新生儿的护理 ·················· (227)

　第一节　新生儿概述 ························ (227)

　第二节　正常新生儿的临床表现 ·············· (229)

　第三节　正常新生儿的护理 ·················· (232)

第十五章 产后并发症妇女的护理 ·············· (236)

　第一节　产褥感染 ························ (236)

　第二节　产褥期抑郁症 ······················ (239)

第十六章 产科常用手术妇女的护理 ············ (244)

　第一节　阴道后穹隆穿刺术 ·················· (245)

　第二节　经腹壁腹腔穿刺术 ·················· (246)

　第三节　会阴切开缝合术 ···················· (247)

　第四节　胎头吸引术 ························ (250)

　第五节　产钳术 ·························· (252)

　第六节　臀位分娩助产手术 ·················· (254)

　第七节　人工剥离胎盘术 ···················· (256)

　第八节　经腹壁羊膜腔穿刺 ·················· (257)

　第九节　剖宫产手术 ························ (258)

第十七章 母婴常用护理操作技术 ·············· (262)

　第一节　会阴擦洗/冲洗 ···················· (262)

　第二节　会阴湿热敷 ························ (263)

　第三节　坐浴 ···························· (264)

　第四节　乳房护理 ·························· (265)

　第五节　新生儿沐浴 ························ (266)

　第六节　新生儿抚触 ························ (268)

　　附　新生儿沐浴室医院感染管理制度 ·········· (269)

　第七节　更换尿布法 ························ (270)

参考文献 ································ (272)

绪　　论

　　母婴护理学是研究、护理生育阶段不同健康状况的女性、胎儿、新生儿的基本理论、知识、技能的一门综合性应用学科,构成现代护理学重要组成部分;是高等护理专业必修的一门职业核心课程。

第一节　范　　畴

　　自 19 世纪南丁格尔开创近、现代护理,母婴护理即成为现代护理学的一个重要组成部分。在女性人生的生命周期的各个阶段中,妊娠与分娩是与其家庭及社会的存在和发展有着密切相关的一件大事,这个过程需要孕产妇和整个家庭去共同面对。因此,对孕妇、产妇、胎儿、新生儿及其家庭的全面护理就构成了母婴护理的狭义内涵。

　　实质上,母婴护理应该从新生儿期的生殖健康维护开始,及时开展青少年的生殖健康知识普及教育,为生育年龄妇女提供、指导婚前检查和适时妊娠、妊娠期,分娩期和产褥期护理咨询服务,积极从事孕产妇系统管理,使孕产妇安全渡过妊娠期,使新生儿得到最佳的护理,保障母婴健康,降低母婴发病率和病死率。

　　母乳喂养是我国的优良传统,20 世纪 60 年代开始受世界潮流的影响,我国母乳喂养率逐渐下降。世界卫生组织(WHO)为促进我国母乳喂养,与卫生部联合召开了母乳喂养研讨会,介绍了国外母乳喂养情况和科技动态。为使我国 2000 年纯母乳喂养率达到 85%,1992 年在全国范围内进行了创建爱婴医院活动,将促进母乳喂养工作纳入了卫生行政管理部门的工作日程和各级医院的重要工作。以 WHO 和世界儿童基金会联合制定的"促进母乳喂养成功的十点措施"为原则,经过几年的努力,母乳喂养深入人心,改革了不合理的产婴制度,产妇的就医环境得到了根本的改善。母婴健康教育的开展,使卫生知识得到了广泛的宣传和普及,使每个孕产妇都不同程度地掌握了一定的健康知识,母婴护理的工作者在保护、促进和支持母乳喂养工作中成为中坚力量。母婴同室将医生护士的工作直接置于产妇及社会的监督之下,促进了产科服务态度和服务质量的提高。

　　产前诊断的开展,为提高围产儿的保健水平提供了更先进更科学的方法,也拓展了母婴护理的工作者的知识面,为优生优育提供了更科学、更客观的依据。

　　计划生育工作是我国的基本国策。为使人口增长与国民经济发展相适应,宣传计划生育,普及有关科学知识,促进生育年龄妇女和其家庭及整个社会的节制生育和优生优育的健康理念和措施落实,是母婴护理不可缺少的工作内容。

　　随着显微外科的发展,电视腹腔镜和显微外科手术应用于不孕症,输卵管吻合取得了较好的效果;妇科手术方式和器械的改进,对妇女因手术造成的损害大大减少。应向患者宣教医学知识,检验的正常值及意义,饮食及生活注意事项,为能提高患者的自我保健意识作出努力。

"试管婴儿"导致了一系列助育技术产生(称"助育疗法",简称 ART)。我国从 20 世纪 80 年代中期开展"试管婴儿"的研究工作以来,迄今已为众多不孕妇女的家庭带来幸福快乐。助育疗法中涉及人的生理、心理、社会、伦理道德等方面,拓宽了护理的知识领域,不言而喻,母婴护理的工作者在这个领域中承担着重要的角色。

加强新生儿护理,预防新生儿产伤及颅内出血、新生儿呼吸窘迫综合征和肺炎、新生儿败血症、新生儿黄疸、新生儿破伤风等,迅速、有效地进行新生儿窒息的复苏和护理,提高高危儿的治愈率和存活率,是母婴护理不断探讨的课题。

母婴护理的技术操作为服务对象提供优质的专业保健保障。

第二节　发展及近年的主要成就

在人类繁衍的过程中,母婴护理实质上即已经存在了,母婴护理最早源于产科护理。自有人类以来,就有专人参与照顾妇女的生育过程,这就是早期的产科及产科护理雏形。医学和护理学也得以流传。大约在公元前 1 500 年,古埃及 Ebers 古书中就有关于妇产科学的专论。母婴护理学成为一个学科的体系,则是从南丁格尔开创现代护理进入里程碑。

中医学发展历史悠久。至近代,分娩场所由家庭转移到医院时,一批受过专业训练、具备特殊技能的护理人员参与产科的护理工作。现在,为适应社会发展过程中人们对生育及医疗照顾需求的改变,产科护理也经历着"以疾病为中心的护理"向"以患者为中心的护理"变革。开展"以整体人的健康为中心的护理"成为当代催化母婴护理学的产生和发展的动因。

随着社会的发展,人们对人口生命质量和自身生活质量提高给以更多的关注,对健康的认识和对卫生保健都给以更多的需求。维护和促进健康,特别是母亲健康,儿童健康优先成为全世界人们的共识。母婴护理迅速由孕妇、产妇的照顾转变为以促进母亲身心健康、新生儿优生优育、家庭健康、社会和谐进步活动为主要内容。护理对象扩展到家庭、社区、社会,护理工作由单纯提供专业技术操作扩展到评估孕产妇身心状况、其家庭结构、功能和需求、社区环境、社会保障等,以护理对象为主体,运用护理程序实施整体化护理。

目前的母婴护理在现有的孕产妇、儿童系统保健管理基础上,代表的发展如下所述:

1. 以家庭为中心的母婴护理

针对个案、家庭、新生儿在生理、心理、社会等方面的需要及调适,向他们提供具有安全性和高质量的健康照顾,尤其强调提供促进家庭成员间的凝聚力和维护身体安全的母婴照顾。开展"家庭为中心的产科护理"(family-centered maternity and newborn care)的优点:①有利于建立养育和亲密的家庭关系;②易于进入称职的父母角色;③父母及新生儿之间易建立积极的相互依附关系(亲子关系);④减少并发症。当前,一些国家为能提供"以家庭为中心的产科护理"方式,对产科护理进行了改革:①鼓励家庭成员、公婆、父母、配偶、甚至亲友积极参与孕妇的生育过程,包括自然分娩、甚至剖宫产的全过程;②设立类似家庭环境的待产、分娩单位;③提倡分娩自由体位;④强调产时父母及新生儿的早期接触和产后"母婴同室"的护理方式;⑤做好出院前指导,鼓励产妇尽早出院。护士应通过提供高质量的产科照顾的有效的健康教育,使产妇及其家庭具备以下条件：①父母及责任护士间具有良好的相互信赖关系；②产妇无异常情况；③父母对护理新生儿具有自信心；④家庭中具有良好的相互信赖关系。

2. 我国普遍建立的"爱婴医院"

核心是保障母乳喂养的实现，即按 WHO 和联合国儿童基金会的要求，保护、促进和支持母乳喂养的措施，总结经验，逐步推广《国际母乳代用品的销售守则》，所有妇幼保健机构、综合医院妇产科、儿科禁止接受母乳代用品厂商的馈赠、赞助；严禁各类母乳代用品广告宣传和各类推销活动；同时要求加强对广大医务人员的培训，以更新观念，认真做好母乳喂养的各项工作。

3. 温馨待产

温馨待产即在医院建立居家式人性化自然分娩环境，有家属陪产的分娩模式。孕妇在临产过程中，允许一位家属进入温馨产房陪伴孕妇渡过临产、分娩的全过程。

4. 母婴同室

母婴同室就是婴儿出生后，将母亲及父亲和新生婴儿安置在一个房间里，母子 24 小时一直生活在一起。由母亲在产科医护人员的指导、帮助下，自己照顾婴儿的保暖、喂养、换尿布等，以利于增加母子感情，促进母、儿的身心健康，为按需哺乳提高保障。这是母乳喂养成功的关键。在产院期间，这种措施一般适用于正常足月儿及 1 500 g 以上的早产儿。这也是有关开展纯母乳喂养活动中的"以家庭为中心的产科护理"的具体表现。

5. 导乐式陪伴分娩

导乐式陪伴分娩使医院改变了传统的产科服务模式，延伸服务内涵，围绕人性化开展服务，创建的新的服务模式——一种以产妇为中心，保护、促进、支持自然分娩的产时全程一贯制服务模式。即产妇可根据自身情况，在分娩前的任何时间，自由选择一位富有爱心、并有分娩经验的助产士陪伴，可为产妇提供优质、完善的产前、产时及产后的全程"一对一"服务指导。这是一种以产妇为中心的新的产时服务模式，它将妊娠期、分娩期和产褥期视为一完整的自然过程，充分发掘产妇的自然分娩能力和潜力，建立起自然分娩的信心，达到自然分娩的目的。

6. 循证医学

循证医学(evidence-based medicine，EBM)使母婴护理更加信息国际化、科学专业化。在母婴护理领域以有价值的、可信的科学研究结果为证据，提出问题，寻找实证，审慎地、明确地、明智地应用当代最佳证据，为母婴护理个体化的医疗护理做出决策，同时将护理研究和护理实践有机地结合起来。

预防新生儿院内感染、新生儿高胆红素血症、新生儿黄疸、照射中最佳护眼材料的选择以及无痛分娩等均作为母婴护理的科研课题，已取得了丰硕成果。

第三节　学习目标和学习方法

母婴护理学既是现代护理学的重要组成部分，又是一门实践性学科，不仅具有医学特征，还具有独立和日趋完整的护理及相关理论体系。

母婴护理学的学习目标：经过本课程的学习，学生应能够掌握母婴护理的基本知识、基本理论和基本技能，为健康女性提供自我保健知识，预防疾病并维持健康状态；要掌握产科常见病、多发病的相关理论知识和护理技能，发挥护理职能，按照系统化整体护理的基本护理思想，为患者提供缓解痛苦、促进康复的护理活动，帮助护理对象尽快获得生活自理能力；成为具有高尚职业道德、扎实理论基础和熟练操作技能及现代护理理念的临床实用型专科护理人才。

由于高职教育的母婴护理学主要致力于培养临床实践工作中需要的实用型母婴护理人才，所以学习母婴护理学的方法如下所述：

（一）树立尊重、关爱护理对象的理念

尊重、关爱母婴见证传统的美德，社会的进步，是社会文明的缩影和体现。一方面由于传统女性的观念、现代女性的自尊、特殊时期的女性心理、生理均处于需要被关心照顾的状态、胎婴儿新生命的人性尊重等的需求；另一方面产婴医院是孕产妇们最依赖的安全地方，医护人员是孕产妇们最信任的保护天使，护理过程中涉及女性身体最隐私的部位和个人的人生隐私，尊重、关爱她们是医护人员及护理学生的义务、责任和必具的职业素质，尊重、关爱母婴是促进护理质量不断提高、护理科研创新的动力。

（二）建立整体观

母婴护理学的学习虽然依次从生殖基础知识、生理产科护理、病理产科护理、新生儿的护理、常用产科护理操作技术、包含节制生育指导和妇女保健等推进，但在学习过程中要注意彼此间的相互联系与相互影响，生殖基础知识是整个母婴护理的基石，生理产科护理是病理产科护理的前期必备；常用产科护理操作技术应用于母婴护理的各个部分；护理人员既要做好产褥期的妇女保健，预防产妇生殖道感染，保证母婴健康，又要做好节制生育指导等。学习要前后连贯，温故知新。

（三）掌握相关学科知识

母婴护理学是一门与基础医学和相关护理学科关系密切的学科，母婴可能合并内科、外科、传染科等疾病，护理需要运用相关学科的知识和技能；必须有相应的基础医学知识作支撑；要掌握药物学、基础护理学、预防医学与相关学科以及人文社会学科知识，为学好母婴护理学构建良好的知识与技能的平台。

（四）理论密切联系实践，勤实习

母婴护理学是一门为母婴健康提供护理服务的应用学科，主要是培养学生履行岗位职责的实践能力，师生都要"教、学、做"互动和理论与实践一体化，以理论引导实践，实践强化理论，勇于置身在临床职业情境中实践，体验护士角色，更能激发学习兴趣，提高综合能力，能够快速而顺利地适应以后的母婴护理工作岗位。

（五）提升自身的综合素质

母婴护理的实践由于其内容较为特殊，无论是问病史，还是查体都很容易涉及服务对象的隐私，常常会因为学生的年轻，加之孕产妇的"羞怯"，因而遭到拒绝，给学生的学习和实习行动上带来一定的困难，受到一定的限制。因此，要求学生在学习的过程中要注重培养自己的良好医德、敬业精神、诚信意识、高尚思想境界，要恪守护士职业道德和职业行为规范；要提升自己的专业业务能力，不断学习新理论、新知识，掌握新技术；要博学、多思考、善总结，探索性学习不仅能知其

然,亦能知其所以然,随着多普勒监护仪、阴道镜、宫腔镜、胎儿镜、腹腔镜等新技术在临床的广泛应用,使得产科的诊疗水平跃上了新的台阶,今后科学技术的发展会更加迅速,新的医疗仪器的临床应用会更多,学习亦无止境;要学会自我调节,加强锻炼、保持心情愉快、精神饱满、身体健康、以适应母婴护理工作的特点。

学生自主、延伸性学习的学习任务

到医院和社区调查,完成一份调研报告,包括以下内容:

1. 社会是否需求母婴护理的人才?

2. 需求具备哪些品质、知识、技能的母婴护理人才?

3. 你认为母婴护理学的教与学应怎么与社会需求相适应?

（潘放鸣）

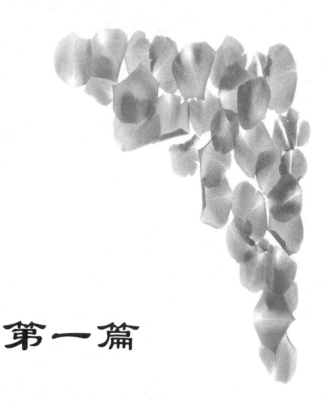

第一篇

女性生殖系统基础知识

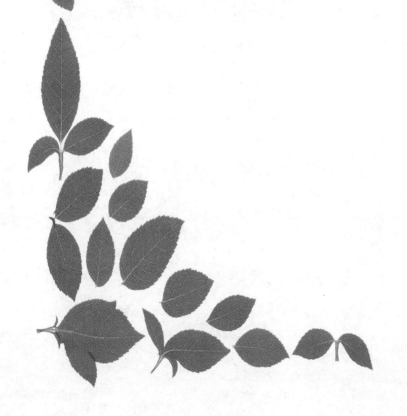

第一章

女性生殖系统结构功能

掌握 内生殖器及其功能;骨盆的组成及分界。

熟悉 外生殖器的范围、组成;内生殖器的邻近器官。

了解 骨盆类型;女性生殖系统包括内、外生殖器官及其相关组织与邻近器官。

情景案例 某产科医院的孕妇大学,医护人员为准妈妈和准爸爸开讲第一次课"我的身体我知道"。

任务要求 1. 接待学员,评估其文化背景、已有相关知识及接受知识的能力状态。

2. 准备教学用具。

3. 讲课主要内容:女性生殖系统各器官及功能、骨盆的组成、分界及临床意义。女性生殖系统的邻近器官的临床意义等。

第一节 外 生 殖 器

女性外生殖器又称外阴,是女性生殖器官的外露部分,位于两股内侧之间,前面为耻骨联合,后面以会阴为界(图1-1)。

(一)阴阜

阴阜(mons pubis)即耻骨联合前面隆起的脂肪垫,内含丰富的血管和神经末梢。青春期该部皮肤开始生长阴毛,分布呈尖端向下的三角形。阴毛为女性第二性征之一,阴毛疏密、粗细、色泽可因人或种族而异。

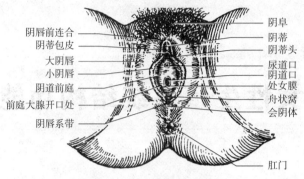

图1-1 女性外生殖器

图中标注：
阴唇前连合、阴蒂包皮、大阴唇、小阴唇、阴道前庭、前庭大腺开口处、阴唇系带
阴阜、阴蒂、阴蒂头、尿道口、阴道口、处女膜、舟状窝、会阴体、肛门

（二）大阴唇

大阴唇（labium major）为邻近两股内侧的一对隆起的皮肤皱襞。起自阴阜，止于会阴。两侧大阴唇前端为子宫圆韧带终点。后端在会阴体前相融合，形成大阴唇的后联合。大阴唇外侧面与皮肤相同。皮层内有皮脂腺和汗腺，青春期长出阴毛；其内侧面皮肤湿润似黏膜。大阴唇皮下脂肪层含丰富血管、淋巴管和神经。当局部受伤，出血易形成大阴唇血肿。未婚妇女的两侧大阴唇自然合拢，遮盖阴道口及尿道外口。经产妇大阴唇由于分娩影响向两侧分开；绝经后大阴唇呈萎缩状，阴毛稀少。

（三）小阴唇

小阴唇（labium minus）位于大阴唇内侧的一对薄皱襞。褐色、无毛，富含神经末梢，极为敏感。两侧小阴唇前端相互融合，再分为两叶包绕阴蒂，前叶形成阴蒂包皮，后叶形成阴蒂系带。小阴唇后端与大阴唇后端相会合，在正中线形成横皱襞称阴唇系带，此系带经产妇受分娩影响已不明显。

（四）阴蒂

阴蒂（clitoris）位于两小阴唇顶端的联合处，它与男性阴茎海绵体相似，具有勃起性。它分为三部分，前为阴蒂头，富含神经末梢，极敏感；中为阴蒂体；后为阴蒂脚。但仅阴蒂头露见，其直径6～8 mm。

（五）阴道前庭

阴道前庭（vaginal vestibule）为两小阴唇之间的菱形区域。其前为阴蒂，后为阴唇系带。在此区域内，前方有尿道外口，后方有阴道口，阴道口与阴唇系带之间有一浅窝，称舟状窝（又称阴道前庭窝）。此窝经产妇受分娩影响不复见。在此区域内尚有以下4部。

1. 前庭球

前庭球（vestibular bulb）又称球海绵体，位于前庭两侧，前端与阴蒂相接，后部与前庭大腺相邻，浅层为球海绵体肌覆盖，有勃起性。

2. 前庭大腺

前庭大腺（major vestibular gland）又称巴多林腺（Bartholin glands），位于大阴唇后部，亦为球海绵体肌所覆盖，如黄豆大，左、右各一。腺管细长，向内侧开口于前庭后方小阴唇与处女膜之间的沟内。性兴奋时分泌黄白色黏液起润滑作用。正常情况检查时不能触及此腺。若因感染腺管口闭塞，形成前庭大腺脓肿，或仅腺管开口闭塞使分泌物集聚，形成前庭大腺囊肿，则两者均能看到或触及。

3. 尿道口

尿道口(urethral orifice)位于阴蒂头的后下方及前庭前部，为尿道的开口，略呈圆形。其后壁上有一对并列腺体称尿道旁腺或斯基恩腺(Skene gland)，其分泌物有润滑尿道口作用，但此腺亦常为细菌潜伏所在。

4. 阴道口及处女膜

阴道口(urethral orifice)位于尿道口后方、前庭的后部，为阴道的开口，其大小、形状常不规则。阴道口周缘覆有一层较薄黏膜，称为处女膜。膜的两面均为鳞状上皮所覆盖，其间含结缔组织、血管与神经末梢。有一孔多在中央，孔的形状、大小及膜的厚薄因人而异。处女膜(hymen)多在初次性交时破裂，受分娩影响产后仅留有处女膜痕。

第二节　内　生　殖　器

女性内生殖器包括阴道、子宫、输卵管及卵巢，后二者称子宫附件(uterine adnexa)(图1-2)。

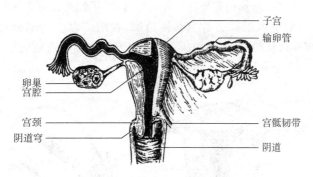

图1-2　女性内生殖器(后面观)

一、阴道

(一)解剖

阴道(vagina)位于真骨盆下部中央，是性交器官、月经血排出及胎儿娩出的通道。呈上宽下窄的管道。前壁长7~9 cm，与膀胱和尿道相邻，后壁较长，长10~12 cm，与直肠贴近。上端包围宫颈，下端开口于阴道前庭后部。环绕宫颈周围的部分称阴道穹隆，按其位置分为前、后、左、右4个部分。其中后穹隆最深，与直肠子宫陷凹紧密相邻，为盆腔最低部位，临床上可经此处穿刺或引流。

(二)组织结构

阴道壁由黏膜、肌层和纤维组织膜构成，有很多横纹皱襞，故有较大伸展性。阴道黏膜呈淡红色，由复层鳞状上皮细胞覆盖，无腺体。阴道黏膜受性激素影响有周期性变化。幼女及绝经后妇女的阴道黏膜上皮甚薄、皱襞少、伸展性小，容易创伤而感染。阴道肌层由两层平滑肌纤维构成，外层纵行和内层环行，在肌层的外面有一层纤维组织膜，含多量弹力纤维及少量平滑肌纤维。阴道壁因富有静脉丛，故局部受损伤易出血或形成血肿。

二、子宫

（一）解剖

子宫（uterus）位于骨盆腔的中央，为一壁厚、腔小、以肌肉为主的器官。腔内覆盖黏膜称子宫内膜，青春期后受性激素影响发生周期性改变并产生月经；性交后，子宫为精子到达输卵管的通道；孕期为胎儿发育、成长的部位；分娩时子宫收缩使胎儿及其附属物娩出。

成年人子宫呈前后略扁的倒置梨形，重 50～70 g，长 7～8 cm，宽 4～5 cm，厚 2～3 cm。宫腔容量约 5 ml。子宫上部较宽称宫体，其上端隆突部分称宫底，宫底两侧为宫角，与输卵管相通。子宫下部较窄呈圆柱状称宫颈。宫体与宫颈的比例随年龄发生变化，婴儿期为 1：2，成年妇女为 2：1。

宫腔为上宽下窄的三角形。在宫体与宫颈之间形成最狭窄的部分称子宫峡部，在非孕期长约 1 cm，其上端因解剖上较狭窄，又称解剖学内口；其下端因黏膜组织在此处由宫腔内膜转变为宫颈黏膜，又称组织学内口。宫颈内腔呈梭形称宫颈管，成年妇女长为 2.5～3.0 cm，其下端称宫颈外口。宫颈下端伸入阴道内的部分称宫颈阴道部，在阴道以上的部分称宫颈阴道上部（图 1-3）。未产妇的宫颈外口呈圆形；已产妇的宫颈外口受分娩影响形成大小不等的横裂，而分为前唇和后唇。

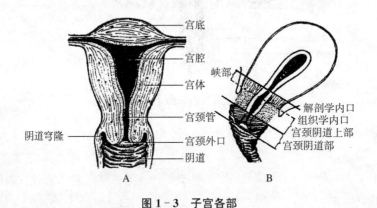

图 1-3 子宫各部

注 A. 子宫冠状断面；B. 子宫矢状断面。

（二）组织结构

宫体和宫颈的结构不同。

1. 宫体

宫体壁由 3 层组织构成，内层为子宫内膜，中层为子宫肌层，外层为子宫浆膜层。

（1）子宫内膜 为一层粉红色黏膜组织，分为功能层和基底层。从青春期开始受卵巢激素影响,其表面能发生周期性变化的称功能层,余下 1/3 靠近子宫肌层的内膜无周期性变化称基底层。

(2) 子宫肌层 较厚,非孕时约厚 0.8 cm,肌层由平滑肌束及弹力纤维所组成。肌束纵横交错如网状,大致分 3 层:外层多纵行,内层环行,中层多各方交织。肌层中含血管,子宫收缩时血管被压缩,能有效制止产后子宫出血。

(3) 子宫浆膜层 为覆盖宫体底部及前后面的腹膜脏层,与肌层紧贴,但在子宫前面近子宫峡部处,腹膜与子宫壁结合较疏松,向前反折覆盖膀胱,形成膀胱子宫陷凹。覆盖此处的腹膜称膀胱子宫返折腹膜,并与前腹壁腹膜相连续;在子宫后面,腹膜沿子宫壁向下,至宫颈后方及阴道后穹隆,再折向直肠,形成直肠子宫陷凹亦称道格拉斯陷凹,并向上与后腹膜相连续。

2. 宫颈

宫颈主要由结缔组织构成,亦含有平滑肌纤维、血管及弹力纤维。宫颈管黏膜上皮细胞呈单层高柱状,黏膜层有许多腺体能分泌碱性黏液,形成宫颈管内的黏液栓,将宫颈管与外界隔开。宫颈阴道部为复层鳞状上皮覆盖,表面光滑。在宫颈外口柱状上皮与鳞状上皮交界处是宫颈癌的好发部位。宫颈黏膜受性激素影响也有周期性变化。

(三) 子宫韧带

子宫韧带共有 4 对,位于盆腔中央,膀胱与直肠之间,下端接阴道,两侧有输卵管和卵巢。子宫的正常位置呈轻度前倾前屈位,主要靠子宫韧带及骨盆底肌和筋膜的支托作用(图 1-4)。

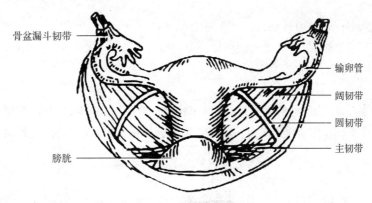

图 1-4 子宫各韧带(前面观)

1. 圆韧带

圆韧带因呈圆索形得名,长 12～14 cm,由结缔组织与平滑肌组成。起于子宫双角的前面、输卵管近端的下方,然后向前下方伸展达两侧骨盆壁,再穿过腹股沟管终于大阴唇前端。圆韧带肌纤维与子宫肌纤维连接。表面为阔韧带前叶的腹膜覆盖,使宫底保持前倾位置。

2. 阔韧带

覆盖在子宫前后壁的腹膜自子宫侧缘向两侧延伸达到骨盆壁,形成一对翼状的双层腹膜皱襞,将骨盆腔分为前后两部。前有膀胱,后有直肠。

阔韧带分为前、后两叶,其上缘游离,内 2/3 部包围输卵管(伞部无腹膜遮盖),外 1/3 部移行为骨盆漏斗韧带或称卵巢悬韧带,卵巢动静脉由此穿过。在输卵管以下、卵巢附着处以上的阔韧带称输卵管系膜,其中有结缔组织及中肾管遗迹。卵巢与阔韧带后叶相接处称卵巢系膜。卵巢内侧与宫角之间的阔韧带稍增厚称卵巢固有韧带或卵巢韧带。在宫体两侧的阔韧带中有丰富的血管、神经、淋巴管及大量疏松结缔组织，通称宫旁组织。子宫动静脉和输尿管均从阔韧带基底部穿过。

3.主韧带

在阔韧带的下部，横行子宫颈两侧和骨盆侧壁之间，为一对坚韧的平滑肌与结缔组织纤维束，又称宫颈横韧带，起固定宫颈位置的作用，为保持子宫不致向下脱垂的主要结构。

4.宫骶韧带

从宫颈后面的上侧方（相当于组织学内口水平），向两侧绕过直肠到达第2、第3骶椎前面的筋膜。韧带含平滑肌和结缔组织。外有腹膜遮盖，短厚有力，将宫颈向后向上牵引，维持子宫处于前倾位置。

若上述韧带、骨盆底肌和筋膜薄弱或受损伤，可导致子宫位置异常，形成不同程度的子宫脱垂。

三、输卵管

输卵管(fallopian tube or oviduct)为一对细长而弯曲的管道，位于子宫阔韧带的上缘内，内侧与宫角相连通，外侧游离，与卵巢接近。全长8～14 cm。根据输卵管的形态由内向外可分为四部分（图1-5）。

1.间质部

间质部（或称壁内部）为通入子宫壁内的部分，狭窄而短，长约1 cm。

2.峡部

峡部在间质部外侧，管腔较窄，长2～3 cm。

3.壶腹部

壶腹部在峡部外侧，管腔较宽大，长5～8 cm。

4.伞部

伞部（或称漏斗部）为输卵管的末端，开口于腹腔，游离端呈漏斗状，有许多须状组织。伞的长度不一，多为1.5 cm，有"抬卵"作用。输卵管为卵子与精子相遇的场所，也是向宫腔运送受精卵的管道。

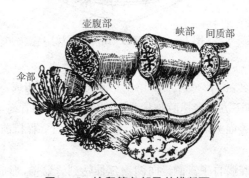

图1-5 输卵管各部及其横断面

输卵管壁由3层构成：外层为浆膜层，为腹膜的一部分，亦即阔韧带上缘；中层为平滑肌层，由内环行、外纵行的两层平滑肌组成，常有节奏地收缩，能引起输卵管由远端向近端的蠕动；内层为黏膜层，由单层高柱状上皮组成。上皮细胞分为纤毛细胞、无纤毛细胞、楔状细胞及未分化细胞4种。纤毛细胞的纤毛摆动有助于运送卵子；无纤毛细胞有分泌作用（又称分泌细胞）；楔形细胞可能为无纤毛细胞的前身；未分化细胞亦称游走细胞，为上皮的储备细胞，其他上皮细胞可能由它产生或补充。输卵管肌肉的收缩和黏膜上皮细胞的形态、分泌及纤毛摆动均受性激素影响，有周期性变化。

四、卵巢

卵巢（ovary）为一对扁椭圆形的性腺，具有生殖和内分泌功能，即产生和排出卵细胞，以及分泌性激素。青春期前，卵巢表面光滑，青春期开始排卵后，表面逐渐凹凸不平。成年妇女的卵巢约4 cm×3 cm×1 cm大，重5～6 g，呈灰白色；绝经后卵巢萎缩变小变硬。卵巢位于输卵管的后下方，以卵巢系膜连接于阔韧带后叶的部位称卵巢门，卵巢血管与神经即经此处出入卵巢，故名。卵巢外侧以骨盆漏斗韧带连于骨盆壁，内侧以卵巢固有韧带与子宫连接。

卵巢表面无腹膜，由单层立方上皮覆盖称生发上皮，其内有一层纤维组织，称卵巢白膜。再往内为卵巢组织，分皮质与髓质。皮质在外层，其中有数以万计的原始卵泡（又称始基卵泡）及致密结缔组织；髓质在中心，无卵泡，含疏松结缔组织及丰富血管、神经、淋巴管及少量与卵巢悬韧带相连续、对卵巢运动有作用的平滑肌纤维（图1-6）。

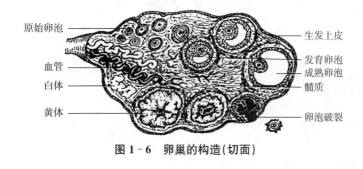

图1-6 卵巢的构造（切面）

第三节 邻近器官

女性生殖器官与骨盆腔其他器官不仅在位置上互相邻接，而且血管、淋巴及神经也相互有密切联系。当某一器官有病变时，如创伤、感染、肿瘤等，易累及邻近器官。

一、尿道

尿道（urethra）位于耻骨联合和阴道前壁之间，长4～5 cm，直径0.6 cm，从膀胱三角尖端开始，穿过泌尿生殖膈，终止于阴道前庭部的尿道外口。尿道内括约肌为不随意肌，尿道外括约肌为随意肌，且与会阴深横肌密切联合。由于女性尿道短而直，又接近阴道，易引起泌尿系统感染。

二、膀胱

膀胱（urinary bladder）为一囊状肌性器官，排空的膀胱为锥体形，位于耻骨联合之后、子宫之前。其大小、形状可因其盈虚及邻近器官的情况而变化。膀胱充盈时可凸向骨盆腔甚至腹腔。膀胱可分为顶、底、体和颈四部分。膀胱各部之间无明显界限。前腹壁下部腹膜覆盖膀胱顶，向后移行达子宫前壁,两者之间形成膀胱子宫陷凹。膀胱底部黏膜形成一三角区称膀胱三角,三角的尖向下为尿道内口,三角底的两侧为输尿管开口。两口相距约2.5 cm。此部与宫颈及阴道前壁相邻,但正常情况下,其间组织较疏松。由于膀胱充盈可影响子宫及阴道,故妇科检查及手术前必须排空膀胱。

三、输尿管

输尿管(ureter)为一对肌性圆索状长管,起自肾盂,终于膀胱,各长约30 cm,粗细不一。最细部分的内径仅3～4 mm,最粗可达7～8 cm。输尿管在腹膜后,从肾盂开始,沿腰大肌下降,在骶髂关节处进入骨盆腔继续下行,于阔韧带基底部向前内方行,子宫颈外侧约2 cm处,在子宫动脉的后方与之交叉,又经阴道侧穹隆顶端绕向前方进入膀胱。在壁内斜行1.5 cm,开口于膀胱三角区的外侧角。在施行子宫切除结扎子宫动脉时,避免损伤输尿管(图1-7)。

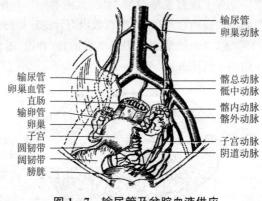

输尿管
卵巢动脉

输尿管
卵巢血管
直肠
输卵管
卵巢
子宫
圆韧带
阔韧带
膀胱

髂总动脉
骶中动脉
髂内动脉
髂外动脉
子宫动脉
阴道动脉

图1-7　输尿管及盆腔血液供应

四、直肠

直肠(rectum)前为子宫及阴道,后为骶骨。直肠上段有腹膜遮盖,至直肠中段腹膜折向前上方,覆于子宫颈及子宫后壁,形成直肠子宫陷凹。直肠下段无腹膜覆盖。肛管长2～3 cm,在其周围有肛门内外括约肌及肛提肌,而肛门外括约肌为骨盆底浅层肌的一部分。因此,妇科手术及分娩处理时均应注意避免损伤肛管、直肠。

五、阑尾

阑尾(appendix vermiformis)上端接盲肠,长7～9 cm,通常位于右髂窝内。但其位置、长短、粗细变化颇大。有的下端可达右侧输卵管及卵巢部位,而妊娠期阑尾位置又可随妊娠月份增加而逐渐向上外方移位。因此,妇女患阑尾炎时有可能累及子宫附件,诊断时应注意鉴别。

第四节　血管、淋巴及神经

一、动脉

女性内外生殖器官的血液供应主要来自卵巢动脉、子宫动脉、阴道动脉及阴部内动脉(图1-8)。

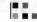

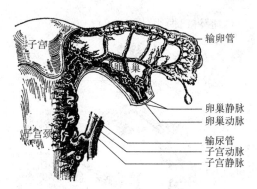

图 1 - 8　子宫动静脉与卵巢动静脉

(一)卵巢动脉

自腹主动脉分出(左侧可来自左肾动脉)。在腹膜后沿腰大肌前下行至骨盆腔,跨过输尿管与髂总动脉下段,经骨盆漏斗韧带向内横行,再经卵巢系膜进入卵巢内。进入卵巢门前分出若干分支供应输卵管,其末梢在宫角附近与子宫动脉上行的卵巢支相吻合。

(二)子宫动脉

子宫动脉为髂内动脉前干分支,在腹膜后沿骨盆侧壁向下向前行。经阔韧带基底部、宫旁组织到达子宫外侧(距子宫峡部水平),距宫颈内口水平约 2 cm 处横跨输尿管至子宫侧缘。此后分为上、下两支:上支较粗,沿子宫上缘迂曲上行称宫体支,至宫角处又分为宫底支(分布子宫底部)、卵巢支(与卵巢动脉末梢吻合)及输卵管支(分布于输卵管);下支较细,分布子宫颈及阴道上段称宫颈-阴道支。

(三)阴道动脉

阴道动脉为髂内动脉前干分支,有许多小分支分布于阴道中下段前后面及膀胱顶、膀胱颈。阴道动脉与子宫动脉阴道支和阴部内动脉分支相吻合。因此,阴道上段由子宫动脉宫颈-阴道支供应,而中段由阴道动脉供应,下段主要由阴部内动脉和痔中动脉供应。

(四)阴部内动脉

阴部内动脉为髂内动脉前干终支,经坐骨大孔的梨状肌下孔穿出骨盆腔,绕过坐骨棘背面,再经坐骨小孔到达会阴及肛门,并分出 4 支:①痔下动脉,供应直肠下段及肛门部;②会阴动脉,分布于会阴浅部;③阴唇动脉,分布于大、小阴唇;④阴蒂动脉,分布于阴蒂及前庭球。

二、静脉

盆腔静脉均与同名动脉伴行,并在相应器官及其周围形成静脉丛,且互相吻合,故盆腔静脉感染容易蔓延。卵巢静脉出卵巢门后形成静脉丛,与同名动脉伴行,右侧汇入下腔静脉,左侧汇入左肾静脉,故左侧盆腔静脉曲张较多见。

三、淋巴

女性盆部具有丰富的淋巴系统,淋巴结一般沿相应的血管排列,其数目、大小和位置均不恒定。主要分为外生殖器淋巴与盆腔淋巴两组（图1-9）。

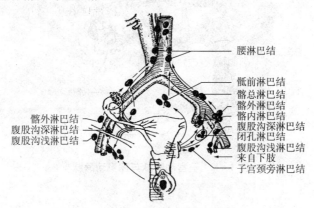

图1-9　女性生殖器淋巴流向

（一）外生殖器淋巴

外生殖器淋巴分为腹股沟浅淋巴结、腹股沟深淋巴结两部分。

1. 腹股沟浅淋巴结

腹股沟浅淋巴结又分上、下两组，上组沿腹股沟韧带排列，收纳外生殖器、会阴、阴道下段及肛门部的淋巴；下组位于大隐静脉末端周围，收纳会阴及下肢的淋巴。其输出管大部分注入腹股沟深淋巴结，少部分注入髂外淋巴结。

2. 腹股沟深淋巴结

腹股沟深淋巴结位于股管内、股静脉内侧，收纳阴蒂、股静脉区及腹股沟浅淋巴，汇入闭孔、髂内等淋巴结。

（二）盆腔淋巴

盆腔淋巴分为3组：①髂淋巴组，由髂内、髂外及髂总淋巴结组成；②骶前淋巴组，位于骶骨前面；③腰淋巴组，位于腹主动脉旁。

阴道下段淋巴引流主要入腹股沟淋巴结。阴道上段淋巴引流与宫颈回流基本相同，大部汇入闭孔淋巴结与髂内淋巴结；小部汇入髂外淋巴结，并经宫骶韧带入骶前淋巴结。宫体、宫底淋巴与输卵管、卵巢淋巴均汇入腰淋巴结。宫体两侧淋巴沿圆韧带汇入腹股沟浅淋巴结。当内、外生殖器官发生感染或癌瘤时，往往沿该部回流的淋巴管传播，导致相应淋巴结肿大。

四、神经

（一）外生殖器的神经支配

外阴部神经主要由阴部神经支配。来自：①骶丛分支；②自主神经，由第Ⅱ、Ⅲ、Ⅳ骶神经分支组成，含感觉和运动神经纤维，在坐骨结节内侧下方分成3支，即会阴神经、阴蒂背神经及肛门神经（又称痔下神经），分布于会阴、阴唇、阴蒂、肛门周围。

（二）内生殖器的神经支配

主要由交感神经与副交感神经所支配。交感神经纤维自腹主动脉前神经丛分出，下行入盆腔分为两部分：①卵巢神经丛，分布于卵巢和输卵管；②骶前神经丛，大部分在宫颈旁形成骨盆神经丛，分布子宫体、宫颈、膀胱上部等。骨盆神经丛中有来自第Ⅱ、Ⅲ、Ⅳ骶神经的副交感神经纤维，并含有向心传导的感觉神经纤维。但子宫平滑肌有自律活动，完全切除其神经后仍能有节律收缩，还能完成分娩活动。临床上可见下半身截瘫的产妇能顺利自然分娩。

第五节 骨 盆

女性骨盆是胎儿阴道娩出时必经的骨性产道。其大小、形状对分娩有直接影响。通常女性骨盆较男性骨盆宽而浅，有利于胎儿娩出。

一、骨盆的组成

(一)骨骼

骨盆由骶骨、尾骨及左右两块髋骨组成。每块髋骨又由髂骨、坐骨及耻骨融合而成。骶骨由5～6块骶椎合成；尾骨由4～5块尾椎合成(图1-10)。

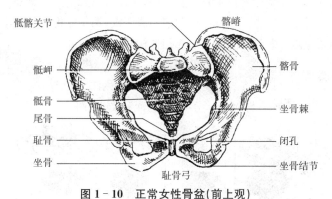

图1-10 正常女性骨盆(前上观)

(二)关节

有耻骨联合、骶髂关节和骶尾关节。两耻骨之间有纤维软骨，形成耻骨联合，位于骨盆的前方。骶髂关节位于骶骨和髂骨之间，在骨盆后方。骶尾关节为骶骨与尾骨的联合处。

(三)韧带

骨盆各部之间的韧带中有两对重要的韧带，一对是骶、尾骨与坐骨结节之间的骶结节韧带，另一对是骶、尾骨与坐骨棘之间的骶棘韧带。骶棘韧带宽度即坐骨切迹宽度，是判断中骨盆是否狭窄的重要指标。妊娠期受激素影响，韧带较松弛，各关节的活动性亦稍有增加，有利于分娩时胎儿通过骨产道(图1-11)。

二、骨盆的分界

以耻骨联合上缘、髂耻缘及骶岬上缘的连线(所谓分界线即髂耻线)为界，将骨盆分为假骨盆

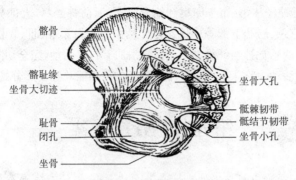

图 1‑11　骨盆韧带

和真骨盆两部分。假骨盆又称大骨盆，位于骨盆分界线之上，为腹腔的一部分，其前为腹壁下部，两侧为髂骨翼，其后为第 5 腰椎。假骨盆与产道无直接关系，但假骨盆某些径线的长短关系到真骨盆的大小，测量假骨盆的这些径线可作为了解真骨盆的参考。真骨盆又称小骨盆，位于骨盆分界线之下，又称骨产道（是胎儿娩出的通道）。真骨盆有上、下两口，即骨盆入口与骨盆出口。两口之间为骨盆腔。骨盆腔的后壁是骶骨与尾骨，两侧为坐骨、坐骨棘、骶棘韧带，前壁为耻骨联合。耻骨联合全长约 4.2 cm，骶骨弯曲的长度约 11.8 cm。骶岬至骶尖的直线长度约 9.8 cm。骨盆腔呈前浅后深的形态。坐骨棘位于真骨盆中部，可经肛诊或阴道诊触到，在分娩过程中是衡量胎先露部下降程度的重要标志。骶骨前面凹陷形成骶窝，第 1 骶椎向前凸出形成骶岬，为骨盆内测量对角径的重要据点。耻骨两降支的前部相连构成耻骨弓。

三、骨盆的类型

根据骨盆形状（按 CallweU 与 Mokw 分类）分为 4 种类型（图 1‑12）。

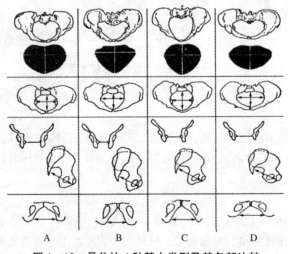

图 1‑12　骨盆的 4 种基本类型及其各部比较

注　A. 女型；B. 男型；C. 类人猿型；D. 扁平型。

（一）女型

骨盆入口呈横椭圆形，髂骨翼宽而浅，入口横径较前后径稍长，耻骨弓较宽，两侧坐骨棘间径

≥10 cm。女型最常见,为女性正常骨盆。在我国妇女骨盆类型中占 52%～58.9%。

(二) 扁平型

骨盆入口前后径短而横径长,呈扁椭圆形。耻骨弓宽,骶骨失去正常弯度,变直向后翘或深弧型,故骶骨短而骨盆浅。在我国妇女中较常见,占 23.2%～29%。

(三) 类人猿型

骨盆入口呈长椭圆形,骨盆入口、中骨盆和骨盆出口的横径均缩短,前后径稍长,坐骨切迹较宽,两侧壁稍内聚,坐骨棘较突出,耻骨弓较窄,但骶骨向后倾斜,故骨盆前部较窄而后部较宽。骶骨往往有 6 节且较直,故较其他型深。在我国妇女中占 14.2%～18%。

(四) 男型

骨盆入口略呈三角形,两侧壁内聚,坐骨棘突出,耻骨弓较窄,坐骨切迹窄呈高弓形,骶骨较直而前倾,致出口后矢状径较短。因男型骨盆呈漏斗形,往往造成难产。较少见,在我国妇女中仅占 1%～3.7%。

骨盆的形态、大小除种族差异外,其生长发育还受遗传、营养与性激素的影响。上述 4 种基本类型只是理论上归类,临床多见为混合型骨盆。

四、骨盆底

骨盆底(pelvic floor)由多层肌肉和筋膜所组成,封闭骨盆出口;盆腔脏器赖以承载并保持正常位置。若骨盆底结构和功能发生异常,可影响盆腔脏器位置与功能,甚至引起分娩障碍。而分娩处理不当,亦可损伤骨盆底。

骨盆底的前方为耻骨联合下缘,后方为尾骨尖,两侧为耻骨降支、坐骨升支及坐骨结节。两侧坐骨结节前缘的连线将骨盆底分为前、后两部:前部为尿生殖三角,又称尿生殖区,有尿道和阴道通过。后部为肛门三角,又称肛区,有肛管通过。骨盆底有 3 层组织。

(一) 外层

外层即浅层筋膜与肌肉。在外生殖器、会阴皮肤及皮下组织的下面,有一层会阴浅筋膜,其深面由 3 对肌肉及一括约肌组成浅肌肉层(图 1-13)。

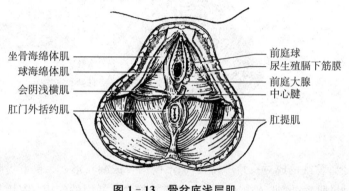

图 1-13　骨盆底浅层肌

1. 球海绵体肌

球海绵体肌位于阴道两侧,覆盖前庭球及前庭大腺,向后与肛门外括约肌互相交叉而混合。此肌收缩时能紧缩阴道又称阴道缩肌。

2. 坐骨海绵体肌

从坐骨结节内侧沿坐骨升支内侧与耻骨降支向上,最终集合于阴蒂海绵体(阴蒂脚处)。

3. 会阴浅横肌

自两侧坐骨结节内侧面向中线会合于中心腱。

4. 肛门外括约肌

为围绕肛门的环形肌束,前端会合于中心腱。

(二) 中层

中层即泌尿生殖膈,由上、下两层坚韧筋膜及一层薄肌肉组成。覆盖于由耻骨弓与两坐骨结节所形成的骨盆出口前部三角形平面上,又称三角韧带。其上有尿道与阴道穿过。在两层筋膜间有一对由两侧坐骨结节至中心腱的会阴深横肌及位于尿道周围的尿道括约肌(图1-14)。

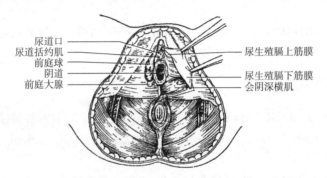

图1-14　泌尿生殖膈上、下两层筋膜及其中的肌肉

(三) 内层

内层即盆膈,为骨盆底最里面最坚韧层,由肛提肌及其内、外面各覆一层筋膜所组成,亦为尿道、阴道及直肠贯通(图1-15)。

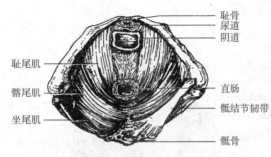

图1-15　骨盆底深层肌肉

肛提肌是位于骨盆底的成对三角形扁肌,向下向内合成漏斗形。每侧肛提肌由前内向后外由三部分组成:耻尾肌、髂尾肌、坐尾肌。肛提肌有加强盆底托力的作用。又因部分肌纤维在阴

道及直肠周围密切交织,还有加强肛门与阴道括约肌的作用。

五、会阴

广义的会阴(perineum)是指封闭骨盆出口的所有软组织,包括皮肤、肌肉和筋膜。狭义的会阴是指阴道口与肛门之间的软组织,厚3~4 cm,由外向内逐渐变窄呈楔状,表面为皮肤及皮下脂肪,内层为会阴中心腱,又称会阴体。妊娠期会阴组织变软有利于分娩。分娩时要保护此区,以免造成会阴裂伤。

学生自主、延伸性学习的学习任务

在女性内外生殖器官、骨盆的模型及挂图等教具上,指出并解释临床意义:

1. 患者,女性,已婚,26岁。急性下腹坠痛3 h,停经45 d,妇科检查:右侧附件区可触及一包块,初步诊断为宫外孕,医师确诊需要进行穹隆穿刺。护士应该知道的穿刺部位在何处? 为什么要在这儿穿刺?

2. 某孕妇,接受产前检查,护士为其进行骨盆测量前,应该解释的检查目的是什么? 检查的内容有哪些?

3. 某孕妇,因足月妊娠,腹部阵发性疼痛2 h来医院待产,护士需要为其做外阴清洁备皮的范围是? 分别指出各部位的名称,分娩助产时需要保护哪儿? 为什么?

4. 请为孕妇大学的学员详细讲解子宫的结构与功能,如胎儿在哪儿孕育? 孕期子宫强收缩,为什么对胎儿不利? 为什么分娩时要排空膀胱和直肠? 产后子宫不收缩,会发生什么严重问题?

5. 某妇,结婚3年未怀孕,为什么医师要检查她的卵巢及功能和输卵管是否通畅?

（王婷婷　叶　茂）

第二章

女性生殖系统生理机能

掌握 卵巢功能。

熟悉 卵巢周期性变化、子宫内膜的周期性变化、月经的临床表现。

了解 妇女一生各阶段的生理特点及月经的周期性调节。

情景案例 患者,女性,18岁,学生,主诉月经不规则,月经来潮腹部疼痛不适,心情烦躁,担心有病。

任务要求 1. 接待女青年、评估其身心发育状况。

2. 必要时准备用物,配合医师检查。

3. 耐心解答女青年的咨询问题。

4. 为其讲解女性生理变化,月经形成的机制及表现。

5. 进行青春期保健指导。

妇女一生各时期都有不同的组织学、解剖学变化及生理特点。女性生殖系统的功能、生理变化与其他系统的功能息息相关,且能相互影响。

第一节 女性一生各阶段的生理特点

女性从新生儿到衰老是渐进的生理过程,也是下丘脑-垂体-卵巢轴功能发育、成熟和衰退的过程。妇女一生根据其生理特点可按年龄划分为几个阶段,但并无截然界限,可因遗传、环境、营养等条件影响而有个体差异。

一、新生儿期

出生后4周内称新生儿期。胎儿在母体内受到胎盘及母体性腺所产生的女性激素影响,出生的新生儿常见外阴较丰满,乳房略隆起或少许泌乳,出生后脱离胎盘循环,血中女性激素水平迅速下降,可出现少量阴道流血。这些生理变化短期内均能自然消退。

二、儿童期

从出生 4 周到 12 岁左右称儿童期。在 10 岁之前，儿童体格持续增长和发育，但生殖器仍为幼稚型，阴道狭长，上皮薄、无皱襞，细胞内缺乏糖原，阴道酸度低，抗感染力弱，容易发生炎症；子宫小，宫颈较长，子宫肌层亦很薄；输卵管弯曲且很细；卵巢长而窄，卵泡虽能大量生长，但仅低度发育即萎缩、退化。子宫、输卵管及卵巢均位于腹腔内，接近骨盆入口。

在儿童后期，约 10 岁起，卵巢内的卵泡受垂体促性腺激素的影响有一定发育并分泌性激素，但仍达不到成熟阶段。卵巢形态逐步变为扁卵圆形。女性特征开始呈现，皮下脂肪在胸、髋、肩部及耻骨前面堆积；子宫、输卵管及卵巢逐渐向骨盆腔内下降；乳房开始发育。

三、青春期

从月经初潮至生殖器官逐渐发育成熟的时期称青春期。WHO 规定青春期为 10～19 岁（可供参考）。这一时期的生理特点有以下 5 点。

（一）全身发育

此时期身高迅速增长，体型渐达成年女性。

（二）第一性征

由于下丘脑与垂体促性腺激素分泌量增加及作用加强，使卵巢发育与性激素分泌逐渐增加，内、外生殖器进一步发育。外生殖器从幼稚型变为成人型：阴阜隆起，大阴唇变肥厚，小阴唇变大且有色素沉着；阴道长度及宽度增加，阴道黏膜变厚并出现皱襞；子宫增大，尤其宫体明显增大，使宫体占子宫全长的 2/3；输卵管变粗，弯曲度减小，黏膜出现许多皱襞和纤毛；卵巢增大，皮质内有不同发育阶段的卵泡，致使卵巢表面稍呈凹凸不平。此时的女性虽已初步具有生育能力，但整个生殖系统的功能尚未完善。

（三）第二性征

除生殖器官以外，还有其他女性特有的征象：音调变高；乳房丰满而隆起；出现阴毛及腋毛；骨盆横径发育大于前后径；胸、肩部皮下脂肪增多，显现女性特有体态。

（四）月经来潮

月经来潮是青春期开始的一个重要标志。青春早期各激素水平开始有规律性波动，直到雌激素水平达到一定高度而下降时，引起子宫撤退性出血即月经初潮。由于卵巢功能尚不健全，故初潮后月经周期也多无一定规律。

（五）青春期激素水平的变化

青春期开始雌激素水平虽达到一定高度，但尚不足以引起黄体生成激素的高峰，故月经周期尚不规律且多为无排卵性。据报道，初潮后头 2 年内 55%～95% 月经周期为无排卵性。随后，卵泡刺激素水平上升，雌激素水平也上升达成人排卵前高峰水平，并持续一定时间，出现正反馈作用，诱发 LH 高峰而有排卵性的月经周期。此时虽已初步具有生育能力，但整个生殖系统的功能尚未臻完善。

四、性成熟期

一般自18岁左右开始，历时约30年，性成熟期又称生育期。此期妇女性功能旺盛，卵巢功能成熟并分泌性激素，已建立规律的周期性排卵。生殖器各部和乳房也均有不同程度的周期性改变。

五、绝经过渡期

绝经过渡期指从开始出现绝经趋势直至最后一次月经的时期。此期长短不一，因人而异。可始于40岁，历时短至1～2年，长至10～20年。卵巢功能逐渐衰退，生殖器官亦开始萎缩向衰退变更。曾称为更年期，WHO于1994年召开有关绝经研究进展工作会议，推荐采用围绝经期之称。WHO将围绝经期定义为从卵巢功能开始衰退直至绝经后1年内的时期，包括了绝经前后的一段时期，又将其分为3个阶段：绝经前期、绝经、绝经后期。我国妇女平均绝经年龄为49.5岁，80％在44～54岁。

六、绝经后期

绝经后期是指绝经后的生命时期。在这一时期中，初期卵巢停止分泌雌激素，但卵巢间质仍分泌少量雄激素，可在外周组织中转化为雌酮，使体内维持较低的雌激素水平。一般60岁后妇女机体逐渐老化，进入老年期。此期卵巢功能已衰竭，主要表现为雌激素水平低落，不足以维持女性第二性征。生殖器官进一步萎缩老化。因骨代谢失常引起骨质疏松，易发生骨折。

第二节　下丘脑-垂体-卵巢激素功能及调节

月经周期的调节受下丘脑-垂体-卵巢轴（hypothalamic-pituitary-ovarian axis，HPO）的控制。下丘脑分泌促性腺激素释放激素（GnRH），通过调节垂体促性腺激素的分泌，调控卵巢功能。卵巢分泌的性激素对下丘脑、垂体又有反馈调节作用。下丘脑、垂体和卵巢之间相互调节、相互影响，形成一个完整而协调的神经内分泌系统，称之HPO轴（图2-1）。

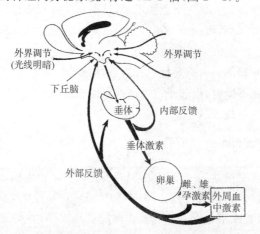

图2-1　下丘脑-垂体-卵巢轴之间的相互关系示意图

1．下丘脑性调节激素及其功能

（1）促性腺激素释放激素（GnRH）　可直接通过垂体门静脉系统输送到腺垂体，调节垂体促性腺激素的合成和分泌。

（2）催乳素抑制激素（PIH）　下丘脑通过抑制作用调节垂体催乳激素的分泌和释放。

2．垂体性调节激素及其功能

垂体接受促性腺激素释放激素的刺激，合成并释放直接与生殖调节有关的激素，如卵泡刺激素、黄体生成素和催乳激素。

（1）卵泡刺激素（FSH）　主要促进卵泡周围的间质分化成为泡膜细胞，又使卵泡的颗粒细胞增生及颗粒细胞内的芳香化酶系统活化。促卵泡素属糖蛋白激素，有刺激卵泡发育的功能，须与少量黄体生成素协同作用，才能使卵泡成熟，并分泌雌激素。

（2）黄体生成素（LH）　也是一种糖蛋白激素。主要功能是与卵泡刺激素协同作用，促使成熟卵泡排卵，从而使黄体形成并分泌孕激素和雌激素。

（3）催乳激素（PRL）　由腺垂体的催乳细胞分泌，具有促进乳汁合成的功能。促甲状腺激素释放激素也能刺激催乳激素的分泌。

3．卵巢性激素的反馈调节

（1）雌激素　对下丘脑具有负反馈和正反馈两种作用。在卵泡早期，一定水平的雌激素负反馈作用于下丘脑，抑制促性腺激素释放激素释放，并降低垂体对促性腺激素释放激素的反应性。在卵泡期的晚期，随着卵泡的发育成熟，当雌激素的分泌达到阈值并维持 48 h 以上时，雌激素即可产生正反馈作用，刺激黄体生成素分泌高峰。在黄体期，协同孕激素对下丘脑有负反馈作用。

（2）孕激素　在排卵前，低水平的孕激素可增强雌激素对促性腺激素的正反馈作用。在黄体期，高水平的孕激素对促性腺激素的脉冲式分泌产生负反馈作用。

下丘脑、垂体与卵巢激素彼此相互依存，又相互制约，调节着正常的月经周期，其他内分泌腺及前列腺素与月经周期的调节密切相关。而所有这些生理活动并非孤立的，均受大脑皮质调控。可见，神经系统在月经周期的调节中起重要作用（图 2-2）。

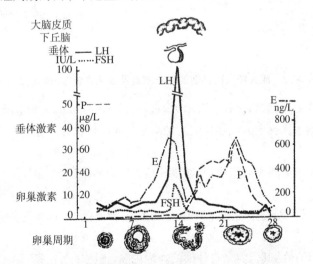

图 2-2　月经周期中下丘脑-垂体-卵巢轴的变化

第三节　卵巢功能及其周期性变化

一、卵巢功能

卵巢是女性生殖内分泌腺，有两种主要功能：①产生卵子并排卵；②合成并分泌性激素。

二、卵巢的周期性变化

从青春期开始到绝经前，卵巢在形态和功能上发生周期性变化称卵巢周期，其主要变化如下：

（一）卵泡的发育及成熟

人类卵巢中卵泡的发育始于胚胎时期，新生儿出生时，卵巢内有数以万计未发育的原始卵泡（又称始基卵泡）。青春期开始，在垂体促性腺激素的作用下，原始卵泡开始发育并逐渐成熟。一般认为，女性一生中有 400～500 个成熟卵子排出。其余的卵泡发育到一定程度自行退化，这个退化过程称卵泡闭锁（图 2-3）。

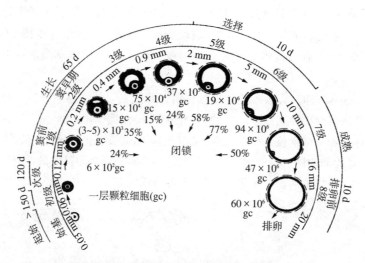

图 2-3　成人卵巢内卵泡的生长发育及各级生长卵泡出现的比例

当卵泡发育至成熟卵泡时，体积显著增大，直径可达 10～20 mm，卵泡液急骤增加，卵泡腔增大。卵泡移行向卵巢表面突出。成熟卵泡的结构从外向内依次为：

1. 卵泡外膜

卵泡外膜为致密的卵巢间质组织，与卵巢间质无明显界限。

2. 卵泡内膜

卵泡内膜血管丰富，细胞呈多边形，较颗粒细胞大，这种细胞亦从卵巢皮质层间质细胞衍化而来。

3. 颗粒细胞

颗粒细胞无血管存在，其营养来自外围的卵泡内膜，细胞呈立方形。在颗粒细胞层与卵泡内膜层间有一基底膜。

4. 卵泡腔

卵泡腔增大,腔内充满大量清澈的卵泡液。

5. 卵丘

卵丘突出于卵泡腔,卵细胞深藏其中,形成卵丘。

6. 放射冠

直接围绕卵细胞的一层颗粒细胞,呈放射状排列而得名。在放射冠与卵细胞之间还有一层很薄的透明膜,称透明带。

一般认为,正常妇女生育期每个周期中仅有数个卵泡发育成熟。其中只有一个卵泡发生排卵,其余同样成熟的卵泡都不排卵而退化。

(二)排卵

卵细胞和它周围的一些细胞一起被排出的过程称排卵(ovulation)。排卵时随卵细胞同时排出的有透明带、放射冠及小部分卵丘内的颗粒细胞。

排卵多发生在下次月经来潮前14 d左右,卵子可由两侧卵巢轮流排出,也可由一侧卵巢连续排出。卵子排出后,经输卵管伞部捡拾、输卵管壁蠕动以及输卵管黏膜纤毛活动等协同作用进入输卵管,并循管腔向子宫侧运行。

(三)黄体形成及退化

排卵后,卵泡液流出,卵泡腔内压下降,卵泡壁塌陷,形成许多皱襞,卵泡壁的卵泡颗粒细胞和内膜细胞向内侵入,周围有结缔组织的卵泡外膜包围,共同形成黄体(corpus lutein)。黄体化后形成颗粒黄体细胞及卵泡膜黄体细胞。排卵后7~8 d(相当于月经周期第22天左右)黄体体积达最高峰,直径1~2 cm,外观色黄(图2-4)。

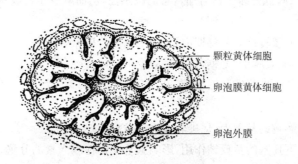

颗粒黄体细胞

卵泡膜黄体细胞

卵泡外膜

图2-4 卵巢黄体

若卵子未受精,黄体在排卵后9~10 d开始退化,其机制迄今不详。退化时黄体细胞逐渐萎缩变小,周围的结缔组织及成纤维细胞侵入黄体,逐渐由结缔组织所代替,组织纤维化,外观色白称白体(corpus ablicans)。

正常排卵周期黄体功能仅限于14 d内,黄体衰退后月经来潮,卵巢中又有新的卵泡发育,开始新的周期。

三、卵巢分泌的甾体激素

卵巢合成及分泌的性激素,主要为雌激素(estrogen)、孕激素(progestin)和少量雄激素

（androgen）等甾体激素。

（一）雌激素的生理作用

1）促使子宫发育，引起肌细胞的增生和肥大，使肌层变厚，血运增加，并使子宫收缩力增强以及增加子宫平滑肌对缩宫素的敏感性。

2）使子宫内膜增生。

3）使宫颈口松弛，宫颈黏液分泌增加，质变稀薄，易拉成丝状。

4）促进输卵管发育，加强输卵管节律性收缩的振幅。

5）使阴道上皮细胞增生和角化，使黏膜变厚并增加细胞内糖原含量，增强局部的抵抗力；使阴唇发育、丰满。

6）使乳腺腺管增生，乳头、乳晕着色。促进其他第二性征的发育。

7）雌激素对卵巢的卵泡发育是必需的，从原始卵泡发育到成熟卵泡，均起一定的作用；有助于卵巢积储胆固醇。

8）雌激素通过对下丘脑的正负反馈调节，控制脑垂体促性腺激素的分泌。

9）促进钠与水的潴留；在脂肪代谢方面，总胆固醇有下降趋势，使脂蛋白减少。降低胆固醇与磷脂的比例，减少胆固醇在动脉管壁的沉积，有利于防止冠状动脉硬化。

10）足够量的雌激素存在时，钙盐及磷盐方能在骨质中沉积，以维持正常骨质。青春期在雌激素影响下可使骨骺闭合；绝经期后由于雌激素缺乏而发生骨质疏松。

（二）孕激素的生理作用

1）影响子宫平滑肌细胞膜的通透性，使细胞内钾离子浓度降低，钠离子浓度升高，使肌纤维松弛，兴奋性降低；同时降低妊娠子宫对缩宫素的敏感性，从而减少子宫收缩，有利于受精卵在子宫腔内生长发育。

2）使增生期子宫内膜转化为分泌期内膜，为受精卵着床做好准备。

3）使宫颈口闭合，黏液减少、变稠，拉丝度减少。

4）抑制输卵管肌节律性收缩的振幅。

5）使阴道上皮细胞脱落加快。

6）在已有雌激素影响的基础上，促进乳腺腺泡发育成熟。

7）孕激素通过对下丘脑的负反馈作用，影响脑垂体促性腺激素的分泌。

8）孕激素能兴奋下丘脑体温调节中枢，使体温升高。正常妇女在排卵前基础体温低，排卵后基础体温可升高 $0.3 \sim 0.5$℃，这种基础体温的改变，可作为排卵的重要指标。

9）孕激素能促进水与钠的排泄。

（三）孕激素与雌激素的协同和拮抗作用

根据上述生理功能，显示孕激素在雌激素作用的基础上，进一步促使女性生殖器和乳房的发育，为妊娠准备条件，可见二者有协同作用；另一方面，雌激素和孕激素又有拮抗作用，表现在子宫收缩、输卵管蠕动、宫颈黏液变化、阴道上皮细胞角化和脱落以及钠和水的潴留与排出。

第四节　子宫内膜的周期性变化

卵巢的周期性变化使女性生殖器发生一系列周期性变化,尤以子宫内膜的周期性变化最显著。

一、子宫内膜的周期性变化

以正常一个月经周期为 28 d 为例,其组织形态的周期性改变可分为以下 3 期:

(一)增生期

在月经周期第 5～14 天。内膜的增生与修复在月经期即已开始。此期内膜修复很快,逐渐生长变厚,细胞增生。

(二)分泌期

黄体形成后,在孕激素作用下,使子宫内膜呈分泌反应称分泌期。分泌期分早、中、晚期 3 期:

1. 分泌期早期

在月经周期第 15～19 天。此期内膜腺体更长,屈曲更明显。腺上皮细胞的核下开始出现糖原小泡,间质水肿,螺旋小动脉继续增生。

2. 分泌期中期

在月经周期第 20～23 天,内膜较前更厚并呈锯齿状。腺体内的分泌上皮细胞顶端胞膜破碎,细胞内的糖原溢入腺体称顶浆分泌。

3. 分泌期晚期

在月经周期第 24～28 天。此期为月经来潮前期。子宫内膜厚达 10 mm,并呈海绵状。内膜腺体开口面向宫腔,有糖原等分泌物溢出,间质更疏松、水肿。

(三)月经期

在月经周期第 1～4 天。此时雌、孕激素水平下降,使内膜中前列腺素的合成活化。前列腺素能刺激子宫肌层收缩而引起内膜功能层的螺旋小动脉持续痉挛,内膜血流减少。受损缺血的坏死组织面积渐扩大。组织变性、坏死,血管壁通透性增加,使血管破裂导致内膜底部血肿形成,促使组织坏死剥脱。变性、坏死的内膜与血液相混而排出,形成月经血。

二、生殖器其他部位的周期性变化

(一)阴道黏膜的周期性变化

在月经周期中,随着雌、孕激素的消长,可以引起阴道黏膜周期性改变,这种改变在阴道上段更明显(图 2-5)。

排卵前,阴道上皮在雌激素的影响下,底层细胞增生。逐渐演变为中层与表层细胞,使阴道

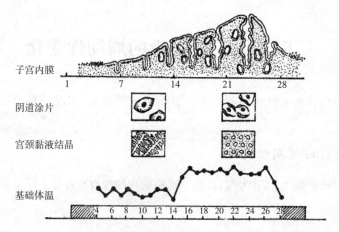

图 2−5 月经周期中激素、卵巢、子宫内膜、阴道涂片、宫颈黏液及基础体温的周期变化

上皮增厚；表层细胞出现角化，其程度在排卵期最明显。细胞内富有糖原，糖原经寄生在阴道内的阴道杆菌分解而成乳酸，使阴道内保持一定酸度，可以防止致病菌的繁殖。排卵后，在孕激素的作用下，主要为表层细胞脱落。临床上常借助阴道脱落细胞的变化了解体内雌激素水平和有无排卵。

（二）宫颈黏液的周期性变化

在卵巢激素的影响下，宫颈腺细胞分泌的黏液，其物理、化学性质及其分泌量均有明显的周期性改变。月经干净后，体内雌激素水平降低，宫颈管分泌的黏液量很少。雌激素可刺激分泌细胞的分泌功能，随着雌激素水平不断提高，至排卵期黏液分泌量增加，黏液稀薄、透明，拉丝度可达 10 cm 以上。若将黏液制作涂片，干燥后检查可见羊齿植物叶状结晶，这种结晶在月经周期第6～7 天开始出现，到排卵期最为清晰而典型。排卵后，受孕激素影响，黏液分泌量逐渐减少，质地变黏稠而混浊，拉丝度差，易断裂。涂片检查时结晶逐步模糊，至月经周期第 22 天左右完全消失，而代之以排列成行的椭圆体。依据宫颈黏液的周期性变化，可反映当时的卵巢功能。

（三）输卵管的周期性变化

输卵管的周期性变化包括形态和功能两方面，均受到激素调控，但不如生殖器其他部位的周期性变化明显。

第五节　月经及月经期的临床表现

一、月经的定义

月经（menstruation）是指随卵巢的周期性变化，子宫内膜周期性脱落及出血，是生殖功能成熟的标志之一。

二、月经初潮

月经第一次来潮称月经初潮（menarche）。月经初潮年龄多为 13～14 岁，但可能早在 11 岁或迟至15岁。15岁以后月经尚未来潮者应当引起临床重视。月经初潮的迟早,受各种内外因素影响。我国各地区月经初潮年龄相差不大,气候影响不像以往报道那样显著,但体弱或营养不良者月经初潮可较迟,而体质强壮及营养好者,月经初潮可提早。

三、月经周期

出血的第1天为月经周期的开始,两次月经第1天的间隔时间称一个月经周期(menstrual cycle),一般21～35 d为一个周期。周期长短因人而异,但每个妇女的月经周期有自己的规律性。

四、月经持续时间及出血量

正常妇女月经持续时间差异亦很大,但每个妇女的月经持续日数基本一致。正常月经持续时间为2～8 d,多数为4～6 d。经量为一次月经的总失血量,正常月经量为20～60 ml,一般月经第2～3天的出血量最多。月经量的多少很难统计,临床上常通过每日换月经垫次数粗略估计量的多少。多数学者认为每月失血量超过80 ml即为病理状态。

五、月经血的特征

月经血一般呈暗红色,除血液外,还有子宫内膜碎片、宫颈黏液及脱落的阴道上皮细胞。月经血的主要特点是不凝固,但在正常情况下偶尔亦有些小凝块。月经血内缺乏纤维蛋白及纤维蛋白原,主要是由于纤维蛋白的溶解。开始剥落的子宫内膜中含有极多的活化物质混入经血内,使经血中的纤溶酶原激活转变为纤溶酶,纤维蛋白在纤溶酶的作用下裂解为流动的分解产物。同时内膜组织含有其他活性酶,能破坏许多凝血因子(如凝血因子I、V、VII、VIII、IX),也妨碍血液凝固,以致月经血变成液体状态排出。

六、月经期的症状

一般月经期无特殊症状。但由于经期盆腔淤血及子宫血流量增多,有些妇女可有下腹及腰骶部下坠感,个别可有膀胱刺激症状(如尿频)、轻度神经系统不稳定症状(如头痛、失眠、精神忧郁、易于激动)、胃肠功能紊乱(如食欲不振、恶心、呕吐、便秘或腹泻)以及鼻黏膜出血、皮肤痤疮等,但一般并不严重,不影响妇女的工作和学习。

学生自主、延伸性学习的学习任务

为某社区女青年举办"美丽青春、促进健康"的生殖保健知识讲座:

1. 撰写演讲稿。

2. 制作宣传橱窗版面内容。

3. 制作展示演讲内容的PPT。

（王婷婷）

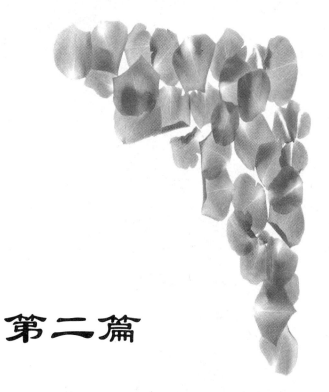

第二篇

妊娠期母儿的护理

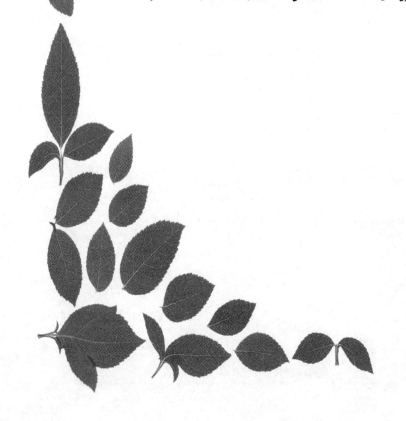

第三章

产科护理管理

▸▸▸◆ 学习目标 ◆◂◂◂

熟悉 产科护理病历的内容。

熟悉 产科门诊、病房护士的工作职责。

了解 产科门诊、住院病区的布局、设备。

情景病例 患者,女性,26 岁。主诉停经 52 d 后,阴道少量流血伴右下腹痛 4 d,今晨起床时突然右下腹剧痛来就诊。

任务要求 1. 运用《健康评估》的知识和技能,针对产科的特点,接诊并评估该患者。

2. 书写该患者的"入院患者护理评估单"。

3. 说出产科护理病历内容。

4. 对照产科门诊、病房护士的工作职责对该患者进行入院初步处理。

产科是一个高风险的临床科室,母婴病房是一个特殊病房,它关系到孕产妇和胎(婴)儿双方。因此产科的护理管理工作与其他专科护理管理存在明显的不同,具有相当的独立性和自主性。产科护理管理对保障各项工作得以顺利完成至关重要。

第一节　产科护理病历

产科护理病历是护理人员根据孕产妇和新生儿及相关的家庭成员及社会成员不同健康状况,对其进行诊断并处理现存或潜在的健康问题,为她们的身心健康提供系列护理服务活动的文字记录,也是对所搜集的资料加以归纳、整理、综合分析,按一定格式和要求所书写的孕产妇和新生儿护理健康档案;是医院信息管理和护理工作客观凭证,是评价护理水平的重要资料,也是处理医疗事故、解决医疗纠纷的法律依据。

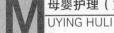
一、产科护理病历书写方法

（一）病史采集

产科病史采集是临床实践的基本技能。母婴病史的采集,除与一般内科病史相同之处外,应结合产科的特殊性询问其特殊病史。

护理学也是人文科学,人文关怀应渗透到母婴护理的每一个环节。每一位护士都应该牢记:我们给孕产妇的第一项护理应该是关爱。因此,我们在采集病史时,应该仪表端庄、态度和蔼、语言亲切、耐心细致地询问,一定要尊重孕产妇。由于产科疾病的特殊性,遇有不愿说出真情或涉及个人隐私时,更应该耐心启发并为孕产妇保密。对危重孕产妇在初步了解病情后,应该立即进行抢救。外院转诊者,一定要索阅孕产妇带来的产前检查卡、病情介绍作为重要参考资料。对不能亲自口述病情的危重患者,可以询问最了解孕产妇病情的家属或亲友。采集产科病史时,首先应进行自我介绍,然后有礼貌地询问病史,应有必要的提醒、肯定、重复或插话,但又必须避免暗示或指责。

病史采集包括以下内容:

1. 一般项目

一般项目包括孕产妇姓名、年龄、籍贯(应写国籍、省、市、县)、工作单位、职业、地址、病史采取日期、病史记录日期、病情陈述人。一般项目与内科病历的要求相同。

2. 主诉

主诉是孕产妇感受最主要的症状或体征及其持续时间。例如,停经 32 周,头痛、眼花 4 d,加重 3 h。

3. 现病史

现病史是指孕产妇的主要症状及询问病史中应注意的要点。具体包括以下几点:

(1) 详细询问孕次、产次　问清末次月经日期(last menstrual period,LMP),推算预产期(expected date of confinement,EDC)。若孕妇记不清末次月经日期,或正值哺乳期尚无月经来潮而受孕者,应询问早孕反应开始时间、胎动开始出现时间、测宫底高度及可回忆起的性交日期。

(2) 仔细询问妊娠经过　现病史中应仔细询问妊娠经过,如有无早孕反应及早孕反应程度;胎动开始出现时间;产前保健开始时间,是否定期进行产前检查;妊娠早期尿妊娠试验、B 型超声检查的结果,以便核对孕周;记录基础血压,孕早期有无致畸因素如病毒感染及用药史;妊娠期间血常规、血糖、乙型肝炎抗原抗体检测、尿常规(特别是尿蛋白)、血压、B 型超声检查等有无异常,若出现异常情况,应详细询问诊治经过。妊娠期间有无先兆流产、先兆早产;有无阴道流血;有无头痛、眼花、心悸、气短、水肿等妊娠并发症发生,若发生应记录简要病情及诊疗经过。需要特别关注的症状有:

1) 腹痛:发生时间、持续时间、间歇时间、有无规律,疼痛的性质、部位,伴随症状,有无诱因等。

2) 阴道流血:发生时间、持续时间、有无诱因、出血量、颜色、有无妊娠物排出、伴随症状等。

3) 阴道流液:发生时间、持续时间、有无诱因、性状、颜色、伴随症状。

4) 血压升高:发生时间、有无诱因、伴随症状、诊治经过。

5) 血糖值升高:了解饮食习惯,诊治经过。

4. 月经史

询问初潮年龄；月经周期是否规则；有无月经周期延长；经量；有无痛经以及确切的末次月经日期。

5. 婚育史

结婚年龄，有无流产、早产史，胎产次、末次分娩时间、分娩方式，有无难产、死胎、死产、产后出血史，新生儿体重、是否存活，新生儿有无畸形。避孕方法。丈夫健康状况等。

6. 既往史

有无全身疾病及手术史。着重了解有无高血压、心脏病、糖尿病、结核病、血液病、肝肾疾病等。

7. 个人史

出生地，吸烟史、饮酒史，重点了解有无高血压、糖尿病、双胎妊娠、遗传性疾病等。

8. 家族史

询问家族有无高血压、双胎妊娠、其他遗传性疾病等。

9. 其他

健康观念、营养代谢排泄、睡眠休息形态、自我概念及角色压力应对以及宗教信仰等情况。

(二) 身体评估

1. 全身系统检查

同内科。

2. 产科检查

见孕产妇系统管理、产前检查等有关章节。

3. 辅助检查

见孕产妇系统管理、产前检查等有关章节。

(三) 护理计划制定

略。

(四) 书写要求

产科护理病历书写内容必须具备真实性、系统性和完整性；记录要及时，危急重患者抢救结束后应立即据实补记，按时完成；文笔要精练，术语要准确，字迹要整洁，切忌剪、涂、擦。

产科护理病历书写时除按基本护理病历书写外，重点要突出产科的特点。

二、产科护理病历内容

(一) 病程记录

1. 入院患者护理评估单

内容包括入院诊断、病情摘要、护理体检、对护理的要求、入院前用药情况、过敏史、入院介绍。

2. 住院患者护理记录单

内容包括护理日期、时间、体温、脉搏、呼吸、血压、液体出入量及种类、病情变化及处理情况。

（二）产科检查记录

1. 产前检查

记录首次产前检查时间、内容、方法及诊断,孕期复诊的时间、内容、方法及诊断,辅助检查及实验室检查的项目及结果,孕期保健指导等。

2. 住院患者产科检查

内容包括入院时间、产前检查情况、主诉、现病史、本次妊娠情况、既往史、孕产史；入院体格检查、产科检查、辅助检查及实验室检查；入院诊断及处理原则；住院患者日常病情记录及各种辅助检查、实验室检查结果；各种诊治经过,使用药物名称、剂量、用药方法、治疗效果及不良反应,重要医嘱的更改及理由,会诊意见等。

（三）产程记录

1. 待产记录

内容包括检查日期、时间、血压、胎位、胎先露及衔接情况、胎心、宫缩、宫口、胎先露高低及位置、破膜情况、检查方式。

2. 产时记录

绘制产程图,记录宫缩开始时间、胎膜破裂时间、宫口开全时间、婴儿娩出时间和方式,娩出的新生儿情况,会阴和胎盘、胎膜、脐带等情况,产后宫底高度、血压、脉搏及产后出血量等。

（四）新生儿出生记录

1. 一般情况

母亲姓名、床号、新生儿出生时间、性别、胎次、胎龄、分娩方式、出生时情况、新生儿评分、新生儿体格检查、诊断。

2. 母婴同室婴儿护理记录

记录护理日期、时间、体温、呼吸、面色、哭声,以及新生儿脐部、臀部、体重、喂养、大小便情况。

（五）产科患者健康教育计划

介绍主管医生、护士、护士长、科主任,病区环境,医院有关制度,介绍有关疾病的相关知识,治疗、预防措施；介绍分娩先兆、产时配合及产后保健知识,乳房护理及喂养方法；新生儿生理现象、护理方法；出院指导等。

（六）会诊记录

会诊记录包括会诊日期、参加人员、会诊意见及相关领导、家属等的意见。

（七）转科记录

经会诊同意转入其他科室的患者,应由经管医师书写转诊记录,内容包括转科理由、患者入院后至转科前的病情及诊疗经过。

(八) 交、接班记录

单独设有交、接班记录本。护理交班记录包括：患者入院后至交班前的病情；已确诊的疾病及诊断、护理措施；尚未确定的诊断及其原则；治疗、护理情况及效果；尚需进行的检查项目及护理措施。上述内容应在交班前完成。护理接班记录（即接交班记录），在书写接班记录前应温习病历、交班记录、诊疗情况等，并记录接班时患者的病情及接班后应进行的诊疗项目，与交班记录大致相同，但需简明扼要。

(九) 死亡记录

内容除一般出院记录外，还应包括抢救经过、死亡时间、死亡的主要原因及最后诊断。

第二节　产科门诊设置、布局及设备

产科是需要自成一区的科室，门诊根据不同建设规模合理设置候诊区（室）、普通门诊-产前检查室、高危门诊-高危监护室、生育（不孕症）门诊、遗传咨询门诊、产褥期保健门诊、宣传活动室（孕妇学校）、准备室、孕妇专用卫生间等。布局是从孕产妇的诊治流程和各部分功能需要出发，力求紧凑、合理、便捷、有利于室内外人流的聚散，合理布置出入口及候诊、取样等场所，并解决好出入口、厕所、隔离等问题，避免或减少交叉感染。高危监护室一般都与观察治疗用房贴邻布置。产科急诊室位置通常很醒目。

一、候诊区(室)

可利用通道或大厅进行适当布置，室内应由有经验的护理人员负责，要装有空调或电扇，保持室内空气新鲜，要有足够的候诊椅，四周墙壁应张贴有关宣传资料，如妊娠、分娩、育儿、计划生育以及孕产妇各种防病知识、自我监护、临产征象、分娩前所需要的准备等，内容应定期调换，使孕妇每次就诊都能得到新知识。地面应备纸篓及加盖痰盂，以保持公共卫生。

二、准备室

对孕妇一般询问及记录，为孕妇测身高、体重，配备测血压的桌椅及病历桌、文件柜，放产科检查所需要的各种器材及用品、表格、卡片及其他用品。

三、产前门诊、高危妊娠门诊、生育(不孕症)门诊、产褥期保健门诊

根据房间大小摆入1～2张检查床，检查床之间用屏风相隔，室内应有病历存放台、诊断用的桌椅、洗手设施及紫外线空气消毒灯、截石位检查床，听诊器，血压计，体重秤，多普勒胎心诊断仪，胎心听诊器，骨盆测量器，软尺，计时器，医疗废物处置桶及污物桶，孕产妇系统管理、高危妊娠及产后42 d复查登记簿，有条件可装备氧气源及吸氧装置、专用B超、心电图机、电子胎心监护仪、冷暖设施等。

四、宣传活动室

大小似教室或会议室，有讲台、黑板、幕布、照明、音像设备、宣传板、展柜、宣传资料、桌椅、饮水设施及冷暖设施等。可通过录像、幻灯进行妊娠期、产褥期宣传，并指导孕妇营养、衣着、喂养、保健等方面的知识，有条件时可配备海绵软垫、分娩球，指导孕妇练习分娩配合动作，如放松术、呼吸控制方法等。布置一些实物，给孕妇以感性认识，同时介绍医院情况如设备、医疗力量等，使孕妇对该医院有所了解，增加信任度和安全感。

五、孕妇专用卫生间

根据孕妇特点，既有蹲式又有坐式厕所，准确留尿用的一次性塑料杯。

六、常备用物

肛查指套及润滑油、腹带和别针（固定胎位用）、橡皮垫套及垫布、长镊子、贮槽、无菌纱布和棉球，还应备麝溴蓝拭子或石蕊试纸（测羊水用）。

七、特殊用物

推车、生命体征监护仪、复苏装备等。

第三节　住院区及产房的设置、布局及设备

住院区分病房和产房两大部分。病房包括危重病患者抢救室、母婴同室休养区、高危监护室、隔离病房、新生儿重症监护室等。

一、产房设置、布局

产房为独立单元，与母婴同室病房相邻，可明显区分限制区、半限制区和非限制区。

（一）限制区

设置在产房的最里端，包括分娩室、隔离分娩室、无菌物品存放间、刷手间。产房与隔离产房所接受的分别是正常产妇和有感染性疾病的产妇，刷手间与洗涤间是两个功能不同的区间，刷手是进行无菌操作的前奏，而洗涤是操作后的处置。

（二）半限制区

半限制区又为清洁区，位于限制区和非限制区之间，对于内廊式结构产房来说，有必要划分出相对清洁和相对污染两条路线，这样有利于供应室下收下送物品和清洁工运送产房垃圾时的管理，清洁区包括待产室、隔离待产室、敷料准备间和办公室等（新生儿沐浴室、新生儿预防接种室、婴儿抚触室各地安排可不相同）。

（三）非限制区

非限制区设置在产房最外端，包括工作人员更衣室、产妇接待室、污物处置室、卫生间、平车

转换处和值班室等。分娩室直接与污物通道相连并做到单向流动,值班室最好应设置在病房与产房之间的缓冲区。这样一方面有利于工作人员休息,不受病房或产房噪声打扰;另一方面相对远离工作区域,有利于工作人员放松心情、调整状态。

随着人民群众生活质量和医疗保健需求的不断提高,人们对就医环境也有了新的认识和追求。医院除了要提供高超的诊疗技术、优质的服务外,提倡医院以人为本,构建充满人性化的家居式分娩环境已成趋势。

二、产房设备

(一) 一般设施设备

氧气源及吸氧装置、血压计、听诊器、体温计、器械柜、器械台、无菌柜、贮槽、消毒瓶镊、注射器、消毒棉签、各种无菌敷料包(手术衣、孔巾、治疗巾、纱布、手套、脐带卷、针线、棉签等)、导尿包、剪刀、启瓶器、砂轮、胶布、计时器、电动吸引器、空气消毒设备、洗手设施、冷暖设施、照明灯、鹅颈灯、应急照明设施、推床或担架、医疗废物处置桶及污物桶等。如产钳、胎头吸引器、阴道拉钩、侧切剪刀、针(圆针、三角针)、止血钳2～3把、脐带剪1把、有齿及无齿小镊子、长无齿镊子等。

(二) 接产设备

产床、消毒产包(用双层布包裹,内有:大单1块、消毒巾5块、腿套2只、接生衣1件、脐带卷1份、纱布数块、换药碗1只、弯盘1只等)。产钳、胎头吸引器、阴道拉钩、侧切剪刀、针(圆针、三角针)、止血钳、脐带剪、有齿及无齿小镊子、长无齿镊子、听筒或多普勒胎心听诊仪、吸痰器、聚血器、缝合器械、会阴切开缝合包、宫颈检查缝合包、阴道检查包、清宫包、宫腔填塞包、阴道拉钩、无齿卵圆钳、外阴消毒器械等。

(三) 新生儿专用设备

婴儿秤、吸痰管、吸痰器、脐带结扎用品、新生儿红外线辐射抢救台、新生儿复苏囊、新生儿喉镜及气管插管、给氧面罩、手腕标记、胸牌等。

(四) 消毒用品

备用刷手用品、剃毛刀、肥皂水棉球、会阴冲洗壶、冲洗消毒溶液、75%乙醇、碘伏、无菌液体石蜡、指甲剪、泡手桶等。

(五) 婴儿用品

备有婴儿床及床上用品、婴儿磅秤、软尺、衣服、包被、尿布等。

(六) 抢救设备

抢救车、开口器、舌钳、舌垫、成人复苏气囊、静脉切开包、氧气源及吸氧装置、喉镜及气管插管、输血输液器械等。

穿颅器、碎颅器等器械、心电监护仪、呼吸机、叩诊锤、吸痰管、胃肠减压管、各类引流袋等抢救设备、脐静脉插管包、新生儿转运车、经皮氧饱和度测定仪。

抢救设备增加输液泵（各种制式微量泵）、除颤仪。

三、待产室设备

待产床、血压计、听诊器、软尺、骨盆测量仪、胎心听筒或多普勒胎心听诊仪、导尿包、器械台、消毒缸、手套、计时器、洗手设施、冷暖设施、医疗废物处置桶及污物桶等。电子胎心监护仪。

四、产科病房设备

（一）待产及母婴休养室

产妇床单元、婴儿床单元、床头柜、冷暖设施、热水瓶、脸盆、卫生间及用物、椅子，氧气源及吸氧装置、电子胎心监护仪、心电监护仪等。

（二）检查室

产科检查床单元、妇科检查床单元、血压计、听诊器、软尺、骨盆测量仪、胎心听筒或多普勒胎心听诊仪、导尿包、器械台、消毒缸、手套、计时器、洗手设施、冷暖设施、照明灯、鹅颈灯、应急照明设施、医疗废物处置桶及污物桶等。

（三）抢救室

抢救车及抢救物品、药品、氧气源及吸氧装置、心电监护仪、呼吸机等。

（四）婴儿沐浴室

新生儿护理台、冷暖设施、应急照明设施、具有控温、稳压装置的洗浴设施、医疗废物处置桶及污物桶。

（五）新生儿治疗室

电动吸引器、新生儿保暖箱或开放式暖床、红外线辐射抢救台、抢救车、新生儿体重秤、蓝光箱、新生儿监护设备、新生儿氧气面罩、冷暖设备、输液泵、新生儿复苏囊、新生儿喉镜及气管插管。

（六）手术室

按无菌手术室基本要求配置手术床、无影灯、器械台、手术器械、手术包、电动负压吸引器、血压计、听诊器、氧气筒、保暖降温设备、吸痰管、吸痰器、气囊人工呼吸器、输液架、成人喉镜、成人气管内导管、气管切开包、麻醉机、心电监护仪、除颤仪等，并增加新生儿体重秤、辐射式新生儿保暖台、低压吸痰器、吸痰管、气管插管、复苏气囊、给氧面罩、新生儿喉镜、多普勒胎心仪、新生儿呼吸机等。

（七）其他相关设备

1. 物理诊断设备
高分辨率B超或彩色超声多普勒、心电图机。

2. 检验设备

具有能开展血、尿常规、ABO 和 Rh 血型检测、乙肝表面抗原检测、肝肾功能检测、阴道分泌物检测、交叉配血、凝血功能测定、梅毒血清学检查、艾滋病抗体快速检测、新生儿疾病筛查血片采集等的相关设备。丙肝检测设备、血糖检测、淋球菌检测、宫颈细胞学检查,乙肝标志物检查等的相关设备。

3. 其他设备

如救护车,急救电话、咨询电话等。

五、常用急救药品

备有宫缩剂(缩宫素、麦角新碱)、葡萄糖、葡萄糖盐水、右旋糖酐 40、氯丙嗪、哌替啶、25％硫酸镁、10％葡萄糖酸钙、毛花苷 C(西地兰)、1％～2％普鲁卡因、维生素 C、维生素 K_1、5％的碳酸氢钠、0.1％的肾上腺素、纳洛酮等。

在标准布置基础设备时还要考虑以下几个方面的设备:

1) 在实行一对一导乐陪产时,为了消除产妇对分娩的恐惧感,使分娩顺利进行,将产房内设施布置得家居化、温馨化,可以选择颜色悦目、柔软宽大的产床,清洁舒适、易于消毒的沙发和有手扶靠背的坐椅,便于产妇采取坐、卧、跪等自由任意的体位。

2) 刷手间安装感应式水龙头以及感应式干手器,便于工作人员无菌操作。

3) 洗涤间分别装浸泡池和洗涤池,便于工作人员对污染器械实行先行初步清洗处理的步骤。

4) 新生儿沐浴间应有沐浴池、沐浴台、水温表、吸引器,安装热水器、空调和臭氧消毒柜,以防止新生儿在沐浴期间发生院内感染。

5) 新生儿预防接种间应分别设置乙肝疫苗接种台和卡介苗接种台,做到标记醒目,以防误种。

6) 待产室可设置音像设备,在产妇待产过程中播放有关妊娠、分娩及育儿的录像,让产妇及家人对分娩过程有所了解,增加自然分娩的积极主动性。

7) 值班室除放置值班床外还可设置一些厨房用具,比如微波炉、电磁炉、饮水机和餐桌椅等,方便工作人员休息和进餐,也避免了工作人员休息时段在产妇及家属的视线下进餐而引起误会或尴尬。

8) 产房不仅各区域之间要做到标志明确,最好还能有颜色的变化,配以悦目的图画宣传母乳喂养等,创造一个令人心旷神怡、赏心悦目的整体环境,可以使产科环境充满人性化,满足广大人民群众的服务需求。

9) 分娩室应宽敞、空气流通,周围环境清洁、安静;有空气调节设备等。

第四节　产科门诊、病房护士的工作职责

一、门诊

(一) 做好分诊工作

产科门诊应分普通产科门诊、高危妊娠门诊、优生遗传咨询门诊和妊娠合并传染性疾病(肝

炎等)门诊,后三者应每周定时开诊,专人负责,并应对肝炎等传染病患者用过的一切物品进行严格消毒,防止交叉感染。

(二) 建立健全产前检查登记、存档制度

孕妇来医院后,应进行全面检查,详细记录。产前检查记录由医院统一保管,接近预产期时交还给孕妇,以备急用。

(三) 做好孕期宣传工作

产科门诊室应张贴有关孕期保健和母乳喂养等宣传资料,并且每周至少组织一次小型讲座,有条件的还可以播放幻灯、录像等。

(四) 配合医师、助产士做好门诊管理工作

每日进行清洁、消毒、用物整理、检查准备等工作。

二、病房

1) 在护士长等人员指导下工作。对孕产妇、新生儿实施整体护理。

2) 认真执行各项规章制度和技术操作规程,正确执行医嘱。准确及时地完成各项护理工作,严格执行查对制度及交接班制度,防止差错事故的发生。

3) 做好母婴基础护理和心理护理工作。经常巡视病房,密切观察病情变化,发现异常及时报告并作出护理诊断。

4) 认真做好危重患者的抢救护理工作。

5) 熟悉本部门各种护理知识及医师的各种治疗操作,协查医师进行各种诊疗工作,提供适宜的护理,负责收集各种检验标本。

6) 参加护理教学和科研,关心医院和科室发展,指导护生和护理员、卫生员的工作。

7) 定期组织孕产妇及家属学习,实施健康教育,宣传卫生知识,特别是母乳喂养知识和新生儿护理知识指导。经常征求孕产妇及家属意见,改进护理工作。在出院前与孕产妇及家属讨论出院需要,做好卫生保健宣传及指导工作。

8) 办理入院、出院、转科、转院手续及有关登记工作。

9) 在护士长领导下,参与做好病房管理等工作。

附一　产科相关制度

产科相关制度主要包括:爱婴医院工作制度、产科工作制度、产科门诊工作制度、孕产妇系统管理制度、高危妊娠门诊工作制度、高危妊娠管理制度、高危妊娠筛查转诊制度、健康教育工作制度、待产室工作制度、产房工作制度、隔离产房工作制度、儿科医师进产房工作制度、母婴同室管理制度、产儿科医师双查房制度、产科出血讨论制度、婴儿沐浴室工作制度、产科急重症会诊转诊管理制度、新生儿产伤讨论制度、新生儿重度窒息讨论制度、孕产妇死亡及围产儿、新生儿死亡报告制度、出生缺陷报告制度、新生儿疾病筛查工作制度、产后访视工作制度、出生医学证明管理制度、

妇幼卫生信息管理制度。

附二　产科相关登记及记录

包括：产科门诊登记、孕产妇系统管理登记、产科入出院登记、分娩登记、分娩记录、危重孕产妇抢救及转诊登记、孕产妇死亡登记、围产儿死亡登记、出生缺陷登记、出生医学证明发放登记、新生儿疾病筛查登记、病案讨论登记、医疗不良事件登记等。

> **学生自主、延伸性学习的学习任务**
>
> 到医院见习，完成见习报告及以下几项问题。
>
> 1. 产科护理病历与内、外科护理病历的不同点有哪些?
>
> 2. 产房为何要划分出3个区域?
>
> 3. 拟定一份产科实习护士的工作职责。

（高惠兰　郑月红　潘放鸣）

第四章

妊娠生理及评估

学习目标

掌握 胎儿附属物的形成与功能。

熟悉 妊娠期妇女的生理变化。

了解 受精与着床的过程、胎儿发育及生理特点，孕妇的心理变化。

情景案例 某产科医院门诊——胎儿大学。医护人员为准妈妈和准爸爸们开讲："一个新生命的孕育"知识。

任务要求 1. 接待学员。

2. 准备教学用具。

3. 为学员讲解：受精卵的形成、输送、着床的过程、胎儿的发育特征、胎儿附属物的构成和各自主要功能、识别妊娠期母体的主要生理及心理变化特征和先兆临产表现、解释妊娠期常见症状等。

妊娠(pregnancy)是胚胎(embryo)和胎儿(fetus)在母体内发育成长的过程。卵子受精是妊娠的开始，胎儿及其附属物自母体排出是妊娠的终止。妊娠全过程约 40 周(即 280 天、10 个月)，临床上将妊娠分为早期妊娠(末次月经的第一天开始计算至 13 周末)、中期妊娠(14～27 周末)、晚期妊娠(28～41 周末)、过期妊娠(42 周以后)。

第一节　妊娠、受精、植入和胚层的形成

一、受精

精液射入阴道内，精子离开精液经宫颈管进入宫腔，与子宫内膜接触后，子宫内膜白细胞产生 α、β 淀粉酶解除精子顶体酶上的"去获能因子"，此时的精子具有受精能力，称精子获能。获能的主要部位是子宫和输卵管。卵子从卵巢排出经输卵管伞部的"拾卵"作用，进入输卵管内，停留在壶腹部与峡部连接处等待受精。男女成熟的生殖细胞(精子和卵子)的结合过程称受精

(fertilization)。受精多发生在排卵后 12 h 内,整个受精过程约需 24 h。已获能的精子穿过次级卵母细胞透明带为受精的开始,卵原核与精原核融合为受精的完成,形成受精卵标志诞生新生命。

二、受精卵的发育、输送与着床

受精卵开始进行有丝分裂的同时,借助输卵管蠕动和纤毛推动,向子宫腔方向移动,约在受精后第 3 天,分裂成由 16 个细胞组成的实心细胞团,称桑椹胚。也称早期囊胚。约在受精后第 4 天,早期囊胚进入子宫腔并继续分裂发育成晚期囊胚。在受精后第 6～7 天,晚期囊胚透明带消失之后侵入子宫内膜的过程,称受精卵着床(图 4-1)。

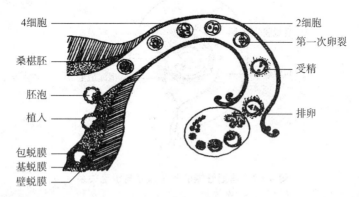

图 4-1 排卵、受精、卵裂与植入示意图

受精卵着床需经过 3 个阶段:

1. 定位

着床部位通常在子宫后壁上部,晚期囊胚以其内细胞团端接触子宫内膜。

2. 黏附

黏附前,晚期囊胚外层细胞表面的糖蛋白结构发生改变,细胞表面的微绒毛倒状,并与子宫内膜细胞的微绒毛交错对插,形成牢固的黏附。纤溶酶原活化物也参与黏附过程。晚期囊胚黏附子宫内膜后,滋养细胞开始分化成 2 层:合体滋养细胞层(外层)和细胞滋养细胞层(内层)。

3. 穿透

合体滋养细胞分泌蛋白溶解酶溶解子宫内细胞、间质和血管,并通过吞食和接触抑制清除邻近的子宫内膜细胞。此时合体滋养细胞开始分泌绒毛膜促性腺激素,维持黄体寿命和功能。

受精卵着床必须具备的 4 个条件:①透明带必须消失;②囊胚细胞滋养细胞必须分化出合体滋养细胞;③囊胚和子宫内膜必须同步发育并相互配合;④孕妇体内必须有足够数量的孕酮。

着床后,由于蛋白溶解酶的溶解血管作用,合体滋养细胞间形成血液腔隙,囊胚细胞开始从母体血液中获得生长发育必需的营养成分。囊胚内细胞团逐渐分化形成胚胎,滋养细胞逐渐形成胎盘组织。

三、蜕膜

受精卵着床后,子宫内膜迅速发生蜕膜变,致密层蜕膜样细胞增大变成蜕膜细胞,具有保护及营养胚胎的作用。按蜕膜与囊胚的部位关系,将蜕膜分为三部分:

1. 底蜕膜（basal decidua）

与囊胚极滋养层接触的子宫肌层之间的蜕膜，以后发育成为胎盘的母体部分。

2. 包蜕膜（capsular decidua）

覆盖在囊胚表面的蜕膜，随囊胚发育逐渐突向宫腔。由于蜕膜高度伸展，缺乏营养而逐渐退化，约在妊娠12周因羊膜腔明显增大，使包蜕膜和真蜕膜相贴近，子宫腔消失，包蜕膜与真蜕膜逐渐融合，于分娩时这两层已无法分开。

3. 真蜕膜（true decidua）

底蜕膜及包蜕膜以外覆盖子宫腔的蜕膜（图4-2）。

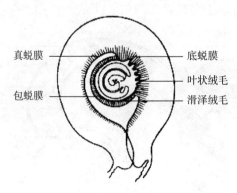

图4-2 早期妊娠的子宫蜕膜与绒毛关系

第二节 胎儿附属物的形成及功能

胎儿附属物是指胎儿以外的组织，包括胎盘、胎膜、脐带和羊水。

一、胎盘

胎盘（placenta）是母体与胎儿间进行物质交换的器官，是胚胎与母体组织的结合体，由羊膜（amniotic membrane）、叶状绒毛膜（chorion frondosum）和底蜕膜构成。

（一）胎盘的形成

1. 羊膜

羊膜构成胎盘的胎儿部分，是胎盘最内层。羊膜是附着在绒毛膜板表面的半透明薄膜。羊膜光滑，无血管、神经及淋巴，具有一定的弹性。

2. 叶状绒毛膜

构成胎盘的胎儿部分，是妊娠足月胎盘主要部分。晚期囊胚着床后，滋养层迅速分裂增生。在滋养层内面有一层细胞称胚外中胚层，与滋养层共同组成绒毛膜。胚胎发育至13～21 d时，为绒毛膜发育分化最旺盛的时期。约在受精后第3周末，当绒毛内血管形成时，建立起胎儿胎盘循环。胎儿血液经脐动脉直至绒毛毛细血管壁，与绒毛间隙中的母血进行物质交换，两者不直接相通，而是隔着绒毛毛细血管壁、绒毛间质及绒毛表面细胞层，靠的是渗透、扩散和细胞选择力,再经脐静脉返回胎儿体内。妊娠足月胎盘的绒毛表面积达 $12\sim14\ m^2$,相当于成人肠道总面积。

3. 底蜕膜

构成胎盘的母体部分,占妊娠足月胎盘很小部分。底蜕膜表面覆盖一层来自固定绒毛的滋养层细胞与底蜕膜共同形成绒毛间隙的底,称蜕膜板。从此板向绒毛膜方向伸出一些蜕膜间隔,一般不超过胎盘全层厚度的 2/3。将胎盘母体面分成肉眼可见的 20 个左右母体叶。底蜕膜的小动脉、小静脉开口于绒毛间隙,动脉通过压力的作用将母体血液喷入绒毛间隙,再扩散到四周,绒毛间隙充满了母血。绒毛中有毛细血管,胎儿血自脐动脉入绒毛的毛细血管网,再经脐静脉进入胎儿体内。因此,胎盘有母体和胎儿两套各自封闭的血液循环管道,互不混淆,通过绒毛间隙进行物质交换(图 4-3)。

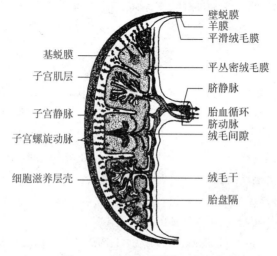

图 4-3　胎盘的结构与血循环

(二) 胎盘的功能

胎盘功能极复杂,绝非单纯滤过作用。在胎盘内进行物质交换及转运方式包括:①简单扩散,指物质通过细胞质膜从高浓度区扩散至低浓度区,不消耗细胞能量;②易化扩散,指尽管也是物质通过细胞质膜从高浓度区向低浓度区扩散,不消耗细胞能量,但速度远较简单扩散快得多,系因细胞质膜有专一载体;③主动转运,指物质通过细胞质膜从低浓度区逆方向扩散至高浓度区,需要细胞代谢产生的热能作动力,消耗能量;④较大物质可通过血管合体膜裂隙,或通过细胞膜内陷吞噬后继之膜融合,形成小泡向细胞内移动等方式转运,如大分子蛋白质、免疫球蛋白等。胎盘功能如下所述:

1. 气体交换

维持胎儿生命最重要的物质是 O_2。在母体与胎儿之间,O_2 及 CO_2 是以简单扩散方式进行交换,替代胎儿呼吸系统的功能。

2. 营养物质供应

葡萄糖是胎儿热能的主要来源,以易化扩散方式通过胎盘。氨基酸浓度胎血高于母血,以主动运输方式通过胎盘。自由脂肪酸能较快地通过胎盘。电解质及维生素多数以主动运输方式通过胎盘。胎盘中含有多种酶。如氧化酶、还原酶、水解酶等。可将复杂化合物分解为简单物质（如蛋白质分解为氨基酸、脂质分解为自由脂肪酸等），也能将简单物质合成后供给胎儿，如将葡萄糖合成糖原、氨基酸合成蛋白质等。

3. 排出胎儿代谢产物

胎儿代谢产物如尿素、尿酸、肌酐、肌酸等，经胎盘送入母血，由母体排出体外，相当于生后肾的功能。

4. 防御功能

胎盘能够阻止母血中某些有害物质进入胎儿血中，母血中的IgG可以通过胎盘，使胎儿得到抗体，对胎儿起保护作用，且使胎儿在出生后短时间内亦具有一定的免疫力。但胎盘的屏障作用极有限。各种病毒（如风疹病毒、巨细胞病毒等）、分子量小对胎儿有害药物，均可通过胎盘影响胎儿致畸甚至死亡。细菌、弓形虫、衣原体、支原体、螺旋体可在胎盘部位形成病灶，破坏绒毛结构进入胎体感染胎儿。

5. 合成功能

胎盘具有活跃的合成物质的能力，主要合成激素和酶。

（1）人绒毛膜促性腺激素（human chorionic gonadotropin，HCG）　由合体滋养细胞分泌的一种糖蛋白激素。约在受精后第6天受精卵滋养层形成时，开始分泌微量HCG。着床后用特异HCG-β抗血清能在母血中测出HCG。在妊娠早期分泌量增加很快，1.7～2 d即增长1倍，至妊娠8～10周血清浓度达最高峰，持续1～2周后迅速下降，妊娠中晚期血清浓度仅为峰值的10%，持续至分娩。分娩后若无胎盘残留，约于产后2周内消失。HCC作用于月经黄体，产生生化反应延长黄体寿命，使黄体增大成为妊娠黄体，增加甾体激素的分泌以维持妊娠；抑制淋巴细胞的免疫性，能以激素屏障保护滋养层不受母体的免疫攻击。

（2）人胎盘生乳素（human placental lactogen，HPL）　由合体滋养细胞分泌。于妊娠5～6周用放免法可在母血中测出HPL，随妊娠进展和胎盘逐渐增大，其分泌量持续增加，至妊娠34～35周达高峰，并维持至分娩。值于产后迅速下降，约在产后7 h即测不出。HPL的主要功能：①与胰岛素、肾上腺皮质激素协同作用于乳腺腺泡，促进腺泡发育，为产后泌乳做好准备；②有促胰岛素生成作用，使母血胰岛素值增高，增加蛋白质合成；③能抑制母体对葡萄糖的摄取，使多余葡萄糖运送给胎儿，成为胎儿的主要能源，也成为蛋白合成的能源。

（3）雌激素（estrogen）　为甾体激素。雌激素于妊娠期间明显增多，主要来自胎盘及卵巢。于妊娠早期，主要由黄体产生雌二醇和雌酮。于妊娠10周后，胎盘接替卵巢产生更多量雌激素。

（4）孕激素（progestin）　为甾体激素。妊娠早期由卵巢妊娠黄体产生，自妊娠8～10周胎盘合体滋养细胞是产生孕激素的主要来源。随妊娠进展，母血中孕酮值逐渐增高。孕激素与雌激素共同参与妊娠期母体各系统的生理变化。

二、胎膜

胎膜（fetal membrane）是由绒毛膜和羊膜组成。胎膜外层为绒毛膜，在发育过程中缺乏营养供应而逐渐退化萎缩成为平滑绒毛膜，至妊娠晚期与羊膜紧密相贴，但能与羊膜分开。胎膜内层为羊膜，与覆盖胎盘、脐带的羊膜层相连。

三、脐带

体蒂(umbilical cord)是脐带的始基,胚胎及胎儿借助脐带悬浮于羊水中。脐带是连接胎儿与胎盘的带状器官,脐带一端连于胎儿腹壁脐轮,另一端附着于胎盘胎儿面。妊娠足月胎儿的脐带长为30～70 cm。血管周围为含水量丰富来自胚外中胚层的胶样胚胎结缔组织有保护脐血管的作用。由于脐血管较长,使脐带常呈螺旋状迂曲。脐带是母体及胎儿气体交换、营养物质供应和代谢产物排出的重要通道。若脐带受压致使血流受阻时。缺氧可致胎儿窘迫,甚至危及胎儿生命。

四、羊水

充满在羊膜腔内的液体称羊水(amniotic fluid)。妊娠不同时期的羊水来源、容量及组成均有明显改变。

妊娠早期的羊水:主要是母体血清经胎膜进入羊膜腔的透析液。妊娠中期以后,胎儿尿液是羊水的重要来源。正常足月妊娠羊水量约800 ml,略混浊,不透明,相对密度(比重)为1.007～1.025,呈中性或弱碱性,pH值约7.20。妊娠期羊水量超过2 000 ml,为羊水过多;妊娠晚期羊水量少于300 ml,为羊水过少。羊水过多或羊水过少常与某种先天性畸形有关。

羊水在胎儿发育中起重要作用,主要是使胎儿自由活动;防止胎体黏连;平衡子宫内外压力,防止胎儿受直接损伤;有利于维持胎儿体液平衡;保持羊膜腔内恒温。对母体而言,羊水可防止胎动给母体带来的不适感;临产后帮助扩张子宫颈口及阴道;破膜后冲洗阴道减少感染的发生。

第三节 胎儿发育的特点

一、胎儿的身体发育特点

不同孕周胎儿发育的特征描述,是以4周为一个孕龄单位。妊娠前8周称胚胎(embryo),为主要器官结构完成分化时期,在胚胎期间主要器官已完成分化。从妊娠第9周起称胎儿(fetus),为其各器官进一步发育渐趋成熟时期。胎儿发育特征如下:

1. 妊娠4周末

可以辨认胚盘与体蒂。

2. 妊娠8周末

胚胎初具人形、头大占整个胎体一半。能分辨出眼、耳、鼻、口。四肢已具雏形。B型超声可见早期心脏形成并有搏动。

3. 妊娠12周末

胎儿身长约9 cm,顶臀长为7.5 cm,头围为7.4 cm,体重约20 g。外生殖器已发生,部分可辨出性别。胎儿四肢可活动,肠管已有蠕动,指趾已可分辨清楚,指甲形成。

4. 妊娠16周末

胎儿身长约16 cm,顶臀长为12.8 cm,头围为12.6 cm,双顶径为3.8 cm,体重约100 g。从外生殖器可确定胎儿性别。头皮已长出毛发,胎儿已开始出现呼吸运动。部分经产妇已能自觉胎动。

5. 妊娠 20 周末

胎儿身长约 25 cm，顶臀长为 17.7 cm，头围为 17.6 cm，双顶径为 4.7 cm，体重约 300 g。皮肤暗红，全身覆有胎脂并有毳毛，开始出现吞咽、排尿功能。检查孕妇时可听到胎心音。

6. 妊娠 24 周末

胎儿身长约 30 cm，顶臀长为 21.9 cm，头围为 22.3 cm，双顶径为 5.8 cm，体重约 700 g。各脏器均已发育，皮下脂肪开始沉积，因量不多皮肤仍呈皱缩状，出现眉毛及眼毛。

7. 妊娠 28 周末

胎儿身长约 35 cm，顶臀长为 25.5 cm，头围为 26.3 cm，双顶径为 7.1 cm，体重约 1 000 g。皮下脂肪沉积不多。皮肤粉红，有时可有胎脂。可以有呼吸运动，但肺泡 II 型细胞产生的表面活性物质含量较少。出生后易患特发性呼吸窘迫综合征。若能加强护理。可能存活。

8. 妊娠 32 周末

胎儿身长约 40 cm，顶臀长为 28.5 cm，头围为 29.9 cm，双顶径为 7.9 cm，体重约 1 700 g。皮肤深红，面部毳毛已脱落，生活力尚可。出生后注意护理，可以存活。

9. 妊娠 36 周末

胎儿身长约 45 cm，顶臀长为 31.2 cm，头围为 33.1 cm，双顶径为 8.5 cm，体重约 2 500 g。皮下脂肪较多，毳毛明显减少，面部皱褶消失。指（趾）甲已达指（趾）端。出生后能啼哭及吸吮，生活力良好。此时出生基本可以存活。

10. 妊娠 40 周末

胎儿身长约 50 cm，顶臀长为 33.5 cm，头围为 35.5 cm，双顶径 > 9.0 cm，体重约 3 000 g。发育成熟，皮肤粉红色，皮下脂肪多。外观体形丰满，除肩、背部有时尚有毳毛外，其余部位的毳毛均脱落。足底皮肤有纹理，指（趾）甲超过指（趾）端。男性胎儿睾丸已降至阴囊内，女性胎儿大小阴唇发育良好。出生后哭声响亮，吸吮能力强，能很好地存活。

胎儿身长的增长速度有规律，临床上常用新生儿身长作为判断胎儿月份的依据。妊娠前 20 周（即前 5 个妊娠月）的胎儿身长（cm）＝妊娠月数的平方。例如，妊娠 4 个月，胎儿身长（cm）＝ 4^2＝16 cm。妊娠后 20 周[即后 5 个妊娠月的胎儿身长（cm）＝妊娠月数×5]。例如，妊娠 7 个月，胎儿身长（cm）＝7×5＝35 cm。

二、胎儿的生理发育特点

（一）循环系统

胎儿循环不同于成人，营养供给和代谢产物排出均需由脐血管经过胎盘、母体来完成。

1. 解剖学特点

（1）脐静脉　1 条，来自胎盘的血液经脐静脉进入肝及下腔静脉，生后胎盘循环停止，脐静脉闭锁成肝圆韧带，脐静脉的末支——静脉导管闭锁成静脉韧带。

（2）脐动脉　2 条，来自胎儿的血液经脐动脉注入胎盘与母血进行物质交换，生后脐动脉闭锁与相连的闭锁的腹下动脉形成腹下韧带。

（3）动脉导管　位于肺动脉及主动脉弓之间，生后肺循环建立后，肺动脉血液不再流入动脉导管，动脉导管闭锁成动脉韧带。

（4）卵圆孔　位于左右心房之间,卵圆孔于生后数分钟开始关闭,多在生后6～8周完全闭锁。

2. 血循环特点

1）来自胎盘的血液沿胎儿腹前壁进入体内分为3支:一支直接入肝,一支与门静脉汇合入肝,此两支的血液经肝静脉入下腔静脉;另一支为静脉导管直接入下腔静脉。可见进入右心房的下腔静脉血是混合血,有来自脐静脉含氧量较高、营养较丰富的血液,也有来自胎儿身体下半身含氧量较低的血液。

2）卵圆孔位于左右心房之间。由于卵圆孔开口处正对着下腔静脉入口,从下腔静脉进入右心房的血液,绝大部分经卵圆孔进入左心房。而上腔静脉进入右心房的血液,很少通过甚至不通过卵圆孔流向右心房,随后进入肺动脉。

3）由于肺循环阻力较大,肺动脉血液大部分经动脉导管流入主动脉,首先供应心、头部及上肢,仅约1/3血液经肺静脉入左心房。左心房的血液进入左心室,继而进入升主动脉、降主动脉直至全身后,经腹下动脉再经脐动脉进入胎盘,与母血进行交换。可见胎儿体内无纯动脉血,而是动静脉混合血,各部位血氧含量只有程度上的差异。进入肝、心、头部及上肢的血液含氧量较高及营养较丰富以适应需要。注入肺及身体下半部的血液含氧量及营养较少(图4－4)。

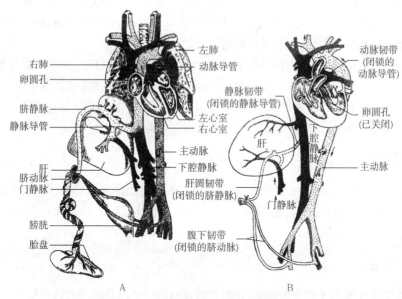

图4－4　胎盘、胎儿及新生儿的血液循环

注　A. 胎儿的血液循环;B. 新生儿血液循环。

（二）血液

1. 红细胞

胎儿血循环约于受精后3周末建立,其红细胞主要来自卵黄囊。于妊娠10周,肝是红细胞生成的主要器官。以后骨髓、脾逐渐具有造血功能。于妊娠足月骨髓产生90%红细胞。于妊娠32周红细胞生成素大量产生,故妊娠32周以后的早产儿及妊娠足月儿的红细胞数均增多,约为

$6.0 \times 10^{12}/L$。胎儿红细胞的生命周期短，仅为成人的2/3，故需不断生成红细胞。

2. 血红蛋白

血红蛋白在原红细胞、幼红细胞和网织红细胞内合成，包括原始血红蛋白、胎儿血红蛋白和成人血红蛋白。随妊娠进展。血红蛋白不仅数量增多，且其类型也从原始型向成人型过渡。在妊娠前半期，均为胎儿血红蛋白，至妊娠最后4~6周，成人血红蛋白增多，至临产时胎儿血红蛋白仅占25％。含胎儿血红蛋白的红细胞，对氧有较高亲合力，这与红细胞膜通透性增加有关。

3. 白细胞

妊娠8周以后。胎儿血循环出现粒细胞。于妊娠12周胸腺、脾产生淋巴细胞，成为体内抗体的主要来源。构成防止病原菌感染及对抗外来抗原的又一道防线。妊娠足月时白细胞计数可高达$(15\sim20)\times10^9/L$。

（三）呼吸系统

胎儿呼吸功能是由母儿血液在胎盘完成气体交换。胎儿出生前需具备呼吸道（包括气管直至肺泡）、肺循环及呼吸肌的发育，在中枢神经系统支配下能活动协调方能生存。

（四）消化系统

妊娠11周时小肠有蠕动，至妊娠16周胃肠功能基本建立。胎儿可吞咽羊水、吸收水分，同时能排出尿液控制羊水量。尽管胎儿蛋白分解能力尚未发育成熟，但其胃肠确实能吸收氨基酸、葡萄糖及其他可溶性营养物质，对吸收脂肪功能较差。

胎儿肝功能尚不健全，因肝内缺乏许多酶，如葡萄糖醛酸基转移酶、尿苷二磷酸葡萄糖脱氢酶等，以致不能结合因红细胞破坏产生的大量游离胆红素。胆红素主要经胎盘排出，并由母体肝代谢后排出体外。仅有小部分在肝内结合，经胆道排入小肠氧化成胆绿素。胆绿素的降解产物导致胎粪呈黑绿色。此外，胎肝还参与妊娠期雌激素的代谢。

（五）泌尿系统

妊娠11~14周时胎儿肾已有排尿功能，于妊娠14周胎儿膀胱内已有尿液。B型超声可测出膀胱内尿量，从而明确妊娠中期起，羊水的重要来源是胎儿尿液。胎儿肾对血管升压素（抗利尿激素）无反应，不能浓缩尿液。

（六）内分泌系统

胎儿甲状腺于妊娠第6周开始发育，是胎儿发育的第一个内分泌腺。约在妊娠12周已能合成甲状腺激素。胎儿肾上腺发育良好，其重量与胎儿体重之比远超过成年人，且胎儿肾上腺皮质主要由胎儿带组成，占肾上腺的85％以上，能产生大量甾体激素，尤其是产生硫酸脱氢表雄酮，与胎儿肝、胎盘、母体共同完成雌三醇的合成。因此，测定孕妇血或尿液雌三醇值已成为了解胎儿胎盘功能最常用的方法。研究资料表明，胎儿肾上腺与胎儿自身发育、分娩发动、分娩时的应激可能均有关，如无脑儿的肾上腺萎缩，若不伴有羊水过多，容易发生过期妊娠。

（七）生殖系统及性腺分化发育

男胎与女胎之比约为106：100。男性胎儿睾丸于妊娠第9周开始分化发育，至妊娠14~18

周形成输精管。男性胎儿睾丸于临产前才降至阴囊内,右侧睾丸高于左侧且下降较迟。女性胎儿卵巢于妊娠11～12周开始分化发育,缺乏副中肾管抑制物质,使副中肾管系统发育,形成阴道、子宫、输卵管。女性胎儿受母体雌激素影响,子宫内膜及阴道上皮增生,宫颈腺体分泌黏液,可在生后出现激素撤退性阴道流血或液性白带。无须特殊处理。

第四节　妊娠期母体的变化

妊娠期由于胎儿生长发育的需要,母体全身各个系统均发生一系列适应性生理变化。

临床上根据妊娠不同时期的特点,依据末次月经将妊娠全程40周分为3个时期:妊娠13周末以前称为早期妊娠;妊娠14～27周末称为中期妊娠;妊娠28周及其后称为晚期妊娠;妊娠满42周后仍然未分娩,称为过期妊娠。

一、生殖系统

(一)子宫

宫体逐渐增大变软。子宫由非孕时(7～8)cm×(4～5)cm×(2～3)cm增大至妊娠足月时35 cm×25 cm×22 cm。妊娠早期子宫呈球形或椭圆形且不对称,受精卵着床部位的子宫壁明显突出。妊娠12周以后,增大的子宫渐呈均匀对称并超出盆腔,可在耻骨联合上方触及。妊娠晚期的子宫呈不同程度右旋,与乙状结肠在盆腔左侧占据有关。

1. 宫腔容量

非孕时约5 ml,至妊娠足月约5 000 ml,增加1 000倍。子宫重量非孕时约50 g,至妊娠足月约1 000 g,增加20倍,主要是子宫肌细胞肥大而非细胞数目增加。自妊娠12～14周起,子宫出现不规则无痛性收缩,可由腹部检查时触知,孕妇有时自己也能感觉到。特点为稀发和不对称,无疼痛感觉,称Braxton Hicks收缩。

2. 子宫峡部

子宫峡部位子宫体与宫颈之间最狭窄部位。非孕时约长1 cm,妊娠后变软,妊娠6～8周时子宫峡部明显变软。妊娠12周以后,子宫峡部逐渐伸展拉长变薄,扩展成为宫腔的一部分,临产后可伸展至7～10 cm,成为产道的一部分,此时称子宫下段。

3. 宫颈

于妊娠早期,黏膜充血及组织水肿,致使外观肥大、紫蓝色及变软。宫颈管内腺体肥大,宫颈黏液增多,形成黏稠的黏液栓,有保护宫腔免受外来感染侵袭的作用。接近临产时,宫颈管变短并出现轻度扩张。由子宫颈鳞柱状上皮交接部外移,宫颈表面出现糜烂面,称假性糜烂。

(二)卵巢

妊娠期略增大,停止排卵。一侧卵巢可见妊娠黄体。妊娠黄体于妊娠10周前产生雌激素及孕激素,以维持妊娠的继续。黄体功能于妊娠10周后由胎盘取代,黄体开始萎缩。

（三）输卵管

妊娠期输卵管伸长,但肌层并不增厚。黏膜上皮细胞变扁平,在基质中可见蜕膜细胞。有时黏膜呈蜕膜样改变。

（四）阴道

妊娠期黏膜变软,充血水肿呈紫蓝色,皱襞增多,伸展性增加。阴道脱落细胞增加,分泌物增多常呈白色糊状。阴道上皮细胞含糖原增加,乳酸含量增多,使阴道分泌物 pH 值降低,不利于一般致病菌生长,有利于防止感染。

（五）外阴

妊娠期外阴部充血,皮肤增厚,大小阴唇色素沉着,大阴唇内血管增多及结缔组织变松软,故伸展性增加。小阴唇皮脂腺分泌增多。

二、乳房

乳房于妊娠早期开始增大,充血明显。孕妇自觉乳房发胀或偶有刺痛,浅静脉明显可见。腺泡增生使乳房较硬韧,乳头增大变黑,易勃起。乳晕变黑,乳晕外围的皮脂腺肥大形成散在的结节状小隆起,称蒙氏结节。

妊娠期间胎盘分泌大量雌激素刺激乳腺腺管发育,分泌大量孕激素刺激乳腺腺泡发育。妊娠期虽有大量的多种激素参与乳腺发育,作好泌乳准备。但妊娠期间并无乳汁分泌,与大量雌、孕激素抑制乳汁生成有关。于妊娠末期,尤其在接近分娩期挤压乳房时,可有数滴稀薄黄色液体溢出称初乳。正式分泌乳汁需在分娩后。

三、循环系统

（一）心脏

妊娠后期因膈肌升高,心脏向左、向上、向前移位,更贴近胸壁,心尖搏动左移约 1 cm,心浊音界稍扩大。心脏移位使大血管轻度扭曲,加之血流量增加及血流速度加快,在多数孕妇的心尖区可听及Ⅰ～Ⅱ级柔和吹风样收缩期杂音,产后逐渐消失。心脏容量从妊娠早期至妊娠末期约增加 10%,心率于妊娠晚期每分钟约增加 10～15 次。心电图因心脏左移出现轴左偏。

（二）心输出量

心输出量增加对维持胎儿生长发育极重要。心输出量约自妊娠 10 周开始增加,至妊娠 32 周达高峰,左侧卧位测量心输出量较未孕时约增加 30%,每次心输出量平均约为 80 ml,此后持续此水平直至分娩。孕妇心输出量对活动的反应较未孕妇女明显。临产后,特别在第二产程期间,心输出量显著增加。

（三）血压

在妊娠早期及中期血压偏低,在妊娠晚期血压轻度升高。一般收缩压无变化。舒张压因外周血管扩张、血液稀释及胎盘形成动静脉短路而轻度降低,使脉压稍增大。孕妇体位影响血压,坐位高于仰卧位。

(四)静脉压

妊娠对上肢静脉压无影响。股静脉压于妊娠 20 周开始,于仰卧位、坐位或站立时均明显升高,系因妊娠后盆腔血液回流至下腔静脉的血量增加、增大的子宫压迫下腔静脉使血液回流受阻所致。侧卧位时能解除子宫的压迫,改善静脉回流。由于下肢、外阴及直肠静脉压增高,加之妊娠期静脉壁扩张,孕妇容易发生下肢、外阴静脉曲张和痔。孕妇若长时间处于仰卧位姿势,能引起回心血量减少,心输出量随之减少使血压下降,称仰卧位低血压综合征。

四、血液系统

(一)血容量

循环血容量于妊娠 6～8 周开始增加,至妊娠 32～34 周达高峰,增加 30％～45％,平均约增加 1 500 ml,维持此水平直至分娩。血容量增加包括血浆及红细胞增加,血浆增加多于红细胞增加,血浆约增加 1 000 ml,红细胞约增加 500 ml,出现血液稀释。

(二)血液成分

妊娠期骨髓不断产生红细胞,网织红细胞轻度增多。由于血液稀释,红细胞和血红蛋白值均下降,出现生理性贫血;白细胞从妊娠 7～8 周开始轻度增加,至妊娠 30 周达高峰,有时可达 15×10^9/L,主要为中性粒细胞增多,淋巴细胞增加不多,而单核细胞和嗜酸性粒细胞几乎无改变。凝血因子增加使妊娠期血液处于高凝状态。血小板数无明显改变。红细胞沉降率加快,纤溶活性降低;血浆蛋白由于血液稀释,从妊娠早期开始降低,至妊娠中期血浆蛋白为 60～65 g/L,主要是清蛋白减少,约为 35 g/L,以后持续此水平直至分娩。

五、泌尿系统

由于孕妇及胎儿代谢产物增多,使肾脏负担过重。妊娠期肾脏略增大,肾血浆流量及肾小球滤过率于妊娠早期均增加,以后在整个妊娠期间维持高水平,排尿量增加,尿比重略降低。受体位影响,孕妇仰卧位尿量增加,故夜尿量多于日尿量。受孕激素影响,泌尿系统平滑肌张力降低。自妊娠中期肾盂及输尿管轻度扩张,输尿管增粗及蠕动减弱,尿流缓慢,且右侧输尿管受右旋妊娠子宫压迫,加之输尿管有尿液逆流现象,孕妇易患急性肾盂肾炎,以右侧多见。

六、呼吸系统

孕妇于妊娠中期耗氧量增加 10％～20％,而肺通气量约增加 40％,有过度通气现象,有利于供给孕妇本身及胎儿所需的氧,通过胎盘排出胎儿血中的二氧化碳。于妊娠晚期子宫增大,膈肌活动幅度减少,胸廓活动加大,以胸式呼吸为主,气体交换保持不变。呼吸次数于妊娠期变化不大,每分钟不超过 20 次,但呼吸较深。上呼吸道(鼻、咽、气管)黏膜增厚,轻度充血水肿,使局部抵抗力降低,容易发生感染。

七、消化系统

受大量雌激素影响,齿龈肥厚,易患齿龈炎致齿龈出血。牙齿易松动及出现龋齿。妊娠期胃肠平滑肌张力降低,贲门括约肌松弛,胃内酸性内容物可反流至食管下部产生"烧心"感。胃酸及胃蛋白酶分泌量减少。胃排空时间延长,容易出现上腹部饱满感,故孕妇应防止饱餐。肠蠕动减弱,粪便在大肠停留时间延长出现便秘,常引起痔疮或使原有痔疮加重。肝脏不增大,肝功能无明显改变。胆囊排空时间延长,胆道平滑肌松弛,胆汁稍黏稠使胆汁淤积,妊娠期容易诱发胆石症。

八、内分泌系统

妊娠期腺垂体增生肥大明显。在妊娠早期,由于妊娠黄体继而又由于胎盘分泌大量雌激素及孕激素,对下丘脑及腺垂体的负反馈作用,使促性腺激素分泌减少,故妊娠期间卵巢内的卵泡不再发育成熟,也无排卵。催乳激素从妊娠7周开始增多,随妊娠进展逐渐增量,分娩前达高峰,与其他激素协同作用促进乳腺发育,为产后泌乳作准备。分娩后若不哺乳,于产后3周内降至非孕时水平,哺乳者则多在产后80～100 d或更长时间才降至非孕时水平。促甲状腺素(TSH)、促肾上腺皮质激素(ACTH)分泌增多,血中甲状腺素增多,但游离甲状腺素并不增多,故孕妇无甲亢表现。

九、皮肤的变化

妊娠期垂体分泌促黑素细胞激素增加,加之雌、孕激素大量增多,使黑色素增加,导致孕妇乳头、乳晕、腹白线、外阴等处出现色素沉着。颧面部并累及眶周、前额、上唇和鼻部出现边缘较明显的蝶状褐色斑,习称妊娠黄褐斑,于产后逐渐消退。随妊娠子宫的逐渐增大,孕妇腹壁皮肤张力加大,加之肾上腺皮质于妊娠期间分泌糖皮质激素增多(该激素分解弹力纤维蛋白),可使皮肤弹力纤维变性、断裂,呈多量紫色或淡红色不规则平行的条纹状萎缩斑,称妊娠纹,见于初产妇。旧妊娠纹呈银白色,见于经产妇。

十、新陈代谢

基础代谢率于妊娠早期稍下降,于妊娠中期逐渐增高,至妊娠晚期可增高15%～20%,妊娠期需要的总能量约为80 000 kcal,或约每日300 kcal。体重于妊娠13周前无明显变化,妊娠13周起平均每周增加350 g,直至妊娠足月时平均约增加12.5 kg。妊娠期胰岛功能旺盛,分泌胰岛素增多,使血循环中的胰岛素增加,故孕妇空腹血糖值稍低于非孕妇女,做糖耐量试验时血糖增高幅度大且恢复延迟。已知于妊娠期间注射胰岛素后降血糖效果不如非孕妇女,提示靶细胞有拮抗胰岛素功能或因胎盘产生胰岛素酶破坏胰岛素,故妊娠期间胰岛素需要量增多。脂肪代谢妊娠期肠道吸收脂肪能力增强,血脂增高,脂肪能较多积存。妊娠期能量消耗多,糖原储备减少。若遇能量消耗过多时,体内动用大量脂肪使血中酮体增加发生酮血症。孕妇尿中出现酮体多见于妊娠剧吐时,或产妇因产程过长、能量过度消耗使糖原储备量相对减少时。蛋白质代谢孕妇对蛋白质的需要量增加,呈正氮平衡状态。孕妇体内储备的氮(1 g氮等于6.25 g蛋白质),除供给胎儿生长发育及子宫、乳房增大的需要外,还为分娩期消耗作准备。水代谢妊娠期机体水分平均约增加7 L,水钠潴留与排泄形成适当比例而不引起水肿。矿物质代谢胎儿生长发育需要大量钙、磷、铁。胎儿骨骼及胎盘的形成需要较多的钙，妊娠末期的胎儿体内含钙 25 g、磷 14 g，绝大部分是妊娠最后 2 个月内积累，至少应于妊娠最后 3 个月补充维生素 D 及钙，以提高血钙值。胎儿造血及酶合成需要较多的铁，孕妇储存铁量不足，需补充铁剂，否则会因血清铁值下降发生缺铁性贫血。

十一、骨骼、关节及韧带

骨质在妊娠期间一般无改变，仅在妊娠次数过多、过密又不注意补充维生素 D 及钙时，能引起骨质疏松症。部分孕妇自觉腰骶部及肢体疼痛不适，可能与松弛素使骨盆韧带及椎骨间的关节、韧带松弛有关。妊娠晚期孕妇重心向前移，为保持身体平衡，孕妇头部与肩部应向后仰，腰部向前挺，形成典型孕妇姿势。

十二、心理-社会变化

随着妊娠期一系列的生理变化及对分娩的恐惧等，孕妇常产生一些相应的心理变化，如有的反应是喜悦、有的是矛盾、不安等。孕妇的情绪在胎儿的生长发育中具有十分重要的意义，若其能调整并适应妊娠期出现的不良的心理变化，则可促进孕期顺利度过，否则将影响母子的身心健康乃至今后的生活。孕妇常见的心理反应有以下几种：

(一) 早期心理变化

1. 喜悦

大多数孕妇的反应是喜悦之情，特别是婚后长期不孕者，"孩子"的到来给家庭带来了不少的欢乐，同时促进夫妻感情的发展，有人称"孩子"为家庭的开心果，为夫妻感情的纽带。

2. 矛盾

计划外生育或意外的妊娠常使孕妇感到矛盾，特别是事业心强的女性，在受孕之初会感到妊娠的发生不是时候，影响工作学习、经济或家庭等问题暂不想要孩子，自己并未作好为人母亲的心理准备，故常表现为矛盾情绪，纵使怀孕是计划中的，仍会有矛盾感。由于怀孕后生活、角色、人际关系等均须重新调整，因此很容易有此反应产生。

3. 焦虑

绝大部分的孕妇由于缺乏医学知识，对妊娠及分娩均有一种好奇、兴奋、紧张、焦虑的心态，特别是初孕妇，对恶心、呕吐、厌食等早孕反应无所适从，又担心自己与胎儿的健康，使她们喜忧参半。由于初期怀孕的征象仅限定于月经停止、妊娠试验呈阳性，身体的变化不大，故孕妇对已经怀孕的事实仍无法肯定。为了确认怀孕，孕妇会把注意力放在观察身体的变化上，如乳房的改变、体重的增加等。这时候胎儿似乎并不真切存在。她也会担心怀孕是不是正常，而此期的身体不适，如疲倦感、恶心、呕吐，也会增加她不舒服的感觉。

(二) 中晚期心理变化

1. 情绪波动

因怀孕征象越加明显，如腹部增大，孕妇会接受怀孕事实，同时开始穿着孕妇装。胎动使孕妇感觉胎儿是一个真实的个体，她会幻想小孩的性别、外形、个性等，期盼对他或她有更多的认识。身体的不适减轻，准备迎接新角色的到来。孕妇此时会注重胎教，如阅读美丽的图片、听优美的音乐等,对怀孕生产的事很感兴趣。妊娠期的妇女情绪大都不稳定,既敏感,又激动,她们可以因为小事而产生明显的情绪变化,常使配偶不知所措,严重者甚至伤及夫妻感情。

2. 恐惧

此时孕妇显得脆弱而易受伤害。由于接近分娩,腹部外形增大,行动等身体控制能力较差,孕妇的焦虑会随身体不适的增加而增加。她会忧虑许多事,甚至连外出都要有人陪伴。社交活动减少,多半待在家里以确保自己和胎儿的安全。孕妇期盼赶快生产,又担心生产的疼痛与危险性,对自己和胎儿有一些不好的幻想,这些幻想或梦往往造成她很大的压力。子宫明显增大,孕妇的体力负担也逐渐加重,常出现睡眠欠佳、腰背酸痛等不适,大多数孕妇盼望着分娩期的来临,但又因分娩将产生的剧烈疼痛及担忧母婴的安危而感到恐惧和焦虑。

第五节　妊娠的分期评估

一、早期妊娠

(一) 症状

1. 停经

凡已婚育龄妇女,以往月经一向规律,突然月经停止期限超过 10 d 以上,首先应考虑妊娠。停经是已婚或有过性生活的育龄妇女可能怀孕的最早最重要的症状,哺乳期妇女未恢复月经,有妊娠的可能。

2. 早孕反应

半数左右妊娠妇女,在停经 6 周左右出现恶心、呕吐[又称为晨吐(morning sickness)]、食欲不振、偏食、乏力、嗜睡、厌油腻等现象,称之早孕反应,一般在 12 周左右自然消失。

3. 尿频

子宫增大压迫膀胱而引起,孕 12 周后,增大的子宫进入腹腔,尿频症状会随膀胱的解压而自然消失。

4. 乳房胀痛

由于妊娠黄体分泌大量激素促进乳腺管、腺泡迅速发育,初产妇较明显。

(二) 体征

1. 乳房

乳房增大、乳头乳晕着色,乳头周围有蒙氏结节。

2. 外阴、阴道

松软,因充血着紫蓝色。

3. 子宫

宫颈着紫蓝色,增大变软,子宫峡部极软,双合诊时,子宫体与子宫颈似不相连,称黑加征(Hegar sign)。子宫增大变软,停经 8 周时,子宫约为非孕时的 2 倍,停经 12 周时约为非孕时的 3 倍,子宫底超出盆腔,在耻骨联合上方可以触及。

(三) 辅助检查

1. 妊娠试验(pregnancy test)

因孕卵着床后滋养细胞分泌人绒毛膜促性腺激素(HCG),用免疫学方法检测出孕妇的血、尿中 HCG 的存在和含量。

2. 超声检查(ultrasonography)

(1) B 型超声显像法　可见增大的子宫轮廓中见到羊膜囊的圆形妊娠环,环的中间有羊水暗区。最早可在妊娠 5 周时,妊娠环中见到有节律的胎心搏动,即可诊断。

(2) 超声多普勒法　最早在妊娠 7 周时用超声多普勒仪在增大的子宫区内可听到胎心音。

3. 宫颈黏液检查

宫颈黏液涂片可见排列成行的椭圆体而无羊齿状结晶,妊娠的可能性大。

4. 黄体酮试验(progesterone test)

每日肌注黄体酮 20 mg,连用 3 d,如停药后 7 d 仍不来月经,可考虑妊娠。

5. 基础体温(BBT)测定

具有双相型体温的妇女,停经后高温期持续在 21 d 以上,妊娠可能性很大。

二、中、晚期妊娠

(一) 健康史

有早期妊娠的经过,孕妇感觉腹部逐渐膨隆,妊娠 18～20 周起自觉有胎动,能扪及胎体。

(二) 体征

1. 子宫增大

宫底升高,测量宫底高度可以判断子宫大小与妊娠周数(表 4-1、图 4-5)。

表 4-1　妊娠各周子宫底高度及子宫长度

妊娠周数	手测子宫底高度	尺测耻上子宫底高度(cm)
12 周末	耻骨联合上 2～3 横指	
16 周末	脐耻之间	10
20 周末	脐下 1 横指	18(15.3～21.4)
24 周末	脐上 1 横指	24(22.0～25.1)
28 周末	脐上 3 横指	26(22.4～29.0)
32 周末	脐与剑突之间	29(25.3～32.0)
36 周末	剑突下 2 横指	32(29.8～34.5)
40 周末	脐与剑突之间或略高	30(30.0～35.3)

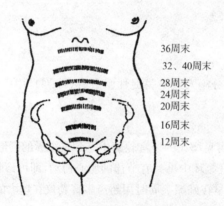

36周末

32、40周末

28周末
24周末
20周末

16周末

12周末

图4-5　妊娠周数与宫底大概高度

2. 胎动

胎儿在宫腔内活动（fetal movement，FM），正常胎动每小时为3～5次。妊娠周数越大，胎动越活跃，但至妊娠末期胎动逐渐减少。

3. 胎心音

于妊娠18～20周，用听诊器经孕妇腹壁能听到胎儿心音，正常胎心音110～160次/分，在胎儿背部听诊比较清楚，如钟表的"滴答"声，需与子宫杂音、腹主动脉音相区别。

4. 胎体

妊娠20周后，在孕妇腹壁可触到胎儿身体，触诊可分辨出胎头、胎背、胎臀和胎儿肢体。

（三）辅助检查

1. B超

可显示胎儿大小、数目、胎位、胎心搏动、胎儿有无畸形、胎盘位置、羊水量等。

2. 胎儿心电图

孕20周后可测出胎儿心脏情况。

3. 超声心动图

略。

附　胎产式、胎先露、胎方位

胎儿在子宫内采取一定的姿势和位置，正常的胎势为胎头俯屈。

一、胎产式

胎儿身体纵轴与母体身体纵轴之间的关系。两轴平行称纵产式，最常见；两轴垂直称横产式；两轴交叉称斜产式，属于暂时性，在分娩过程中可转变为纵产式或横产式。

二、胎先露

最先进入母体骨盆入口的胎儿部分。胎先露（fetal presentation）分别有头先露、臀先露、肩先露(图4-6)。其中头先露分别有枕先露、前囟先露、额先露、面先露(图4-7);臀先露分别有混合臀先露、单臀先露、单足先露、双足先露(图4-8)。

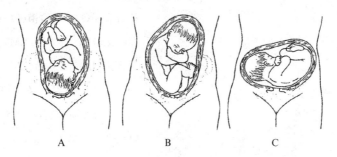

图4-6 胎产式及胎先露

注 A. 纵产式-头先露;B. 纵产式-臀先露;C. 横产术-肩先露。

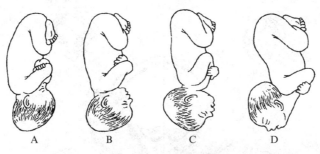

图4-7 头先露的种类

注 A. 枕先露;B. 前囟先露;C. 额先露;D. 面先露。

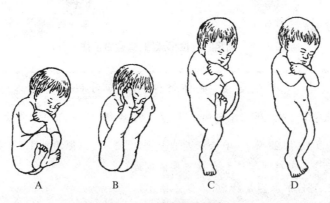

图4-8 臀先露的种类

注 A. 混合臀先露;B. 单臀先露;C. 单足先露;D. 双足先露。

三、胎方位

胎方位(fetal positing)简称胎位。胎儿先露部的指示点与母体骨盆的关系。枕先露以枕骨、面先露以颏骨、臀先露以骶骨、肩先露以肩胛骨为指示点。指示点与母体骨盆前、后、左、右、横的关系有不同的胎位,如胎儿的枕骨位于母体骨盆的左前方,则称为枕左前位(表4-2)。在各种胎方位中只有枕左前、枕右前为正常胎位,其余均为异常胎位(图4-9)。

表4-2 胎产式、胎先露、胎方位的关系及种类

纵产式 (99.75%)	头先露 (95.75%~97.75%)	枕先露 (95.55%~97.55%)	枕左前(LOA)	枕左横(LOT)	枕左后(LOP)
			枕右前(ROA)	枕右横(ROT)	枕右后(LOP)
		面先露(0.2%)	左前(LMA)	左横(LMT)	左后(LMP)
			右前(RMA)	右横(RMT)	右后(RMP)
	臀先露 (2%~4%)		骶左前(LSA)	骶左横(LST)	骶左后(LSP)
			骶右前(RSA)	骶右横(RST)	骶右后(RSP)
横产式 (0.25%)	肩先露(0.25%)		肩左前(LScA)	肩左后(LScP)	
			肩右前(RScA)	肩右后(RScP)	

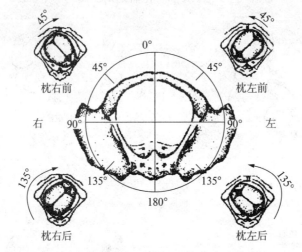

图4-9 确定胎方位示意图(骨盆由下往上看)

学生自主、延伸性学习的学习任务

患者,女性,26岁,已婚。平时月经规律 $13\frac{4\sim5}{26\sim30}$,末次月经LMP:2015.9.28停经40余天后自觉恶心、乏力、小便次数多、择食等,现来就诊。考虑回答该妇女及家属的问题:

1. 可能的原因是什么,依据是什么?

2. 需要做什么检查项目,为什么要做这些检查?

3. 为孕妇描述妊娠12周以后,孕妇逐渐能感觉到的变化和胎儿的表现有哪些?

4. 告知孕妇:什么是正常胎位,为什么臀先露、肩先露的胎位是难产胎位。

（王婷婷　郑月红　潘爱萍）

第五章

围产期保健及孕产妇系统管理

掌握 围产期、围生医学、围产期保健、高危妊娠的概念。

熟悉 围产期保健的内容。

了解 孕产妇系统保健管理的目的。

情景案例 某已婚妇女,26 岁,平时月经规律,LMA:2015 年 2 月 20 日,停经 45 d,恶心、呕吐、择食、困倦、乳房胀痛,现前来咨询就诊。生育史:自然流产 3 次。

任务要求

1. 协助医师接诊该妇,补充能协助诊断的资料——身体评估、辅助检查。

2. 为该妇建立孕产妇系统管理卡。

3. 讲解孕产妇系统管理的目的和对其实行高危妊娠监护的依据、措施。

4. 为该妇及家属进行围产期保健的知识宣教。

围产期保健是孕产期保健(maternal health care,指各级各类医疗保健机构为准备妊娠至产后 42 天的妇女及胎婴儿提供全程系列的医疗保健服务)的核心组成部分,

第一节 围产期保健

围产期又称为围生期,它是指孕妇的产前、产时和产后所经历的一段时期。在这一段时期内,女性要经历妊娠、分娩和产褥期 3 个阶段,胎儿则要经历受精、细胞分裂、器官形成等生长发育阶段,直至胎儿发育成熟,最后还要接受分娩的严峻考验,无论对孕妇,还是对胎儿,都是生理上发生巨大变化、经历艰辛的过程,在这一过程中出现的任何一点异常,都会对母儿双方带来重大影响。1972 年,WHO 与国际妇产科协会(FIGO)制定:围产期从胎儿体重达 1 000 g 的妊娠阶段起(相当孕 28 周),至新生儿出生后 7 整天。国际上围产期的规定有 4 种:①围产期Ⅰ,从妊娠

满 28 周（即胎儿体重≥1 000 g 或身长≥35 cm）至产后 1 周；②围产期Ⅱ，从妊娠满 20 周（即胎儿体重≥500 g 或身长≥25 cm）至产后 4 周；③围产期Ⅲ，从妊娠满 28 周至产后 4 周；④围产期Ⅳ，从胚胎形成至产后 1 周。1980 年全国围产医学专题学术会议决定：因为从妊娠满 28 周（即胎儿体重≥1 000 g 或身长≥35 cm）至产后 1 周这一段时间内，孕妇容易发生各种妊娠并发症，而产后 1 周内也是产妇和新生儿容易患病的时期，所以我国在现阶段采用围生期Ⅰ计算。此期内的胎儿、新生儿称为围产儿，又称围生儿。

研究围产期的医学称为围产医学，又称围生医学，是以孕产妇胎儿、新生儿作为一个统一主体进行管理和研究的医学体系，它以产科学、儿科学为主的多学科（包括胚胎学、组织学、遗传学、生理学、药理学、免疫学、内外科学等）密切合作的一门科学。这一阶段的孕产妇保健工作称为围产期保健。

围产期保健的目标是保护母儿安全，保障胎儿和新生儿的健康成长，降低母儿发病率和病死率。围产期保健质量水平的高低，不仅反映一个国家和地区的医疗及社会福利的水平，也直接关系到一个家庭的幸福，被用来衡量一个国家或地区的科技、经济、文化、医疗水平的重要指标之一，因此，加强围产期保健工作，于国于民都是一项十分重要的工作。

围产期保健包括以下几方面内容：

（一）对孕妇和丈夫进行围产期保健知识的宣传教育

孕 3 个月内，孕妇应到基层医疗单位建立围产期保健卡，进行包括遗传病在内的咨询和检查，同时进行围产期保健知识的宣教。至孕 6 个月后，转诊到接产的医疗机构进行定期产前检查，并再次组织围产期保健知识的宣传教育，有条件的接产单位还会放映录像，通过形象、直观、生动的讲解，使准父母们了解和掌握围产期各阶段不同的保健要求，做好关心、保护母儿健康和安全的工作，使孕妇能主动地按时进行产前检查。

（二）落实产前检查的制度，提高产前检查的质量

我国各城镇都已建立了各级围产保健工作网络，实行医院分级，便于孕产妇就近进行产前检查和分娩，按病情轻重逐级转送等一整套保健制度。建立这一整套保健制度的目的就是为了提高产前检查质量，确保母儿安康。

（三）切实做好高危妊娠的监护

妊娠期间可能会发生妊娠并发症和合并症，如妊高征、妊娠合并心脏病等，对母儿构成危害或引起难产。存在威胁母儿安全健康病理因素的妊娠被称为高危妊娠。提出高危妊娠的概念，其目的在于引起孕妇和医务人员的重视，以便进一步加强监护，防止病情加重，缓解高危状态，确保母儿安全。

（四）加强对产程的观察和监护

在分娩过程中，随时都有可能出现异常情况，如分娩进程受阻、胎儿宫内窘迫等，需要及时发现和处理，提高接产质量，为母儿保驾护航。

（五）加强新生儿保健，加强和提高抢救新生儿窒息等新生儿异常情况的处理能力

新生儿由子宫内较稳定的生活环境来到新的瞬息万变的生活环境，机体需要发生许多重大

的生理变化来适应。若短时内不能很好适应,就会威胁新生儿的安全。所以,出生后1周是新生儿保健的重要时期。

第二节　孕产妇系统管理

围产期保健以孕产妇系统保健管理为载体而得到落实。

孕产妇系统保健管理以保障母婴安全为目的,是由上至卫生部下达全国各县级以上政府卫生行政部门负责监测管理;各级妇幼保健机构负责孕产期保健技术管理的具体组织和信息处理工作;各级各类医疗保健机构提供孕产期保健技术服务、开展危重症孕产妇的抢救工作、配合做好孕产妇死亡、围产儿死亡评审工作、定期收集孕产期保健信息,并报送辖区妇幼保健机构;乡镇(街道)及以下医疗卫生机构承担宣传动员孕产妇接受产前检查和住院分娩,进行产后访视等孕产期保健服务工作而开展的孕产期保健的系统工程管理。

一、医护人员的职责

目前孕产妇系统保健管理时段从准备妊娠到产褥期结束为止。这期间作为医疗保健机构的医护人员的职责如下述:

(一)为准备妊娠的夫妇提供孕前保健

为准备妊娠的夫妇提供孕前保健包括健康教育与咨询、孕前医学检查、健康状况评估和健康指导等。

(二)为怀孕的妇女提供孕期保健

为怀孕的妇女提供孕期保健包括建立孕产期保健册(卡)、提供产前检查、筛查危险因素、诊治妊娠合并症和并发症、提供心理、营养和卫生指导等。在整个妊娠期间至少提供5次产前检查,发现异常者应当酌情增加检查次数。根据不同妊娠时期确定各期保健重点。对高危孕妇进行专案管理,密切观察并及时处理危险因素。

(三)为妇女提供分娩期保健

提倡住院分娩,对产妇和胎儿进行全产程监护、安全助产及对新生儿进行评估及处理。提供以下服务:

1)对产妇的健康情况及产科情况进行全面了解和动态评估。

2)严密观察产程进展,正确绘制产程图,尽早发现产程异常,及时诊治或转诊。

3)鼓励阴道分娩,在具备医学指征的情况下实施剖宫产。

4)规范应用助产技术,正确使用缩宫素。

5)加强分娩室的规范管理,严格无菌操作,预防和控制医源性感染。

6)分娩后产妇需在分娩室内观察2 h,预防产后出血。

7)预防新生儿窒息,对窒息新生儿及时进行复苏。

8)对新生儿进行全面体检和评估,做好出生缺陷诊断与报告。

9）按照规定对新生儿进行预防接种。

（四）为产褥期的产妇及新生儿进行健康评估

开展母乳喂养、产后营养、心理、卫生及避孕指导，为新生儿进行预防接种和新生儿疾病筛查等；执行正常分娩的产妇及新生儿至少住院观察 24 h，产后 3～7 d 及 28 d 进行家庭访视，产后 42 d 进行母婴健康检查。高危产妇及新生儿应当酌情增加访视次数。

二、孕产妇系统保健的要求

根据卫生部的要求，国内已普遍实行孕产期系统保健的三级管理，推广使用孕产妇系统保健手册，着重对高危妊娠（在妊娠期有某种并发症、合并症或致病因素可能危害孕妇、胎儿及新生儿或导致难产者）进行筛查、监护和管理。

（一）实行孕产期系统保健的三级管理

采用医疗保健机构的三级分工。城市开展医院三级分工（市、区、街道）和妇幼保健机构三级分工（市、区、基层卫生院），实行孕产妇划片分级分工，并健全相互间挂钩、转诊等制度。农村开展三级分工（县医院和县妇幼保健站、乡卫生院、村妇幼保健人员）。通过三级分工，一级机构（基层医院或保健站）对全体孕产妇负责，定期检查一旦发现异常，及早将高危孕妇或高危胎儿转至上级医院进行监护处理。有条件的地区，可以利用仪器及实验检测手段，对高危妊娠、胎儿胎盘单位功能以及胎儿成熟度进行监测，以降低孕产妇的并发症，特别是危害胎儿的并发症。实行分级管理，做到对所有孕产妇均能得到一般的保健服务，对高危孕妇给予更充分的照顾。

（二）使用孕产妇系统保健手册

建立孕产妇系统保健手册制度，目的是加强对孕产妇的系统管理，提高产科防治质量，降低"三率"（孕产妇死亡率、围生儿死亡率和病残儿出生率）。使用保健手册需从确诊早孕时开始建册，系统管理直至产褥期结束（产后 42～56 d 母婴健康检查）。手册应记录孕妇主要病史、体征及处理情况，是孕产期全过程的病历摘要。包括初诊建立手册，填写在孕产妇的登记册上，凭保健手册在一、二、三级医疗保健机构定期复诊接受产前检查，每次的产前检查结果填写在手册中，住院分娩时保健手册必须移交给分娩医院的医护主管人员，出院前由主管人员将住院分娩及产后母婴情况填写完整，出院时返回给产妇，嘱其家属按照规定及时、转送产妇休养地管辖区的妇幼保健机构及社区基层医疗保健组织。由其及时进行产后访视（3 次，第 1 次于产妇出院 3 d 内，第 2 次于产后第 14 天，第 3 次于产后第 28 天。注：江苏省等省、市的规定），产妇和婴儿产后 42～56 d 去医院做产后健康检查并记录在册，结束后保健手册通过管理网汇总送至县、区妇幼保健所进行详细的统计分析。使用保健手册的优点在于能够使各级医疗机构和保健机构相互沟通信息，加强协作，做到防治结合，质量控制、追踪监管。

（三）高危妊娠管理

筛查高危妊娠，实行监测管理，是降低孕产妇死亡率、围生儿死亡率、病残儿出生率的重要手段（具体参见第七章）。

医疗保健机构还应当建立健全除孕产期保健手册外的孕产期保健工作相关的原始登记,如产前检查登记、高危孕产妇登记、随访登记、分娩登记、转会诊登记、危重症抢救登记、死亡登记、统计报表等。从事母婴护理的工作人员应当按规定规范、准确、齐全、及时地登记,发生孕产妇死亡及围产儿死亡应及时上报。

学生自主、延伸性学习的学习任务

1. 阅读中华人民共和国卫生部发布的《孕产期保健工作管理办法》和《孕产期保健工作规范》。

2. 到医院产前门诊接待 3 个孕妇,完成初诊建卡、复诊检查、高危筛查登记、保健指导、孕妇学校宣讲等工作任务。

（高惠兰　潘放鸣　曹　月）

正常妊娠期母儿的保健

掌握 产前检查的目的、时间、内容。

熟悉 产前检查的方法。

了解 孕妇进行妊娠期常见症状的护理，开展孕期保健指导。

情景案例 患者，女性，28岁，已婚。停经48 d，恶心，呕吐1周。平素月经规律，4～5 d/28～30 d。近1周自觉乏力，嗜睡，食欲不振，恶心，晨起呕吐，呕吐物清水样，量少，来院就诊。尿妊娠试验：阳性，B超提示：单胎、妊娠7周。

任务要求 为该孕妇实施产前检查。

第一节 产前检查

围产期保健的孕期保健实行孕母和胎儿的监护，主要是通过定期的产前检查（antenatal care）来实现。

一、时间

产前检查的时间应从确诊早孕时开始，行首次诊查的同时对有遗传病家族史孕妇，应由专科医师作遗传咨询。经上述检查未发现异常者，妊娠28周前每4周查1次，妊娠28周后每2周查1次，妊娠36周后每周查1次。凡属高危妊娠者，应酌情增加产前检查次数。

二、目的

监护孕妇和胎儿的健康状况，及早发现并治疗合并症和并发症，及时发现和处理胎位异常、胎儿发育异常，帮助孕妇选择最佳的分娩方式，最大限度地降低孕产妇死亡率、围生儿死亡率、病残儿出生率，以保障母儿的健康。

三、内容和方法

(一) 首次产前检查(初诊)

应详细询问病史,进行各系统的全身检查、产科检查及必要的辅助检查,较全面地评估孕妇的身心情况。

1. 个人资料

(1) 年龄　年龄过小容易发生难产;35 岁以上的初孕妇容易并发子痫前期、产力异常等。

(2) 职业　如接触有毒物质的孕妇,应检测血常规及肝功能。

(3) 推算预产期　问清末次月经日期(last menstrual period，LMP),推算预产期(expected date of confinement，EDC)。按末次月经第 1 日算起,月份减 3 或加 9,日数加 7。如末次月经第 1 日是公历 2013 年 10 月 21 日,预产期应为 2014 年 7 月 28 日。若孕妇仅知农历日期,应为其换算成公历再推算预产期。实际分娩日期与推算的预产期有可能相差 1～2 周。若孕妇记不清末次月经日期或于哺乳期尚无月经来潮而受孕者,可根据早孕反应开始时间、胎动开始时间、手测宫底高度、尺测子宫长度推算、B 型超声等来推断。

(4) 月经史及孕产史　月经周期延长者的预产期需相应推迟。经产妇应了解有无难产史、死胎死产史、分娩方式及有无产后出血史,了解出生时新生儿情况。

(5) 既往史及手术史　着重了解有无高血压、心脏病、糖尿病、结核病、血液病、肝肾疾病、骨软化症等和作过何种手术。

(6) 本次妊娠过程　了解妊娠早期有无病毒感染及用药史;妊娠晚期有无阴道流血、头痛、眼花、心悸、气短、下肢水肿等症状。

(7) 家族史　询问家族有无高血压、双胎妊娠及其他遗传性疾病。

(8) 丈夫健康状况　着重询问有无遗传性疾病等。

2. 全身检查

观察孕妇的发育、营养及精神状态;注意步态及身高,身材矮小(身高<145 cm)者常伴有骨盆狭窄;注意心脏有无病变,检查脊柱及下肢有无畸形;检查乳房发育状况、乳头大小及有无乳头凹陷;测量血压,孕妇正常血压不应超过 140/90 mmHg,超过者应属病理状态。注意有无水肿,孕妇于妊娠晚期仅踝部或小腿下部水肿经休息后消退,不属于异常;测量体重,于妊娠晚期体重每周增加不应超过 500 g,超过者多有水肿或隐性水肿。

3. 产科检查

产科检查包括腹部检查、骨盆测量、阴道检查、肛门指诊。

(1) 腹部检查　孕妇排尿后仰卧在检查床上,头部稍垫高,露出腹部,双腿略屈曲稍分开,使腹肌放松。检查者站在孕妇右侧进行检查。

1) 视诊:注意腹形及大小。腹部过大、宫底过高应想到双胎妊娠、巨大胎儿、羊水过多的可能;腹部过小、宫底过低应想到胎儿生长受限(fetal growth restriction，FGR)、孕周推算错误等;腹部两侧向外膨出、宫底位置较低应想到肩先露;尖腹(多见于初产妇)或悬垂腹(多见于经产妇),应想到可能伴有骨盆狭窄。

2) 触诊:测量宫底高度及腹围,估计胎龄及胎儿大小,以了解胎儿宫内的发育情况。宫底高度是指以塑料软尺从耻骨联合上缘中点到宫底的弧形长度,测量前嘱孕妇排空膀胱。腹围指以塑料软尺经脐绕腹1周的数值。每一次产前检查都要监测这两个指标。根据子宫底高度及腹围数值可估算胎儿大小，简单易记的估算方法为胎儿体重(g)=宫底高度×腹围+200，其中宫高和腹围均是以厘米为单位测得的数值。

四步触诊法(four maneuvers of Leopold)检查子宫大小、胎产式、胎先露、胎方位以及胎先露部是否衔接(图6-1)。在作前3步手法时，检查者面向孕妇，作第4步手法时，检查者则应面向孕妇足端。

第一步手法：检查者两手置于子宫底部，测得宫底高度，估计胎儿大小与妊娠周数是否相符。然后以两手指腹相对交替轻推，判断在宫底部的胎儿部分。若为胎头则硬而圆且有浮球感，若为胎臀则软而宽且形状略不规则。

第二步手法：检查者两手分别置于腹部左右侧，一手固定，另手轻轻深按检查，两手交替，触到平坦饱满部分为胎背，并确定胎背向前、向侧方或向后。触到可变形的高低不平部分为胎儿肢体，有时感到胎儿肢体在活动。

第三步手法：检查者右手拇指与其余4指分开，置于耻骨联合上方握住胎先露部，进一步查清是胎头或胎臀，左右推动以确定是否衔接。若胎先露部仍可以左右移动，表示尚未衔接入盆。若已衔接，则胎先露部不能被推动。

第四步手法：检查者左右手分别置于胎先露部的两侧，沿骨盆入口向下深按，进一步核对胎先露部的诊断是否正确，并确定胎先露部入盆的程度。先露为胎头时，一手能顺利进入骨盆入口，另手则被胎头隆起部阻挡，该隆起部称胎头隆突。枕先露时，胎头隆突为额骨，与胎儿肢体同侧；面先露时，胎头隆突为枕骨，与胎背同侧(图6-1)。

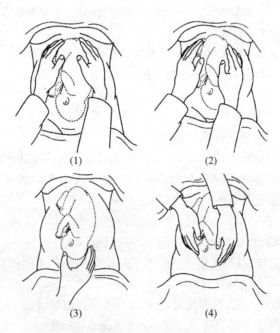

(1)　　　　　　　　(2)

(3)　　　　　　　　(4)

图6-1　胎位检查的四步触诊法

3) 听诊：胎心在靠近胎背上方的孕妇腹壁上听得最清楚。

枕先露时，胎心在脐右(左)下方；臀先露时，胎心在脐右(左)上方；肩先露时，胎心在靠近脐部下方听得最清楚(图6-2)。

（2）骨盆测量　骨盆大小及其形状对分娩有直接影响，是决定胎儿能否经阴道分娩的重要因素，故骨盆测量是产前检查时必不可少的项目。测量骨盆有外测量和内测量两种：

1）骨盆外测量（external pelvimetry）：间接判断骨盆大小及其形状，操作简便，临床仍广泛应用骨盆测量器测量以下径线：

A. 髂棘间径（interspinal diameter，IS）：孕妇取伸腿仰卧位。测量两髂前上棘外缘的距离（图6-3），正常值为23～26 cm。

B. 髂嵴间径（intercristal diameter，IC）：孕妇取伸腿仰卧位，测量两髂嵴外缘最宽的距离（图6-4），正常值为25～28 cm。

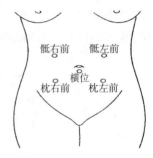

图6-2　不同胎位胎心音听诊部位

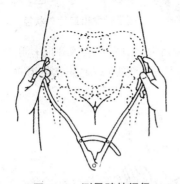

图6-3　测量髂棘间径

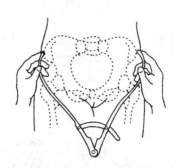

图6-4　测量髂嵴间径

C. 骶耻外径（external conjugate，EC）：孕妇取左侧卧位，右腿伸直，左腿屈曲，测量第5腰椎棘突下至耻骨联合上缘中点的距离（图6-5），正常值为18～20 cm。第5腰椎棘突下相当于米氏菱形窝（Michaelis rhomboid）的上角。此径线间接推测骨盆入口前后径长度，是骨盆外测量中最重要的径线。骶耻外径与骨质厚薄相关，EC值减去1/2尺桡周径（围绕右侧尺骨茎突及桡骨茎突测得的前臂下端周径）值，即相当于骨盆入口前后径值。

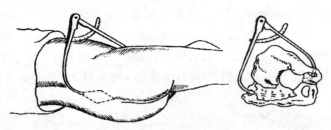

图6-5　测量骶耻外径

D. 坐骨结节间径（intertuberal diameter，IT）：或称出口横径（transverse outlet，TO），孕妇取仰卧位，两腿向腹部弯曲，双手抱双膝。测量两坐骨结节内侧缘的距离（图6-6），正常值为8.5～9.5 cm。也可用检查者的手拳概测，能容纳成人横置手拳则属正常。此径线直接测出骨盆出口横径长度。若此径值＜8 cm应加测出口后矢状径。

E. 出口后矢状径（posterior sagittal diameter of outlet）：为坐骨结节间径中点至骶骨尖端的长度。检查者戴指套的右手示指伸入孕妇肛门向骶骨方向，拇指置于孕妇体外骶尾部，两指共同找到骶骨尖端，用尺放于坐骨结节径线上。用汤姆斯骨盆出口测量器一端放于坐骨结节间径中点，另一端放于骶骨尖端处，即可测得出口后矢状径值（图6-7），正常值为8～9 cm。此值不小能弥补坐骨结节间径值稍小。出口后矢状径值与坐骨结节间径值之和＞15 cm时表明骨盆出口狭窄不明显。

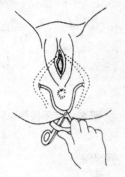

图6-6　测量坐骨结节间径

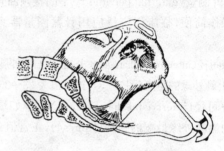

图6-7　测量骨盆出口后矢状径

F. 耻骨弓角度（angle of pubic arch）：两手拇指指尖斜着对拢放置在耻骨联合下缘，左右两拇指平放在耻骨降支上，测量两拇指间角度，为耻骨弓角度（图6-8），正常值为90°，小于80°为不正常。此角度反映骨盆出口横径的宽度。

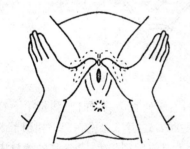
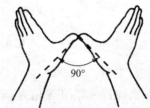
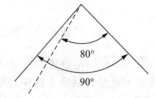

图6-8　测量耻骨弓角度

2）骨盆内测量（internal pelvimetry）：测量时孕妇取仰卧截石位。主要测量以下内容：

A. 对角径（diagonal conjugate，DC），为耻骨联合下缘至骶岬上缘中点的距离，正常值为12.5～13 cm，此值减去1.5～2 cm为骨盆入口前后径长度，又称真结合径（conjugate vera）。检查者将一手示、中指伸入阴道，用中指尖触到骶岬上缘中点，示指上缘紧贴耻骨联合下缘，另一手示指标记此接触点，抽出阴道内的手指，测量其中指尖至此接触点的距离为对角径（图6-9），减

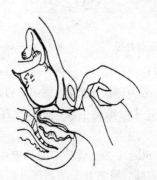
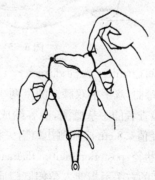

图6-9　测量对角径

1.5～2 cm为真结合径值,正常值约为 11 cm。测量时中指尖触不到骶岬上缘表示对角径值＞12.5 cm,妊娠24～36周,阴道松软时测量为宜。过早测量阴道较紧;近预产期测量易引起感染。

B. 坐骨棘间径(biischial diameter),测量两坐骨棘间的距离,正常值为 10 cm。方法为一手示、中指放入阴道内,触及两侧坐骨棘,估计其间的距离(图 6-10)。也可用中骨盆测量器,所得数值较准确。

C. 坐骨切迹(incisura ischiadica)宽度,代表中骨盆后矢状径,其宽度为坐骨棘与骶骨下部间的距离,即骶棘韧带宽度。将阴道内的示指置于韧带上移动(图 6-11)。能容纳 3 横指(5.5～6 cm)为正常,否则属中骨盆狭窄。

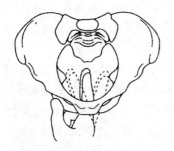

图 6-10　测量坐骨棘间径

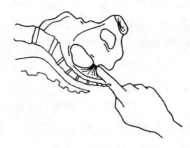

图 6-11　测量坐骨切迹宽度

（3）阴道检查　孕妇于妊娠早期初诊时,应行双合诊。妊娠 24 周以后首次检查应测量对角径。于妊娠最后 1 个月内应避免阴道检查。

（4）肛门指诊　可以了解胎先露部、骶骨前面弯曲度、坐骨棘间径及坐骨切迹宽度以及骶尾关节活动度,并测量出口后矢状径。

（5）绘制妊娠图(pregnogram)　将检查结果,包括血压、体重、子宫长度、腹围(abdomen circum-ference, AC)、B 型超声测得的胎头双顶径(biparietal diameter, BPD)值、尿蛋白、尿雌激素/肌酐(estrogen/creatinine, E/C)比值、胎位、胎心率、水肿等项,填于妊娠图中。绘制成曲线观察其动态变化,能及早发现孕妇和胎儿的异常情况。

4. 辅助检查

常规检查 RBC 计数、Hb 值、WBC 总数及分类、血小板数、血型及尿蛋白、尿糖、尿沉渣镜检,根据具体情况作下列检查:①出现妊娠期合并症,按需求进行肝功能、血液化学、电解质测定以及心电图、乙型肝炎抗原抗体等项检查。②对胎位不清、听不清胎心者,应行 B 型超声检查。③对有死胎死产史、胎儿畸形史和患遗传性疾病孕妇,应检测血甲胎蛋白(alpha fetoprotein, AFP)值、羊水细胞培养行染色体核型分析等。

（二）复诊产前检查

定期复诊是为了了解前次产前检查后有何不适,以便及早发现异常情况,确定孕妇和胎儿的健康情况。

1) 询问前次产前检查之后,有无特殊情况出现,如头痛、眼花、水肿、阴道流血、胎动变化等,经检查后给予相应的处理。

2) 测量体重及血压,检查有无水肿及其他异常,复查有无尿蛋白。

3) 复查胎位,听胎心率,并注意胎儿大小,软尺测耻上子宫长度及腹围,判断是否与孕妊娠周数相符。必要时进行 B 型超声检查。

4）进行孕妇卫生宣教，并预约下次复诊日期。

（三）心理-社会和高危评估

贯穿于每一次的产前检查中进行。

1. 心理-社会评估

（1）妊娠早期 评估孕妇对妊娠的态度是积极的还是消极的，有哪些影响因素。当孕妇自觉胎动时，多数孕妇会改变当初对妊娠的态度；评估孕妇对妊娠的接受程度。孕妇接受妊娠的程度，可从以下几个方面来评估：孕妇遵循产前指导的能力，筑巢行为，能否主动地或在鼓励下谈论怀孕的不适、感受和困惑，怀孕过程中与家人和丈夫的关系等。

（2）妊娠中、晚期 评估孕妇对妊娠有无不良的情绪反应，对即将为人母和分娩有无焦虑和恐惧心理。孕妇到妊娠中、晚期，强烈意识到将要有一个小孩，同时，妊娠晚期子宫明显增大，给孕妇在体力上加重负担，行动不便，甚至出现了睡眠障碍、腰背痛等症状，日趋加重，使大多数孕妇都急切盼望分娩日期的到来。随着预产期的临近，孕妇常因婴儿将要出生而感到愉快，但又因对分娩将产生的痛苦而焦虑，担心能否顺利分娩、分娩过程中母儿安危、胎儿有无畸形，也有的孕妇担心婴儿的性别能否为家人接受等。

（3）支持系统 评估尤其是丈夫对此次妊娠的态度。怀孕对准父亲而言，也是一项心理压力，因为初为人父，准父亲会经历与准母亲同样的情感和冲突。他可能会为自己有生育能力而骄傲，也会为即将来临的责任和生活形态的改变而感到焦虑。他会为妻子在怀孕过程中的身心变化而感到惊讶与迷惑，更时常要适应妻子怀孕时多变的情绪而不知所措。因此，评估准父亲对怀孕的感受和态度，才能有针对性地协助他承担父亲角色，继而成为孕妇强有力的支持者。

（4）其他 孕妇的家庭经济情况、居住环境、宗教信仰以及孕妇在家庭中的角色等评估。

2. 高危因素评估

重点评估孕妇是否存在下列高危因素：①年龄＜18 岁或年龄≥35 岁；②残疾；③遗传性疾病史；④既往有无流产、异位妊娠、早产、死产、死胎、难产、畸胎史；⑤有无妊娠合并症，如心脏病、肾脏病、肝脏病、高血压、糖尿病等；⑥有无妊娠并发症，如妊娠期高血压疾病、前置胎盘、胎盘早剥、羊水异常、胎儿生长受限、过期妊娠、母儿血型不符等。

第二节　妊娠期常见症状的护理和健康指导

一、常见症状的护理

（一）消化系统症状

于妊娠早期出现胃灼热、恶心、晨起呕吐者，应少食、多餐、忌油腻的食物。给予维生素 B_6 $10\sim20$ mg，每日 3 次口服；消化不良者，给予维生素 B_1 20 mg、干酵母（dried yeast）3 片及胃蛋白酶（pepsin）0.3 g，饭时与稀盐酸（acid hydrochloric dilute）1 ml 同服，每日 3 次；若已属妊娠剧吐，则按该病处理。另外由于妊娠子宫使胃上移，胃内容物反流至食管下段，加之食管下段括约肌松弛，会引起胃灼热，饭后避免弯腰和平躺可减缓症状，或服用氢氧化铝等抑酸剂。

(二)尿频、尿急

常发生在妊娠初 3 个月及末 3 个月。若因妊娠子宫压迫所致,且无任何感染征象,可给予解释,不必处理。孕妇无须通过减少液体摄入量的方式来缓解症状,有尿意时应及时排空,不可强忍。此现象产后可逐渐消失。

(三)白带增多

于妊娠初 3 个月及末 3 个月明显,是妊娠期正常的生理变化。但应排除假丝酵母菌、滴虫、淋菌、衣原体等感染。嘱孕妇每日清洗外阴或经常洗澡,以避免分泌物刺激外阴部,保持外阴部清洁,但严禁阴道冲洗。指导穿透气性好的棉质内裤,经常更换。分泌物过多的孕妇,可用卫生巾并经常更换,增加舒适感。

(四)贫血

孕妇于妊娠后半期对铁的需求量增多,单纯靠饮食补充明显不足,应自妊娠 4~5 个月开始补充铁剂,如富马酸亚铁(ferrous fumarate)0.2 g 或硫酸亚铁(ferrous sulfate)0.3 g,每日 1 次口服预防贫血。若已发生贫血,应查明原因,以缺铁性贫血最常见。治疗时应加大剂量,可给予富马酸亚铁 0.4 g 或硫酸亚铁 0.6 g,另外补充维生素 C 和钙剂能增加铁的吸收。

(五)腰背痛

妊娠期间由于关节韧带松弛,增大的子宫向前突使躯体重心后移,腰椎向前突使背伸肌处于持续紧张状态,孕妇常出现轻微腰背痛。无流产、早产现象可做孕期单人操,拉梅兹减痛分娩操。若腰背痛明显者,应及时查找原因,按病因治疗。指导孕妇穿低跟鞋,在俯拾或抬举物品时,保持上身直立,弯曲膝部,用两下肢的力量抬起。如工作要求长时间弯腰,妊娠期间应适当给予调整。疼痛严重者,必须卧床休息(硬床垫),局部热敷。

(六)下肢水肿

孕妇在妊娠后期易发生下肢水肿,经休息后可消退,属正常。如下肢明显凹陷性水肿或经休息后不消退者,应及时诊治,警惕妊娠期高血压疾病的发生。嘱孕妇左侧卧位,解除右旋增大的子宫对下腔静脉的压迫,下肢稍垫高,避免长时间地站或坐,以免加重水肿的发生。长时间站立的孕妇,则两侧下肢轮流休息,收缩下肢肌肉,以利血液回流。适当限制孕妇对盐的摄入,但不必限制水分。

(七)下肢肌肉痉挛

这是孕妇缺钙表现,肌肉痉挛发生在小腿腓肠肌,于妊娠后期多见,常在夜间发作。发作时应将痉挛下肢伸直使腓肠肌紧张,并行局部按摩,痉挛多能迅速缓解。已出现下肢肌肉痉挛的孕妇,应尽早补充钙剂,可给予乳酸钙 1 g、维生素 AD 丸 1 丸,每日 3 次;维生素 E 100 mg,每日 1~2 次口服。

(八)下肢及外阴静脉曲张

静脉曲张因妊娠次数增多逐渐加重。于妊娠末期应尽量避免长时间站立,下肢绑以弹性绷带,晚间睡眠时应适当垫高下肢以利静脉回流。分娩时应防止外阴部曲张的静脉破裂。

(九) 痔

增大妊娠子宫压迫和腹压增高,使痔静脉回流受阻和压力增高导致痔静脉曲张。应多吃蔬菜,少吃辛辣食物,必要时服缓泻剂软化大便,纠正便秘。痔已脱出用手法还纳。

(十) 便秘

于妊娠期间肠蠕动及肠张力减弱,排空时间延长,水分被肠壁吸收,加之孕妇运动量减少,易发生便秘。由于巨大子宫及胎先露部的压迫,常会感到排便困难,每日清晨饮开水一杯,并多吃含纤维素多的新鲜蔬菜和水果,并且每日进行适当的运动,养成每日按时排便的良好习惯。必要时口服缓泻剂,如口服比沙可啶(bisacodyl)5～10 mg,整片吞服,每日 1 次。或用开塞露(含山梨醇、硫酸镁或含甘油)、甘油栓(由硬脂酸钠为硬化剂,吸收甘油制成),使大便滑润容易排出,但禁用峻泻剂,如硫酸镁(magnesium sulfate),也不应灌肠,以免引起流产或早产。

(十一) 仰卧位低血压

于妊娠末期,孕妇若较长时间取仰卧姿势,由于增大的妊娠子宫压迫下腔静脉,使回心血量及心输出量骤然减少,出现低血压。此时若立即改为侧卧姿势,使下腔静脉血流通畅,血压迅即恢复正常。

(十二) 假丝酵母菌性阴道炎

25％近足月孕妇的阴道分泌物中可培养出白假丝酵母菌。多数孕妇无症状,部分孕妇有阴道分泌物增多、外阴瘙痒伴疼痛和红肿,给予阴道内放置克霉唑栓剂等。

二、健康指导

(一) 异常症状的判断

孕妇出现下列症状应立即就诊:阴道流血;妊娠 3 个月后仍持续呕吐;寒战发热;腹部疼痛;头痛、眼花、胸闷,心悸、气急等不适;液体突然自阴道流出;胎动计数突然减少等。

(二) 营养指导

如前述。

(三) 清洁和舒适

孕期养成良好的刷牙习惯,进食后均应刷牙,注意用软毛牙刷;怀孕后排汗量增多,要勤淋浴、勤换内衣。孕妇着装应宽松、柔软、舒适,冷暖适宜,不宜穿紧身衣或袜带,以免影响血液循环和胎儿发育、活动;胸罩的选择应以舒适、合身、足以支托增大的乳房为标准,以减轻不适感;孕期宜穿轻便舒适低跟的鞋子,以能够支撑体重且感到舒适为宜;避免穿高跟鞋,以防腰背痛及身体失平衡。

（四）活动与休息

一般孕妇可坚持工作到 28 周，28 周后宜适当减轻工作量，避免长时间站立或重体力劳动。坐时可抬高下肢，减轻下肢水肿。接触放射线或有毒物质的工作人员，妊娠期应予以调离。

妊娠期孕妇因身心负荷加重，易感疲惫，需要充足的休息和睡眠。居室内保持安静、空气流通，每日应有 8 h 的睡眠，午休 1～2 h。卧床时宜左侧卧位，以增加的供血胎盘。

运动可促进孕妇的血液循环，增进食欲和睡眠，且可以强化肌肉为其分娩作准备，因此，孕期要保证适量的运动。孕期适宜的活动包括：一切家务操作均可正常，注意不要攀高、举重。散步是孕妇最适宜的运动，要注意不到人群拥挤、空气不佳的公共场所。

（五）胎教

胎教是有目的、有计划地为胎儿的生长发育实施最佳措施。胎教的方法有许多，如音乐胎教、语言胎教、抚摸胎教、营养胎教、美育胎教、意念胎教、运动胎教、光照胎教等。

选择孕妇喜爱的音乐，以动听悦耳的轻音乐为主。白天听轻松欢快的乐曲，使胎儿处于兴奋状态；晚上听柔美小夜曲，使胎儿进入睡眠状态。优美的音乐能使孕妇分泌更多的乙酰胆碱等物质，改善子宫的血流量，从而促进胎儿的生长发育，而且还能使胎儿在宫内安稳。音乐的节律性振动对胎儿的脑发育也是一种良好的刺激，这将促使胎儿大脑发育。父母的歌声不仅对胎儿是一种良好刺激，它还能促进胎儿大脑健康发育，也是父母与胎儿建立最初感情的最佳通道。父母与胎儿进行语言交流，能促进胎儿大脑中的粗浅记忆，促进其出生后语言及智力的发展。同时把父母的爱传给胎儿，促进胎儿的情感发。父母用手轻轻抚摸胎儿或轻轻拍打胎儿，通过孕妇腹壁传达给胎儿，形成触觉上的刺激，促进胎儿感觉神经和大脑的发育。经过抚摸训练出生的婴儿，肌肉活动力较强，对外界环境的反应较灵敏，在生后翻身、爬行、站立、行走等动作的发展上都能提早些。抚摸胎教的方法包括：①在每天睡前听胎教音乐之前进行。孕妇仰卧放松，双手放在腹壁上捧住胎儿从上至下，从左至右顺序抚摸胎儿，反复 10 次后，用示指或中指轻轻抚压胎儿，然后放松。②到妊娠 6～7 个月时，孕妇能摸清胎儿形体，可进行推晃锻炼，即轻轻推动胎儿，使之在腹中散布。③抚摸胎教要求定时进行，开始每周 3 次，以后视具体情况逐渐增多，每次时间 5～10 min。④抚摸胎教配以轻松愉快的音乐，效果更佳。抚摸时注意胎儿反应，如胎儿用力踢腿，应停止抚摸，宫缩出现过早的孕妇不宜使用抚摸方法。妊娠 3～9 个月是胎儿大脑发育特别快的时期，这期间孕妇的营养摄入非常重要。胎儿期如果营养不良，则大脑细胞的总数只有正常的 82%，虽然出生后营养得到改善，智力恢复仍然较慢或难以恢复。所以胎教时要特别注意对孕妇及时的营养供给。必须补充的营养素有：蛋白质、糖类、维生素类、微量元素和无机盐类及必须脂肪酸（DHA）。

尽量创造一个舒适的环境，居室内颜色要调和，保持整洁。布置一些花卉、盆景，活泼可爱的小儿照片，可使孕妇保持情绪愉快。要避免收看、收听，情节紧张的电视或广播节目，避免长期的情绪压抑或愤怒，否则会使孕妇肾上腺素分泌增多，子宫的血流量将会减少，从而使胎儿受损。

（六）孕期自我监护

胎心音计数和胎动计数是孕妇自我监护胎儿宫内情况的一种重要手段。教会家庭成员听胎心音、并作记录，不仅了解胎儿宫内情况，而且可以和谐孕妇和家庭成员之间的亲情关系。嘱孕妇每日早中晚各数 1 h 胎动，每小时胎动数应不少于 3 次，12 h 内胎动累计数不得少于 10 次。凡 12 h 内胎动累计数少于 10 次，或逐日下降＞50％而不能恢复者，均应视为子宫胎盘功能不足，胎儿有宫内缺氧，应及时就诊，进一步诊断并处理。

（七）禁用或慎用药物

大多数药物可通过胎盘而进入胚胎内，影响胚胎发育。尤其是在妊娠最初 2 个月，是胚胎器官发育形成时期，此时用药更应注意。抗生素类药物如链霉素可影响第 8 对脑神经，引起神经性耳聋；磺胺类药物对胎儿期影响虽不大，但等胎儿娩出后则胆红素易渗入血-脑屏障，有诱发核黄疸的可能。抗糖尿病药物有致畸作用，孕期应慎用。若病情需要，在医师指导下，必须服用的药物则应按时服用，以免对母婴不利。

（八）性生活指导

妊娠前 3 个月及末 3 个月，均应避免性生活，以防流产、早产及感染。

（九）分娩的准备

多数妇女，尤其是初产妇，由于缺乏有关分娩方面的一些知识，加之对分娩时疼痛和不适的错误理解，对分娩过程中自身和胎儿安全的担忧等，会使产妇产生焦虑和恐惧心理，而这些心理问题又会影响产程的进展和母婴的安全。因此，帮助孕妇做好分娩的准备是非常必要的。分娩的准备包括。

1. 识别先兆临产和临产

（1）先兆临产（threatened labor）　在分娩发动之前，往往出现一些预示即将正式临产的症状。

1）假临产（false labor）：特点是在分娩发动前出现的不规则的子宫收缩，常在夜间出现而白天消失，每次间隔时间可长可短，每次持续时间不长于 30 s，孕妇可感到轻微腰酸，下腹轻微胀痛，不能使子宫颈口扩张，同时给予镇静剂可抑制。

2）胎儿下降感（lightening）：孕妇自觉上腹部舒适，进食增多，呼吸轻快，常伴有尿频症状。

3）见红（show）：分娩开始前的 24～48 h 内，出现的阴道少量的血性分泌物，是分娩即将开始的较可靠的征兆。

有些孕妇可于正式临产前发生胎膜破裂，羊水自阴道流出，此时孕妇应卧床，立即到医院就诊，特别是臀位的产妇，要预防脐带脱垂。

（2）临产　临产开始的重要标志为有规律且逐渐增强的子宫收缩，持续 30 s 以上，间歇 5～6 min，同时伴随进行性子宫颈管展平、子宫颈口扩张和先露部下降。

2. 分娩物品的准备

（1）产妇入院时的待产包　饭盒、杯子、吸管、分娩时需要吃的食品：如巧克力；缓解疼痛用的随身听等；产后用的红糖、产后奶粉等；清洁用品：洗漱袋一个（内装洗面奶，香皂，软毛牙刷，牙膏，梳子等，）、脸盆、肥皂、洗衣粉、浴巾、大小毛巾、干湿纸巾；衣物：哺乳内衣、纯棉运动袜、软底拖鞋、哺乳文胸，产妇专用产后腹带；一次性纸内裤、卫生巾、吸乳器；出院时用的帽子、手套、衣服；等等。证件：孕产妇系统管理检查卡和联系卡、医疗保险卡、信用卡、住院押金、手机、照相机、摄像机等。

（2）为宝宝准备的物品　奶瓶、奶嘴、奶瓶刷、奶瓶保温桶；婴儿护肤品、护臀霜；尿布、或纸尿布、纸尿裤；内衣、棉衣、外套、帽子、袜子、包被、其他保暖衣物；婴儿专用香皂或沐浴液、婴儿用洗脸盆、洗澡盆、婴儿浴巾、小毛巾、婴儿浴床/浴网、婴儿爽身粉、婴儿床、垫被、被子及睡袋、枕头、蚊帐、围栏、防水尿垫；无菌棉棒、体温计等。

3. 分娩时不适的常用应对技巧

由于人们对分娩的不正确认识，致使普遍存在对分娩所产生的疼痛的恐惧，恐惧则会导致紧张，紧张更加剧了疼痛，这就直接影响分娩的进程，并对产妇的心理产生影响。可以通过以下一些技巧来应对。

（1）临产后　由家人陪伴，由助产士指导，分散注意力，一起说说产妇感兴趣的话题，并讲解分娩的过程，使产妇掌握分娩知识，有效地缓解分娩过程中的不适，从而降低对宫缩的感受力。

（2）调节呼吸的频率和节律　当运动或精神紧张时，呼吸频率就加剧，主动调整呼吸的频率和节律，可缓解由于分娩所产生的压力，增强产妇的自我控制意识，当转移注意力的方法不能帮助产妇缓解分娩的不适时，可选择慢-胸式呼吸，呼吸的频率调整为正常的 1/2，随着宫缩频率和强度的增加则可选择浅式呼吸，其频率为正常呼吸的 2 倍，不适达到最强的程度选用喘吹式呼吸：4 次短浅呼吸后吹一口气。

（3）适当采用一些可令产妇放松的技巧　如由家属或助产士触摸产妇紧张部位，并指导其放松，反复的表扬鼓励产妇并讲解进展情况，对有一定音乐欣赏能力的产妇选择舒缓的音乐放松。

当宫口开全时，产妇疼痛有所缓解，有种大便感，工作人员会指导产妇屏气用力的正确方法，此时产妇要调整自己的心理和体力，积极配合，正确用力，以加速产程进展，否则消耗体力影响产程进展而使产程延长，胎儿易发生宫内窒息及颅内出血。

附一　孕　期　保　健

孕期保健是指从确定妊娠之日开始至临产前，为孕妇及胎儿提供的系列保健服务。对妊娠应当做到早诊断、早检查、早保健。尽早发现妊娠合并症及并发症，及早干预。开展出生缺陷产前筛查和产前诊断。

一、孕期保健内容

孕期保健内容包括：健康教育与咨询指导、全身体格检查、产科检查及辅助检查。其中辅助检查包括基本检查项目和建议检查项目。基本检查项目为保证母婴安全基本的、必要的检查项目，建议检查项目根据当地疾病流行状况及医疗保健服务水平等实际情况确定。根据各孕期保健要点提供其他特殊辅助检查项目。

二、孕期检查次数

孕期应当至少检查 5 次。其中孕早期至少进行 1 次，孕中期至少 2 次（建议分别在孕 16～20周、孕 21～24 周各进行 1 次），孕晚期至少 2 次（其中至少在孕 36 周后进行 1 次），发现异常者应当酌情增加检查次数。

三、初诊和复诊内容

依据孕妇到医疗保健机构接受孕期检查的时机，孕期保健分为初诊和复诊。

（一）初诊

1）确定妊娠和孕周，为每位孕妇建立孕产期保健卡（册），将孕妇纳入孕产期保健系统管理。

2）详细询问孕妇基本情况、现病史、既往史、月经史、生育史、避孕史、个人史、夫妇双方家族史和遗传病史等。

3）测量身高、体重及血压，进行全身体格检查。

4）孕早期进行盆腔检查。孕中期或孕晚期初诊者，应当进行阴道检查，同时进行产科检查。

5）辅助检查：

A. 基本检查项目：血常规、血型、尿常规、阴道分泌物、肝功能、肾功能、乙肝表面抗原、梅毒血清学检测、艾滋病病毒抗体检测。

B. 建议检查项目：血糖测定、宫颈脱落细胞学检查、沙眼衣原体及淋球菌检测、心电图等。根据病情需要适当增加辅助检查项目。

（二）复诊

1）询问孕期健康状况，查阅孕期检查记录及辅助检查结果。

2）进行体格检查、产科检查（体重、血压、宫高、胎心、胎位等）。

3）每次复诊要进行血常规、尿常规检查，根据病情需要适当增加辅助检查项目。

4）进行相应时期的孕期保健。

四、确定保健重点

根据妊娠不同时期可能发生的危险因素、合并症、并发症及胎儿发育等情况，确定孕期各阶段保健重点。

（一）孕早期

1）按照初诊要求进行问诊和检查。

2）进行保健指导，包括讲解孕期检查的内容和意义，给予营养、心理、卫生（包括口腔卫生等）和避免致畸因素的指导，提供疾病预防知识，告知出生缺陷产前筛查及产前诊断的意义和最佳时间等。

3）筛查孕期危险因素，发现高危孕妇，并进行专案管理。对有合并症、并发症的孕妇及时诊治或转诊，必要时请专科医生会诊，评估是否适于继续妊娠。

（二）孕中期

1）按照初诊或复诊要求进行相应检查。

2）了解胎动出现时间，绘制妊娠图。

3）筛查胎儿畸形，对需要做产前诊断的孕妇应当及时转到具有产前诊断资质的医疗保健机构进行检查。

4) 特殊辅助检查：①基本检查项目,妊娠 16～24 周超声筛查胎儿畸形;②建议检查项目,妊娠 16～20 周知情选择进行唐氏综合征筛查,妊娠 24～28 周进行妊娠期糖尿病筛查。

5) 进行保健指导,包括提供营养、心理及卫生指导,告知产前筛查及产前诊断的重要性等。提倡适量运动,预防及纠正贫血。有口腔疾病的孕妇,建议到口腔科治疗。

6) 筛查危险因素,对发现的高危孕妇及高危胎儿应当专案管理,进行监测、治疗妊娠合并症及并发症,必要时转诊。

(三)孕晚期(妊娠 28 周及以后)

1) 按照初诊或复诊要求进行相应检查。

2) 继续绘制妊娠图。妊娠 36 周前后估计胎儿体重,进行骨盆测量,预测分娩方式,指导其选择分娩医疗保健机构。

3) 特殊辅助检查。①基本检查项目：进行一次肝功能、肾功能复查。②建议检查项目：妊娠 36 周后进行胎心电子监护及超声检查等。

4) 进行保健指导,包括孕妇自我监测胎动,纠正贫血,提供营养、分娩前心理准备、临产先兆症状、提倡住院分娩和自然分娩、婴儿喂养及新生儿护理等方面的指导。

5) 筛查危险因素,发现高危孕妇应当专案管理,进行监测、治疗妊娠合并症及并发症,必要时转诊。

附二　规范化的产前检查

一、首次产检

首次产检(孕 6～8 周)包括医患双方交换信息;详细询问妊娠相关病史;确定孕龄,推算预产期;评定是否存在影响妊娠的危险因素,并及早发现此期并发症;避免一切致畸因素。

(一)不良生活方式筛查

孕妇吸烟可导致低出生体重儿,其自然流产和早产的概率也增加,新生儿暴露于吸烟的环境中易增加上呼吸道感染和婴儿猝死综合征的发生率,应劝诫除,但在孕期没有足够的证据支持使用药物戒除。

酒精是明确的致畸因子,对胎儿面部以及中枢神经系统的发育均有害。虽然有两者之间有明确的剂量依赖性,但目前尚未明确提出孕期饮酒的安全阈值。

在孕期非法吸食、注射毒品对胎儿的健康以及生长发育有害,在孕晚期可增加早产及胎儿生长受限的风险,母体成瘾、感染人类免疫缺陷病毒(HIV)、肝炎的概率也增加。胎儿出生之后更要面对新生儿戒断症状,及随之而来的发育迟缓、学习障碍、行为问题。对是否使用违禁药品应进行周期性的筛查。

(二)家庭暴力的筛查

家庭暴力在西方国家是一个普遍存在的问题,近年来在我国也不罕见。研究提示家庭暴力应作为影响不良妊娠结局的一个因素,应在孕 8 周、24 周、32 周产检时常规询问,并进行适当干预。

（三）血尿常规及肝肾功筛查

初次产检时应进行血尿常规及肝功、肾功检查，结果异常或有相关高危因素的孕妇，孕中晚期还要进行复查。每次产检均应行尿常规检查，结合血压及尿蛋白值，评估罹患妊娠期高血压疾病的风险。

（四）口腔检查

牙周病是与早产相关的炎性口腔病，可引起菌血症，致病菌导致生殖道感染，从而诱发早产。已有较多流行病学研究支持牙周病与早产的关系，与低出生体重儿密切相关。但目前国内口腔厌氧菌感染性牙周病是一个尚未被充分认识的危险因素。因此，育龄期妇女在孕前及孕期应进行口腔检查。

（五）筛查 Rh 及 ABO 血型

初次产检时应检测孕妇血型全套。在 Rh 同种免疫作用中，只有 $1\%\sim2\%$ 的病例发生于第 1 胎新生儿；而 ABO 血型不合有 $40\%\sim50\%$ 发生于第 1 胎，但一般症状较轻微，很少引起严重的胎儿后遗症（如死产、胎儿积水、严重贫血等），除极少数重症需要宫内治疗外，绝大多数 ABO 溶血病患儿的治疗在出生后进行。

（六）乙肝筛查

妊娠合并乙肝可导致早产、肝功能衰竭、围产期垂直传播。孕前或第 1 次产检时应行筛查，有高危因素孕妇（如静脉吸毒、有乙肝接触史、患性传播疾病、文身，输血史等）在孕期应重复筛查。

（七）HIV 筛查

第一次产检时即应进行筛查，对高风险或第 1 次拒绝测试者在孕中期也应进行筛查。HIV 的感染是否增加妊娠不良结局，尚存在争议。美国妇产科医师学会（ACOG）报告无症状 HIV 感染孕妇，罹患各种妊娠合并症的概率并不增加。但妊娠晚期因免疫抑制可能会加速 HIV 感染者从无症状期发展成艾滋病。

（八）妊娠期生殖道感染(RTI)筛查

近年来，RTI 在我国日益增多，包括细菌性阴道病、滴虫性阴道炎、阴道假丝酵母菌病、沙眼衣原体感染、淋病、尖锐湿疣、梅毒等，对母儿危害均大，易导致胎膜早破、羊膜腔内感染（IAI）、胎儿生长受限（FGR）、产后感染及新生儿感染等疾病。因此对具有生殖道感染高危因素的孕妇应常规筛查 RTI。

（九）宫颈细胞学检查

我国宫颈癌的发病率逐年升高，且趋于年轻化，应予以足够重视。孕前或初次产检应进行宫颈细胞学检查，根据结果考虑是否行阴道镜检及局部活检。对于妊娠期宫颈病变，如排除宫颈癌，原则均不在孕期治疗，延迟至产后 6～8 周后复查，根据结果再决定后续治疗。

二、妊娠早期、中期产前检查(妊娠 10～27 周)

(一)建立

围产期保健手册(妊娠 10～12 周)

(二)产前筛查

妊娠 11～13^{+6} 周间超声测定胎儿颈部透明层厚度(NT)或者联合筛查 NT、β-HCG 和妊娠相关血浆蛋白 A(PAPP-A),可提高唐氏综合征的检出率。孕中期(15～20 周)应进行血清学三联筛查(AFP、β-HCG、μE_3)以及四联筛查(加上抑制素 A);另外胎儿鼻骨测量也是超声筛查染色体异常的一项指标。若筛查为阳性,应做系统超声进行风险评估并决定是否需做侵袭性的产前诊断。

(三)胎儿系统超声检查

系统超声检查有助于发现胎儿结构畸形,胎儿超声软指标(如 NT 增厚、双侧肾盂轻度扩张、脉络膜囊肿、心室内强回声、肠回声增强、侧脑室轻度增宽等)有助于筛查胎儿染色体异常。

(四)羊膜腔穿刺术

羊膜腔穿刺诊断染色体异常疾病的可靠性＞95％。对于血清学筛查为高危、年龄＞35 岁、以前生育过出生缺陷儿、有出生缺陷 分娩家族史以及孕妇本人或丈夫是出生缺陷儿者,妊娠16～22 周时均应作羊膜腔穿刺术检查。

(五)脐静脉穿刺术

脐血穿刺适用于中晚期妊娠者,但其技术要求相对较高,且引起胎盘早剥、羊水栓塞、皮下血肿及胎儿损伤等并发症的概率较羊膜腔穿刺术大。但可用于快速核型分析、胎儿感染、胎儿血液系统疾病的宫内诊断,还可对胎儿溶血性贫血进行宫内输血治疗。

三、妊娠晚期产前检查(妊娠 28～41 周)

(一)妊娠 28～37 周

1. 妊娠期糖尿病(GDM)筛查

妊娠 24～28 周应进行 50 g 糖筛查。50 g 糖筛查正常者,可于糖代谢变化最明显的时期即妊娠 32～34 周或任何时候孕妇有高血糖的症状和体征时复查,以免漏诊。根据空腹血糖及 50 g 糖筛查的结果决定是否进一步做 75 g 糖耐量检查(OGTT)。

2. 复查血尿常规及肝、肾功能

在此期间应予以复查,结合早期检查结果,评估有无贫血、妊娠期高血压疾病、肝肾功能损害。

3. 早产的评估及预测

在此期间产检时每次都要询问有无早产的迹象或者症状,确定有无早产危险因素,提供宣教包括早期临床症状以及适当的处理。可利用超声检测宫颈长度及宫颈内口有无开大联合测定阴道后穹隆分泌物中胎儿纤维连接蛋白（fFN）来预测早产的发生率。但目前尚缺乏充足的证据支持对所有的孕妇常规进行此项筛查。

4. 胎盘位置、胎先露、胎方位的确定

超声检查可以确定胎盘位置、胎先露、胎方位。

5. B族链球菌（GBS）筛查

具有高危因素的孕妇（如多个性伴侣、合并糖尿病、前次新生儿有 GBS 感染等）应在妊娠 35～37 周进行 GBS 的筛查，培养阳性的孕妇在产时应予以静脉滴注抗生素，可降低新生儿败血症发生率。

（二）妊娠 38～41 周

每周均进行 1 次产检，内容包括：血压，电子胎心监护（NST）、超声监测羊水量，宫颈成熟度检查，母乳喂养和孕期锻炼的宣教。

（三）妊娠 42 周及其以上

过期妊娠胎儿窘迫及胎儿死亡的风险增高。因此，每周应超声监测羊水量，每周至少 2 次的 NST，必要时行宫缩应激试验（CST）。羊水指数（AFI）＜5 cm 或 NST 无反应型应考虑尽快终止妊娠。

四、产前常规检查的内容

1. 体重测量（每周）

每次产前检查应测量孕妇体重并计算体重指数（BMI）。

2. 胎心音听诊（妊娠 12 周后）

妊娠 12 周开始，每次产前检查均应听胎心。胎心过快或过慢提示胎儿窘迫可能。听诊对父母的心理也有益处。

3. 测量宫高及腹围（妊娠 20 周后）

宫高及腹围增长是胎儿生长的指示。宫高与腹围若与孕周不符，特别是孕 20～36 周，常提示胎儿生长异常或羊水量异常。孕中晚期每次产检须测宫高及腹围。

4. 妊娠期高血压疾病筛查（孕 20 周后）

测量血压及尿常规检查，有助于早期诊断妊娠期高血压疾病。

5. 胎动计数（妊娠 30 周后）

孕妇自妊娠 30 周开始应自数胎动，于每天早、中、晚固定时间各数 1 h，也可将早、中、晚 3 次胎动次数的和乘 4，即为 12 h 的胎动次数。

6. 母乳喂养宣教

产前是宣教母乳喂养优点的最好机会。母乳对于婴儿来说是最佳的食物，可提供很多免疫学的好处。亦可以减少产后出血，更快地恢复产前体重，并降低卵巢癌及乳腺癌的发病率。

7. 孕期锻炼宣教

在孕期进行适度有规律的锻炼是安全且有益的。

8. 孕期营养指导

孕期营养供给对妊娠非常重要,不仅保证孕妇正常新陈代谢的需要,也是胎儿发育所必需。但孕期盲目营养补充不仅可导致妊娠并发症(妊娠期糖尿病、妊娠期高血压疾病、巨大儿)增加,进而导致剖宫产率及难产率升高。产前检查时要为孕妇提供合理的个体化的营养指导,可有效降低因营养因素对母儿产生的不良影响。

学生自主、延伸性学习的学习任务

某孕妇,30岁,G_1P_0,孕28周,因自觉有较长时间取仰卧姿后,头晕、心慌不适;上腹部触到圆而硬的胎儿的部分,左腹高低不平;2天吃不下、睡不好提前来院检查。

1. 接待孕妇,实施检查。

2. 列出妊娠诊断和护理诊断。

3. 实施护理措施。

4. 为包括该孕妇在内的孕妇大学的学员们开讲"如何迎接宝宝的诞生",示范指导孕妇应对分娩时不适的常用技巧。

(郑月红 潘放鸣)

第七章

高危孕产妇和高危儿的监护

> **掌握** 高危妊娠、NST、CST、胎儿窘迫、新生儿窒息的概念;胎儿窘迫、新生儿窒息的护理评估,掌握护理措施。
>
> **熟悉** 高危妊娠的主要监护措施。
>
> **了解** 应用高危监护方法,胎儿窘迫、新生儿窒息的病因。

情景病例一 某孕妇,34 岁,初次怀孕,孕 16 周出现心慌,气短,既往有先天性心脏病史。经检查发现心功能Ⅱ级。

任务要求 1. 向该孕妇及家属解释:医师为什么要诊断她为高危妊娠孕妇、举例高危孕妇和高危儿。

2. 为该孕妇专册登记、给该孕妇及家属进行高危监测的保健指导宣教。

3. 根据高危妊娠的处理原则对该孕妇实施护理。

情景病例二 初产妇,妊娠 41 周,阵发腹痛 4 h 入院,宫高 35 cm,胎心音 100 次/分,宫缩 20 s/3~5 min,宫口开大 1 cm,先露儿头 S-2,CST 试验出现频发晚期减速。

任务要求 1. 给出医疗及护理诊断和医护合作性问题。

2. 实施护理应急措施。

3. 若发生非医疗因素的死胎、死产或新生儿死亡,你怎么应对该孕产妇悲哀、家属激怒情绪的发泄?

4. 拟出护理急性胎儿宫内窘迫的常规工作程序

第一节 高危妊娠概述

1987 年全球启动"母亲安全"项目时,曾将加强对高危妊娠的管理列为四大主要措施之一。

其理由是合理使用卫生资源,使正常妊娠得到一般照顾,高危妊娠得到较多的照顾和关怀。高危管理是围产保健中十分重要而实际的应用,就是采用科学的方法,及早筛查出高危妊娠,并对高危妊娠进行动态的监测和及时的处理。

一、概念及范畴

在妊娠期有某种病理因素或致病因素可能危害孕妇、胎儿与新生儿或导致难产者称为高危妊娠(high risk pregnancy)。

妊娠的高危因素归纳起来有四大类。

1. 基本情况

年龄过小(年龄<16岁)或过大(年龄>35岁),身材矮小(身高<145 cm),体重轻(体重<40 kg),胎产次。

2. 不良产科病史

围生儿死亡、流产、早产、先天畸形、剖宫产史及其他妇科手术史。

3. 内科合并症

肾脏病、糖尿病、高血压、心脏病、内分泌病、血液病等。

4. 本次妊娠出现的特殊情况

妊高征、多胎、胎位不正、早期妊娠出血、晚期妊娠出血、过期妊娠、胎儿生长发育迟缓等。

高危因素还应包括各种不利的社会、经济及个人文化、行为等因素,诸如未婚、贫困、文盲、无产前检查、有烟酒恶习等。

二、高危妊娠的评估

凡符合高危妊娠范畴的都可以诊断为高危妊娠。通常通过孕产妇系统管理的实施而得到筛查。可从孕妇的病史、临床检查、特殊检查获得所需要的诊断依据。

(一)各种不利的个人、社会、经济因素

如孕妇及其丈夫职业的稳定性差、收入低、居住条件差、不良生活习惯(吸烟、饮酒、接触有害物、未婚或独居、营养不良)年龄<16岁或者年龄≥35岁、身高<140 cm、妊娠前体重过轻或超重、孕妇受教育时间<6年、未做或极晚做产前检查者等。

(二)疾病因素

1. 产科病史

如自然流产、异位妊娠、早产、死胎、死产、难产(包括产钳、剖宫产史等)、新生儿死亡、新生儿畸形、新生儿溶血性黄疸、家属中有明显的先天性、遗传性疾病、巨大儿等。

2. 各种妊娠合并症

如心脏病、高血压、糖尿病、血液病(贫血)、肝炎、肾脏病、恶性肿瘤、甲状腺功能亢进、病毒感染(风疹病毒、巨细胞病毒感染)及性病、明显的生殖器发育异常、明显的精神异常、智力低下等。

3. 目前产科情况

如妊娠高血压综合征、前置胎盘、胎盘早期剥离、多胎妊娠、羊水过多或过少、过期妊娠、胎儿宫内发育迟缓(IUGR)、母儿血型不合、胎位异常、骨盆异常、软产道异常、妊娠期服用过对胎儿有

影响的药物以及接触大量放射线、化学性毒物等。

具有高危妊娠因素的孕妇称高危孕妇。

具有下列因素之一的产儿称为高危儿：①孕龄＜37周或≥42周；②出生体重＜2 500 g；③小于胎龄儿或大于胎龄儿；④出生1 min Apgar评分0～3分；⑤产时感染；⑥高危妊娠产妇的新生儿；⑦手术产儿；⑧新生儿的兄姐有一严重的新生儿病史或新生儿期死亡史等。

三、高危妊娠的评分、管理

世界各国一般都用评分法来筛查高危妊娠，按调查结果及工作总结，将高危因素按其危险程度定分，以评分结果衡量其高危程度。

（一）高危评分

各地区应根据本地区，现阶段最常出现的不良妊娠结局者的特征，与未出现不良结局者的特征相比较后，找出一组危险因素，然后进行评分法的设计和应用。一个地区的各级医疗保健机构采用统一的评分法与评分标准。当然所制订的评分法在应用中亦应不断总结，定期改进。通常评分越高越危险，但同一评分，其危险程度不相同。

（二）高危妊娠管理

1) 在妊娠各期均应当对孕产妇进行危险因素筛查，发现高危孕产妇及时纳入高危孕产妇管理系统。

2) 对每一例高危孕产妇均要进行专册登记和管理、随访。

3) 对本级不能处理的高危孕产妇，应当转至上级医疗保健机构作进一步检查、确诊。对转回的孕产妇应当按照上级医疗保健机构的处理意见进行观察、治疗与随访。

4) 危重孕产妇转诊前，转诊医疗机构应当与接诊医疗保健机构联系，同时进行转诊前的初步处理，指派具备急救能力的医师护送孕产妇，并携带相关的病情资料。

5) 县（市、区）级以上医疗保健机构应当开设高危门诊，指派具有较丰富临床经验的医生承担会诊、转诊，并做好记录。及时将转诊评价及治疗结果反馈至转诊单位。成立多学科专家组成的抢救组，承担危重孕产妇的抢救工作。

6) 各级妇幼保健机构应当全面掌握辖区内高危孕产妇诊治及抢救情况，对高危孕产妇的追踪、转诊工作进行监督管理，按照要求逐级上报。

第二节　高危妊娠及胎儿监测

一、监测措施

高危妊娠监测包括婚前、孕前的保健咨询工作，对不宜结婚或不宜生育者应进行指导教育工作；孕前和早孕期的优生咨询及产前诊断工作；孕中期筛查妊娠并发症或合并症；孕晚期监测及评估胎儿生长发育和安危情况，监测胎儿-胎盘功能及评估胎儿成熟度。

胎儿监测是围产医学的重要课题，主要是通过直接或间接的方法了解胎儿在宫内的安危和发育情况，及时发现先天性畸形和遗传性疾病，并给予及时处理。近年来随着临床医学、生物物理学监测的迅速发展，胎儿监测在准确性、敏感性、无创伤性等方面有了进一步提高。

具体的监测措施主要有以下几种：

（一）人工监测

1. 确定孕龄

根据末次月经、早孕反应的时间、胎动出现时间推算孕龄。

2. 测量宫底高度及腹围

判断子宫大小是否与停经周数相符，大于或低于正常值 3 cm 者为异常，过大者应排除羊水过多或双胎，过小者警惕胎儿宫内发育迟缓。如果为足月，应估计胎儿大小，<2 500 g 或≥4 000 g 均应给予重视。

3. 高危妊娠评分

为了早期识别高危孕妇，随着妊娠进展，可采用高危评分法对孕妇进行动态评估。属于高危妊娠的孕妇应给予高危监护。

4. 胎动计数监测

可判断胎儿在宫内的状态。一般孕妇于 16～20 周即自觉有胎动，至孕 28 周胎动逐渐加强，次数也增多，足月又稍减少。胎动正常表示胎儿在宫内存活良好。妊娠近足月时胎动＞20 次/24 h。计算方法可嘱孕妇早、中晚自行监测各 1 h 胎动次数，3 次的胎动次数相加乘以 4，即为接近 12 h 的胎动次数，胎动减少是胎儿窘迫的一个重要指标，每日监测胎动可预知胎儿的安危。胎动消失后胎心在 24 h 内也会消失，故应注意这点以免贻误抢救时机。如孕妇自觉胎动次数减少，12 h 内胎动次数≤10 次或低于自我测胎动规律的 50%，在排除药物影响后，要考虑胎儿宫内缺氧。如自觉胎动过频或胎动过分剧烈，表示胎儿在宫内严重缺氧，有胎死宫内的危险。

（二）妊娠图

妊娠图是反映胎儿在宫内发育及孕妇健康情况的动态曲线图。将每次产前检查所得的血压、体重、宫高、腹围、水肿、尿蛋白、胎位、胎心率等数值记录于妊娠图上，绘制成标准曲线，观察动态变化。其中宫高曲线是妊娠图中最主要的曲线。

妊娠图中常标出正常怀孕情况下，人群的第 10 百分位线和第 90 百分位线检查值，若每次的检查结果连成的曲线在上述标准两线之间，提示基本正常，如果测得孕妇的宫高超过第 90 百分位线，提示有可能胎儿发育过大等，小于第 10 百分位线，连续 2 次或者间断出现 3 次，提示胎儿可能存在宫内发育不良；上述情况医务人员都要予以重视，积极进行指导孕妇保健和适当增加检查次数。

因腹围曲线常受到孕妇腹壁厚度、腹部外形、腹壁松紧度等的影响，所以其有一定的参考意义，但价值不如宫高曲线。

（三）仪器监测

1. B 超

B 超检查能显示胎儿数目、胎位、有无胎心搏动以及胎盘位置，而且能测量胎头的双顶径、胸径、腹径以评估孕龄及预产期，可评估胎盘成熟度、胎儿体重及有无胎儿体表畸形等，尤其在神经管缺陷、心脏、脑、肾及双胎畸形等诊断方面具有其独特的优越性。通常妊娠 22 周起，每周双顶径值增加 0.22 cm。双顶径达 8.5 cm 作为胎儿成熟的指标，91% 的胎儿体重超过 2 500 g。胎盘功能Ⅲ级代表胎盘成熟，探测羊水量，正常羊水量暗区为3～6 cm，羊水过少与慢性宫内窘迫密切相关。若暗区<3 cm或羊水指数≤5 cm为羊水过少，若暗区>7 cm或羊水指数≥18 cm为羊水过多等；还可及时了解胎儿有无畸形，如无脑儿、脑积水、脊柱裂、联体儿等。小于胎龄儿，羊水粪染几乎均出现在羊水指数小于9.0 cm中，此为预测胎儿预后的一项敏感指标。此外，胎粪污染使羊水混浊，有形成分多，超声检查易于将其与澄清的羊水鉴别。

2. 胎心听诊

这是临床普遍使用的最简单方法，可用听诊器或多普勒胎心仪监测。可判断胎儿是否存活，能帮助了解胎儿宫内有无缺氧，缺点是不能分辨瞬间变化。测胎心时应注意胎心的强弱和节律，有疑问时应延长听诊时间。当胎心率<120次/分或>160次/分时，应监测胎心变化，因当胎盘功能不良时或子宫胎盘血流有障碍或胎儿脐带循环受阻时，可导致胎儿缺氧出现胎心异常。

3. 胎心电子监护

胎心电子监护有两种功能：监测胎心率（FHR）及预测胎儿宫内储备能力。监护分产前监护和产时监护，包括内、外监护两种形式。外监护是将宫缩描绘探头和胎心探头直接放在孕妇的腹壁上，其操作方便，无感染，但外界干扰可影响结果；内监护是在宫口开大1 cm以上，将单极电极经宫口与胎头直接连接进行监测，此法记录较准确，但在破膜后操作增加感染的机会。胎心电子监护在使用时一般都是胎心率与子宫收缩频率同步描记，在准确观察和记录胎心率的连续变化的同时能观察到胎动、宫缩对胎心率的影响。目前胎心电子监护已广泛应用于凡有胎动或胎心异常、高危妊娠、妊娠末期及临产后。

（1）监护仪记录的胎心率（fetal heart rate，FHR）　可有两种基本变化：基线胎心率（baseline heart rate，BHR）及周期性胎心率（periodic change of FHR，PFHR）。BHR是在无宫缩或宫缩间歇期记录的胎心率，必须持续观察10 min以上。正常足月胎儿的FHR呈小而快的有节律的周期性变化，主要在110～160次/分波动。若BHR在100～110次/分为轻度心动过缓；BHR<100次/分则为明显心动过缓；160～180次/分为轻度心动过速，BHR>180次/分为明显心动过速。胎心基线变异又称基线摆动，即在胎心率基线上的上下周期性波动，这是胎儿本身交感与副交感神经间张力调节的变动所表现出的生理性变化。胎心基线变异的存在说明胎儿有一定的储备能力。正常胎心基线变异在5～25次/分。若基线变异<5次/分，表示胎心基线率呈平坦型即基线摆动消失，储备能力差；基线变异>25次/分为变异度增加，基线呈跳跃型。

PFHR是指与子宫收缩有关的胎心率变化。它有3种类型：

1）无变化：子宫收缩后FHR仍保持原基线率不变。

2）加速：即在子宫收缩后FHR基线逐渐上升，增加的范围为15～20次/分，很少超过40次/分。这可能是因为胎儿躯干局部或脐静脉暂时受压的缘故。

3）减速：可分为3种。

A. 早期减速：它的发生与子宫收缩几乎同时开始，子宫收缩后即恢复正常。正常减速幅度<50次/分。这是宫缩时胎头受压，脑血流量一时性减少的表现，不受体位或吸氧而改变。

B. 变异减速：宫缩开始后胎心率不一定减慢。减速与宫缩的关系不恒定，但减速出现后下降幅度大（>70次/分），持续时间长短不一，恢复也迅速。这是因为子宫收缩时脐带受压兴奋迷走神经所致，嘱孕妇左侧卧位可减轻症状。

C. 晚期减速：指子宫收缩开始后一段时间（一般在高峰后）出现胎心率减慢，但下降缓慢，下降幅度<50次/分，持续时间长，恢复也缓慢，可能是子宫胎盘功能不良、胎儿缺氧的表现。

(2) 预测胎儿宫内储备能力的方法

1) 无应激试验(non stress test，NST)：用于观察胎心基线的变异及胎动后胎心率的情况。正常情况下，20 min 内至少有 3 次以上胎动伴胎心率加速>15 次/分称 NST 有反应。如少于 3 次或胎心率加速不足 15 次/分称 NST 无反应，应延长试验时间至 40 min，若仍无反应，孕周又>36 周时，应再作催产素激惹试验。

2) 宫缩压力试验(contraction stress test，CST)或催产素激惹试验(oxytocin challenge test，OCT)：或又称宫缩应激试验(CST)。是通过子宫收缩造成的胎盘一过性缺氧负荷试验及测定胎儿储备能力的试验。临产后连续描绘宫缩与胎心率共 10 min 作为基数，若无宫缩则静脉滴注小剂量催产素使子宫出现规律性收缩，每次收缩 30 s，再连续观察至少 3 次宫缩以判断结果。CST 阴性：胎心率无晚期减速，胎动后胎心率加快。说明一周内无大的危险。CST 阳性：胎心率晚期减速连续出现，频度占到宫缩的≥1/2，至少说明胎儿氧合状态是不理想的。如果 CST 阳性伴胎动后无胎心率改变，说明在慢性缺氧的基础上很容易出现代谢性酸中毒，常需立即剖宫产终止妊娠。催产素激惹试验方法：观察孕妇 10 分钟无宫缩后，给予稀释催产素(1：2 000)静脉滴注。滴速自 8 滴/分开始，逐渐增加，调至有效宫缩 3 次/10 分后行监护。

4. 胎儿心电图监测

这是通过置电极于母体腹壁或胎儿体表记录胎儿心脏活动的电位变化及其在心脏传导过程的图形。通过胎儿心脏活动的客观指标及早诊断胎儿宫内缺氧及先天性心脏病。如羊水过多时 R 波低；过期妊娠、羊水过少时 R 波可高达 50～60 mV；振幅超过 40 mV 表示胎盘功能不全。

5. 羊膜镜检查

羊膜镜是在胎膜完整时插入子宫颈管观察羊膜及羊水情况的器械。如头位，羊水中混有胎粪或羊水呈黄绿色则提示有胎儿缺氧。在妊娠晚期或分娩期应用羊膜镜观察羊水的性状、量及颜色，可以早期发现胎儿缺氧，达到监护胎儿的目的。如羊水呈黄绿色、绿色提示胎儿窘迫，因胎儿缺氧可引起迷走神经兴奋，使肠蠕动增加、肛门括约肌松弛致胎粪排于羊水中。胎死宫内时羊水呈棕色、紫色或暗红色混浊状。

6. 超声多普勒检查

超声多普勒检查为胎儿血流动力学研究提供了一种更先进、更有效的方法。

(四) 实验室检查

1. 胎儿先天性畸形及遗传病的诊断

常用的如甲胎蛋白(AFP)测定，血清标记物妊娠相关蛋白 A(PAPP-A)等。AFP 主要产生于卵黄囊和胎儿肝，由肝脏进入血循环，经肾排到羊水中，又经胎盘渗透到孕妇血循环或由胎血直接通过胎盘进入母体血循环。孕妇血清甲胎蛋白(AFP)升高，且羊水中 AFP 比正常妊娠高 3～30 倍异常增高时是胎儿患有开放性神经管缺损的重要指标。多胎妊娠、死胎及胎儿上消化道闭锁等也伴有 AFP 值的升高。早期绒毛和中期羊水细胞染色体分析对遗传病的诊断是安全、准确的方法。

2. 胎儿宫内感染的诊断

宫内感染病毒、弓形虫、支原体、衣原体可导致胎儿生长迟缓(IUGR)及多发畸形。可在超声引导下经腹脐血管穿刺取胎儿血和聚合酶链反应(PCR)技术得到早期诊断。

3. 胎盘功能检查

胎盘功能检查是围产监测的重要内容。因为胎盘是介于母儿之间一个重要器官,通过了解其功能状态,可以判断宫内胎儿的安危。临床上常用方法有直接测定和间接测定两种,前者是检查胎盘的产物,后者是监测胎儿是否缺氧(B超监测羊水量、子宫胎盘血流及胎儿血流等)。

胎盘产物的检查,可以采用胎盘产生的甾体激素,最常用的是孕妇血、尿雌三醇(E_3)测定,孕妇血清胎盘生乳素(HPL)测定,孕妇血清妊娠特异性β糖蛋白测定,阴道脱落细胞检查,胎盘酶的测定等方法进行判断。

(1) 胎盘产生的甾体激素雌三醇(E_3)测定　其诊断宫内窘迫的正确率为80%～95%。很多学者认为 E_3 是胎儿和胎盘共同产生的,E_3 测定仍是胎儿-胎盘功能判断较为可靠的方法。测 E_3 最好自妊娠28周起,每周1次,并做记录,与正常值作比较,正常为 15 mg/24 h,10～15 mg/24 h 为警戒值,<10 mg/24 h 为危险值。如妊娠晚期连续多次测得此值<10 mg/24 h,表示胎盘功能低下。也可用孕妇随意尿测得雌激素/肌酐(E/C)比值,以评价胎盘功能。

尿 E/C 比值正常为>15 mg,10～15 mg 为警戒值,比值<10 mg 为危险值。测定采用放射免疫法。妊娠31～35周时,血清游离 E_3 常停止上升,而在 36 周突然上升。因此连续 3 次确定血清游离 E_3 值可协助确定胎龄。此方法不受孕妇肾功能和尿量的影响,而且标本采集简单,基本取代了尿 E_3 的测定方法。若连续测定每周 2～3 次,E_3 值均在正常范围说明胎儿情况良好;若发现 E_3 值持续缓慢下降可能为过期妊娠;下降较快者可能为重度妊娠高血压综合征或胎儿宫内发育迟缓;急剧下降或下降>50%时说明胎儿有宫内死亡危险。

(2) 蛋白类激素测定

1) 胎盘生乳素(HPL):采用放射免疫法,可迅速反映胎盘的功能状态。足月妊娠时应为4～11 mg/L,38 周达峰值并维持至分娩。临床意义:①正常妊娠值为 4～11 mg/L;②低值多见于重度妊高征、过期妊娠胎盘老化、慢性胎儿窘迫、IUGR;③高值多见于多胎、巨大儿、母儿血型不合、胎盘水肿等。如于足月妊娠时该值<4 mg/L 或突然降低 50%,表示胎盘功能低下。

2) 绒毛膜促性腺激素(HCG):近年来,HCG 在妊娠晚期的变化已引起重视。用单克隆抗体免疫酶标法测定结果表明:正常妊娠从 16 周后进行性下降,至 32～36 周达最低值,36～40 周轻度回升,40 周后再度下降。重度妊高征及合并 IUGR,76%孕妇血清值高于正常。

由于胎盘的代偿功能很强,故 HPL 及 hCG 准确度不如 E_3,可作为辅助诊断方法。

(3) 胎盘产生的酶　为胱氨酸氨基肽酶(CAP)、亮氨酸氨基肽酶(LAP)。在妊娠中期开始上升,孕 40 周达高峰,以后稍有下降趋势。由于个体差异大,测定值分布广,单次测定意义不大,主张连续测定观察。正常妊娠为上升型,下降型和不稳定型多见于胎盘功能不全、胎儿窘迫和IUGR。

(4) 阴道脱落细胞检查　用于检测胎盘功能。若舟状细胞成堆、无表层细胞、嗜伊红细胞指数(EI)<10%、致密核少,提示胎盘功能良好;舟状细胞极少或消失、有外底层细胞、嗜伊红细胞指数>10%、致密核多,提示胎盘功能减退。

4. 胎儿成熟度检查(fetal maturity examination)

即抽取羊水进行分析,是常用的也是正确判断胎儿成熟度的方法。常用的方法有羊水中卵磷脂/鞘磷脂比值(L/S)、羊水中肌酐值、胆红素类物质含量、淀粉酶值及脂肪细胞出现率等。羊水检查羊水中卵磷脂/鞘磷脂比值(L/S),用于评估胎儿肺成熟度,L/S>2 提示胎儿肺成熟,是最常用方法。也可用羊水泡沫试验或震荡试验,得到结果更迅速,羊水混有胎便或血污染时不适用。肌酐值≥176.8 μmol/L 提示胎儿肾成熟;胆红素类物质值<0.02,提示胎儿肝成熟;淀粉酶值≥450 IU/L,提示胎儿唾液腺成熟;脂肪细胞出现率达 20% 则提示胎儿皮肤已成熟。

5. 胎儿缺氧及程度检查

常用的如胎儿头皮血气测定,胎儿头皮血乳酸测定,胎儿血氧饱和度等。

第三节　高危妊娠母儿的护理

一、高危妊娠的处理原则

高危妊娠的处理原则包括:①增加营养;②卧床休息;③提高胎儿对缺氧的耐受力;④预防早产;⑤病因治疗;⑥产科处理——适时终止妊娠。

二、高危妊娠的护理

(一)护理评估

如上所述。

(二)主要护理诊断及合作性问题

1)焦虑(或恐惧)。
2)潜在胎儿受损的危险。
3)潜在组织完整性受损的危险。
4)潜在感染的危险。
5)知识缺乏。

(三)护理目标

1)使患者减轻及消除焦虑或恐惧。
2)避免胎儿受损,降低围产儿死亡率及残疾儿出生率。
3)产伤和感染被降低到最低程度。
4)患者及家属能积极主动配合医护。

(四)护理措施

1. 心理护理

关心、爱护高危孕妇,给予安慰和支持,不向产妇提出要求或强制其做出决定,接受高危孕妇的各种行为表现,用亲切的语言、和蔼的态度、娴熟的技术赢得高危孕妇及家属的信赖,增加其安全感。对他们提出的问题要详细、礼貌、诚恳、友好回答,消除其紧张心理,使其对高危妊娠有正确认识,指导高危孕妇的家属,要成为她们的精神支柱,及时了解她们的心理需要,给予正确的帮助和引导,求得合作,争取最好的治疗效果。

2. 妊娠期护理

（1）安置高危孕妇在近护理办公室旁的高危妊娠病房　应安置监护装置，设专护，备抢救器械和药品。

（2）提高胎儿对缺氧的耐受力　间歇给氧，特别对胎盘功能减退的孕妇吸氧可以改善胎儿的血氧饱和度，每日3次，每次30 min；遵医嘱给予10％葡萄糖500 ml加维生素C 2 g静脉缓慢滴注，每日1次，5～7 d为1个疗程，观察用药效果。

（3）增加营养　严重贫血、营养不良、胎盘功能减退及胎儿宫内发育迟缓的孕妇应遵医嘱给予高蛋白、高能量饮食，应补充足够的维生素和铁、钙、碘等矿物质和微量元素。

（4）指导休息　适宜的休息可改善子宫胎盘血循环，增加雌三醇的合成和排出量。通常指导孕妇卧床休息时尽量取左侧卧位，以避免增大的子宫对腹主动脉和下腔静脉大血管的压迫，改善子宫胎盘和肾脏的血循环，减少脐带受压。

（5）预防早产　密切观察病情和孕情变化，指导孕妇避免猛烈的运动和活动，配合医师针对可能发生早产的因素，采取必要的预防措施。

（6）适时终止妊娠　对需终止妊娠而胎儿成熟度较差者，可于终止妊娠前，遵医嘱用肾上腺皮质激素促进胎儿肺表面活性物质的形成和释放，预防新生儿呼吸窘迫综合征。

3. 分娩期护理

应用胎心电子监护密切观察胎心变化，严密观察产程进展和病情变化，注意给氧，对经阴道分娩者的尽量缩短第二产程，对决定采取剖宫产的，应迅速做好手术前准备，同时要做好新生儿的抢救准备工作。

第四节　胎儿窘迫的护理

一、概述

胎儿窘迫（fetal distress）是指胎儿在子宫内因急性或慢性缺氧危及其健康和生命的综合症状。急性胎儿窘迫多发生在分娩期，慢性胎儿窘迫常发生在妊娠晚期。临床常见急性胎儿窘迫，多数发生在临产后，但也可发生在妊娠期。胎儿宫内窘迫是胎儿围产期死亡及新生儿神经系统后遗症的常见原因，占围产儿死亡原因的首位。

胎儿窘迫可分为急性胎儿窘迫和慢性胎儿窘迫。

（一）病因

胎儿宫内窘迫的病因涉及多方面可归纳为三大类。

1. 母体因素

母体血液含氧量不足是重要原因，轻度缺氧时母体多无明显症状，但对胎儿则会有影响，导致胎儿缺氧的母体因素包括：

（1）微小动脉供血不足　如高血压慢性肾炎和妊娠高血压综合征等。

（2）红细胞携氧量不足　如重度贫血、心脏病、心力衰竭和肺心病等。

（3）急性失血　如产前出血性疾病和创伤等

（4）子宫胎盘血运受阻　催产素使用不当引起过强宫缩；产程延长，特别是第二产程延长；

子宫过度膨胀,如羊水过多和多胎妊娠;胎膜早破脐带可能受压等。

2. 胎儿因素

(1)胎儿心血管系统功能障碍 如严重的先天性心血管疾病的颅内出血等。

(2)胎儿畸形 略。

3. 脐带、胎盘因素

脐带和胎盘是母体与胎儿间氧及营养物质的输送传递通道,其功能障碍必然影响胎儿不能获得所需氧及营养物质。

(1)胎盘循环障碍 如前置胎盘、胎盘早期剥离、妊娠高血压综合征、过期妊娠及慢性肾炎等。

(2)脐带血运受阻 如脐带绕颈等。

(3)胎盘功能低下 如过期妊娠胎盘发育障碍(过小或过大)、胎盘形状异常(膜状胎盘、轮廓胎盘等)和胎盘感染等。

(二)临床表现

1. 急性胎儿窘迫

主要发生于分娩期,多因脐带因素(如脱垂、绕颈打结等)、胎盘早剥、宫缩过强且持续时间过长及产妇处于低血压休克等而引起。临床表现在胎心率改变,羊水胎粪污染胎动过频,胎动消失及酸中毒。

(1)胎心变化 是胎儿窘迫首先出现的症状,了解胎儿是否正常的一个重要标志。胎心率异常时需详细检查原因。胎心改变不能只凭一次听诊而确定,应多次检查并改变体位为侧卧位后再持续检查数分钟。胎心音首先变快,但有力而规则,继而变慢,弱而不规则。因此,在发现胎心变快时就应提高警惕。当子宫收缩时,由于子宫-胎盘血循环暂时受到干扰使胎心变慢,但在子宫收缩停止后,很快即恢复正常。因此,应以两次子宫收缩之间的胎心为准。胎心音每分钟在160次以上或110次以下均属不正常。低于100次表示严重缺氧。有条件者,应行胎心监护。

(2)羊水胎粪污染 胎儿在缺氧情况下,引起迷走神经兴奋,使肠蠕动增加及肛门括约肌松弛而致胎粪排出。此时羊水呈草绿色。头先露时有诊断意义;臀先露时,胎儿腹部受压可将胎粪挤出,故臀先露时羊水中出现胎粪不一定就是胎儿窘迫的征象。破膜直接观察羊水的性状,未破膜可经羊膜镜窥视。

(3)胎动异常活跃 是胎儿缺氧时一种挣扎现象,随缺氧加重胎动可减少,甚至停止。急性胎儿窘迫初期先表现为胎动过频,继而转弱及次数减少,进而消失。胎动过频则往往是胎动消失的前驱症状应予重视。

(4)胎儿头皮血 pH 值测定示酸中毒 一般在产程中宫颈扩张 1.5 cm 以上时,取胎儿头皮血作 pH 值测定。此法常与胎儿监护仪联合使用。

2. 慢性胎儿窘迫

主要发生在妊娠末期,往往延续至临产并加重。其原因多因孕妇全身性疾病或妊娠期疾病引起胎盘功能不全,如妊娠期高血压疾病、妊娠合并高血压病、慢性肾炎、糖尿病、严重贫血及过期妊娠等或胎儿因素所致。临床上除可发现母体存在引起胎盘供血不足的疾病外,随着胎儿慢性缺氧时间延长而发生胎儿宫内生长受限。

（三）医疗诊断

1. 急性胎儿窘迫

（1）胎心率异常　胎心率变化是急性胎儿窘迫的一个重要征象。正常胎心率为 110～160 次/分，心音强而有规律。缺氧早期，胎心率于无宫缩时加快，>160 次/分；缺氧严重时胎心率<110次/分。若行胎儿电子监护 CST 可出现多发晚期减速、重度变异减速，胎心率<100 次/分，基线变异<5 次/分，伴频繁晚期减速提示胎儿缺氧严重，可随时胎死宫内。

（2）羊水胎粪污染　羊水污染程度与胎粪排出时间及量有关，排出时间越长，污染颜色越深，羊水越黏稠。根据程度不同，羊水污染分 3 度：Ⅰ度呈浅绿色，常见胎儿慢性缺氧。Ⅱ度呈深绿色或黄绿色，提示胎儿急性缺氧。Ⅲ度呈棕黄色，稠厚，提示胎儿缺氧严重。当胎先露部固定，前羊水清而胎心率异常时，应在无菌条件下，子宫缩间歇期，稍向上推胎先露部，观察后羊水性状。

（3）胎动异常　缺氧初期为胎动频繁，继而减弱及次数减少，进而消失。

（4）酸中毒　胎儿缺氧与酸中毒之间关系密切，采集胎儿头皮血进行血气分析，可反映胎儿宫内安危情况。若 pH<7.2（正常值 7.25～7.35），PO_2<10 mmHg（正常值 15～30 mmHg），PCO_2>60 mmHg（正常值 35～55 mmHg），可诊断为胎儿酸中毒。

2. 慢性胎儿窘迫

（1）胎盘功能检查　连续监测 24 h 尿 E_3 值，若急骤减少 30%～40%，或于妊娠末期多次测定 24 h 尿 E_3 值在 10 mg 以下；尿 E/C 比值<10；妊娠特异 β_1 糖蛋白（SP1）<100 mg/L；胎盘生乳素<4 mg/L，提示胎盘功能不良。

（2）胎心监测　连续描述孕妇胎心率 20～40 min。若胎动时胎心率加速不明显，基线变异率<3 次/分提示存在胎儿窘迫。

（3）胎动计数　胎动减少。

（4）妊娠图　小于第 10 百分位线，连续 2 次或者间断出现 3 次，提示胎儿可能存在宫内发育迟缓。

（5）胎儿生物物理评分低　根据 B 型超声监测胎动、胎儿呼吸运动、胎儿肌张力、羊水量及胎儿电子监护 NST 结果进行综合评分，每项 2 分，满分为 10 分，8 分为急性或慢性缺氧可能性小，6 分可疑有急慢性缺氧，4 分提示有急性或慢性缺氧，2 分有急性缺氧伴慢性缺氧，0 分有急慢性缺氧。

（6）羊水胎粪污染　通过羊膜镜检查可见羊水混浊呈浅绿色、深绿色及棕黄色。

（四）医疗处理

1. 急性胎儿窘迫

应采取果断措施，改善胎儿缺氧状态。

（1）一般处理　左侧卧位。吸氧，10 L/min。间断吸氧每次 30 min，间隔 5 min。纠正脱水、酸中毒及电解质紊乱，三联药物：即 50% 葡萄糖 60 ml 加维生素 C 500 mg 及尼可刹米 0.375 g 静脉注射。

（2）病因治疗　针对病因治疗，如不协调子宫收缩过强，缩宫素使用不当引起的强直性子宫收缩，应停用缩宫素，进行宫内复苏，口服宫缩抑制剂沙丁胺醇 2.4～4.8 mg，每日 3 次，哌替啶

100 mg 肌内注射,也可用硫酸镁肌内注射或静脉滴注抑制宫缩。如羊水过少(AFV≤2 cm)脐带受压,可经腹羊膜腔输液,将 250 ml 生理盐水或乳酸钠林格注射液缓慢注入羊膜腔内,5~10 ml/min,AFV 维持 8~10 cm。

(3) 尽快终止妊娠

1) 宫口未开全:立即行剖宫产的指征:①胎心率低于 110 次/分或高于 160 次/分,伴有羊水Ⅱ、Ⅲ度感染;②羊水Ⅲ度污染,B超显示羊水池<2 cm;③持续胎心率缓慢达 100 次/分以下;④胎心监护反复出现晚期减速或出现重度可变减速,胎心率 60 次/分以下持续 60 s 以上;⑤胎心图基线变异消失伴晚期减速;⑥胎儿头皮血 pH 值<7.20 者。

2) 宫口开全:S≥3.0,给氧的同时应尽快经阴道助娩。

2. 慢性胎儿窘迫

应针对病因,视孕周、胎儿成熟度及胎儿窘迫程度决定处理。

(1) 一般处理 左侧卧位。吸氧每日 2~3 次,每次 30 min。积极治疗妊娠合并症及并发症。

(2) 期待疗法 孕周小,胎儿娩出后存活可能性小,尽量保守治疗以期延长胎龄,同时促胎儿成熟,等待胎儿成熟后终止妊娠。

(3) 终止妊娠 妊娠近足月,胎动减少,OCT 出现频繁的晚期减速或重度变异减速,胎儿生物物理评分<4 分者,均应以剖宫产终止妊娠为宜。

二、护理

(一) 护理评估

内容包括:①病史-症状;②身体评估-体征;③辅助检查(见概述部分);④孕妇及家属心理变化。

发生胎儿窘迫时孕产妇夫妇会因为担心胎儿的安危而产生焦虑和恐惧,对需要提前终止妊娠的处理表示不理解,在分娩方式的选择上表现出无助感。胎儿死亡后,患者夫妇在感情上受到强烈的创伤,表现为愤怒、忧伤和无法接受。

(二) 主要护理诊断及医护合作性问题

(1) 有胎儿受伤的危险 与胎儿窘迫、采取急救有关。

(2) 知识缺乏 与初次妊娠,无经验、胎儿窘迫的发生、发展、危险性不甚了解有关。

(3) 焦虑 与对胎儿宫内情况不会自我监测、担心预后有关。

(三) 护理目标

1) 胎儿宫内危险性降低,胎儿顺利出生。

2) 孕妇能描述胎儿窘迫的临床表现,孕妇及家属主动参与制定的保健措施。

3) 孕妇焦虑症状减轻。

(四) 护理措施

1. 相同护理

1) 嘱孕妇左侧卧位或变换体位解除脐带受压。

2）遵医嘱给氧。

3）遵医嘱治疗 如静脉推注 50％葡萄及维生素 C,纠酸、补液等。

4）向孕妇及其家属讲解胎儿窘迫的病因及临床表现,提供相关信息包括治疗的目的、操作过程和预期效果,耐心解答孕妇的问题,提供适合孕妇需要的学习资料,使他们能做到心中有数,保持心情愉快,情绪放松,积极配合治疗、护理。

2. 对慢性胎儿窘迫孕妇的护理

1）嘱孕妇尽量卧床休息,减少活动。

2）嘱孕妇按要求自测胎动,如有胎动频繁,每小时＞5 次或 24 h＜10 次,应及时告诉医护人员。

3）指导孕妇进食高蛋白、高维生素、富含铁的食物,纠正贫血。

4）定期按医嘱行胎儿监测,了解宫内胎儿情况,动态观察并及时记录。

5）协助医师检查和治疗,或按医嘱做好剖宫产术前准备。

3. 对急性胎儿窘迫孕妇的护理

1）进行胎心监护,密切监测胎心率。

2）遵医嘱给药。

3）若因使用催产素致子宫收缩过强造成胎心率异常,应立即停注。

4）及时作好剖宫产手术前准备。

5）协助医师或助产士尽快经阴道助产娩出胎儿。

6）迅速备好抢救新生儿的用物及药物,随时配合对新生儿的抢救工作。

4. 对胎儿或新生儿发生意外孕妇及其家属的护理

1）给予孕妇及家属适当的信息,使其对实情有所了解,进行适当的安慰,以取得主动的医护配合。

2）创造安静、舒适的环境,避免与其他具有焦虑情绪的患者及亲属接触,避免与有死胎、死产或新生儿窒息的孕产妇同居一室。

3）陪伴她们,提供优质服务,给以专业技术的支持及关怀。

4）鼓励产妇说出内心感受并给予理解、同情,指导孕产妇转移情绪,安排家人陪伴她们,给予爱的表达。

(五) 护理评价

1）胎儿宫内缺氧的程度有否得到改善,新生儿出生评分情况。

2）孕妇及家属对胎儿窘迫是否真正了解,了解本病的愿望如何。

3）孕妇焦虑的程度是否得到改善,控制焦虑的应对技巧的掌握情况。

第五节 新生儿窒息

一、概述

新生儿窒息是指婴儿出生后不能建立正常的自主呼吸而导致低氧血症、高碳酸血症、代谢性酸中毒及全身多脏器损伤。由于诊断标准未完全统一，国内文献报道的发病率差异很大。新生儿窒息是引起新生儿死亡和儿童伤残的重要原因之一。

(一)病因

窒息的本质是缺氧，凡是影响胎儿、新生儿气体交换的因素均可引起窒息。绝大多数出现于产程开始后。新生儿窒息多为胎儿窒息（宫内窘迫）的延续，也可能是分娩过程中一些因素引起的呼吸循环障碍。

1. 母亲方面

(1)母亲年龄≥35岁或年龄<16岁，有吸毒、吸烟史，母有慢性或严重心、肺疾病、严重贫血、糖尿病史。

2)孕期有妊娠期高血压疾病、多胎妊娠、前置胎盘、胎盘早剥、胎盘老化、脐带脱垂、绕颈、打结、过短或牵拉等。

3)分娩时有头盆不称、宫缩乏力、臀位，使用高位产钳、胎头吸引术及产程中麻醉药、镇痛药或催产药使用不当等。

2. 胎儿方面

1)早产儿、巨大儿、多胎儿等。

2)先天性畸形，如食管闭锁、喉蹼、肺发育不全、先天性心脏病等。

3)呼吸道阻塞，如羊水、黏液或胎粪吸入。

(二)医疗诊断

根据临床表现进行诊断。

1. 胎儿宫内窒息

早期有胎动增加，胎心率≥160次/分；晚期则胎动减少，甚至消失，胎心率<100次/分；羊水胎粪污染。

2. 新生儿窒息诊断和分度

Apgar评分是一种简易的、临床上评价刚出生婴儿有无窒息及其程度的方法，由Apgar首先提出而命名。分别于生后1 min、5 min和10 min进行。8～10分为正常，4～7分为轻度窒息，0～3分为重度窒息；1 min评分反映窒息严重程度，是复苏的依据，5 min及10 min评分有助于判断复苏效果及预后。Apgar评分易受多种因素影响，如早产儿肌张力低或孕母应用镇静药等，评分均较实际的低，故近年认为出生时加做脐血血气分析可增加判断窒息的正确性。

3. 并发症

缺氧缺血可造成多器官受损，但不同组织细胞对缺氧的易感性各异，其中脑细胞最敏感，其次为心肌、肝和肾上腺；而纤维、上皮及骨骼肌细胞耐受性较高，因此各器官损伤发生的频率和程度则有差异。主要有缺氧缺血性脑病和颅内出血；缺氧缺血性心肌病，表现为各种心律失常、心律紊乱、心力衰竭、心源性休克等。

4. 辅助检查

对宫内缺氧胎儿，可通过羊膜镜了解羊水胎粪污染程度或胎头露出宫口时取头皮血行血气分析，以评估宫内缺氧程度；动脉血气分析可有 PaO_2、pH值下降、$PaCO_2$ 上升；另应检测血糖、电解质、血尿素氮和肌酐等生化指标。

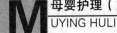
（三）处理原则

生后应立即进行复苏及评估，而不应延迟至 1 min Apgar 评分后进行，并由产科医师、儿科医师、助产士（师）及麻醉师共同协作进行。采用国际公认的 ABCDE 复苏方案。A（airway）清理呼吸道；B（breathing）建立呼吸；C（circulation）维持正常循环；D（drugs）药物治疗；E（evaluation）评估。前 3 项最重要，其中 A 是根本，B 是关键，评估贯穿于整个复苏过程中。呼吸、心率和血氧饱和度是窒息复苏评估的三大指标。临床恶化顺序为皮肤颜色→呼吸→肌张力→反射→心率，复苏有效顺序为心率→反射→皮肤颜色→呼吸→肌张力。肌张力恢复越快，预后越好。应严格按照 A＋B＋C＋D 步骤进行复苏，其步骤不能颠倒。大多数经过 A 和 B 步骤即可复苏，少数则需要 A，B 及 C 步骤，仅极少数需 A，B，C 及 D 步骤才可复苏。

复苏后仍需监测体温、呼吸、心率、血压、尿量、肤色及窒息引起的多器官损伤。如并发症严重，需转运到 NICU 治疗，转运中需注意保温、监护生命指标和予以必要的治疗。

（四）治疗方法

1）最初复苏步骤（要求在生后 15～20 s 内完成）：保暖、减少散热、摆好体位、清理呼吸道、触觉刺激呼吸。

2）触觉刺激后再根据呼吸情况评估心率和肤色决定是否使用复苏气囊或气管插管进行面罩正压通气。

3）如气管插管正压通气 30 s 后，心率＜60 次/分或心率在 60～80 次/分不再增加，应同时进行胸外心脏按压以维持正常循环。

4）药物治疗：肾上腺素、扩容剂（全血、血浆、5％清蛋白或生理盐水）、碳酸氢钠、多巴胺或多巴酚丁胺、纳洛酮等。

二、护理

（一）护理评估

（1）一般资料　询问有无宫内窒息史及出生时的 Apgar 评分。

（2）病情评估　了解出生后有无兴奋、肌张力降低或增高现象；评估有无中枢性呼吸衰竭。

（3）心理状况　由于患儿缺氧、发绀、呼吸困难，生命垂危，家长表现焦虑不安、烦躁，同时又对预后担忧，担心遗留后遗症。

（二）主要护理诊断及医护合作性问题

（1）不能维持自主呼吸　与羊水、气道分泌物吸入导致低氧血症和高碳酸血症有关。

（2）体温过低　与缺氧、环境温度低下有关。

（3）有感染的危险　与免疫功能低下有关。

（4）潜在并发症　惊厥，与窒息引起脑功能受损有关。

（5）恐惧（家长）　与病情危重及愈后不良有关。

(三) 护理目标

1) 经治疗后神志清楚,面色好转,心率正常,呼吸平稳。

2) 无交叉感染。

3) 患儿无后遗症发生,家长了解本病的预后及育儿知识。

(四) 护理措施

1. 维持自主呼吸

(1) 复苏　积极配合医生按 A、B、C、D、E 程序进行复苏。

1) A(通畅气道):要求在生后 15～20 s 内完成。①保暖:婴儿娩出后即置于远红外线或其他方法预热的开放式抢救台上,设置腹壁温度为 36.5℃;②减少散热:用温热干毛巾揩干头部及全身;③摆好体位:患儿仰卧,肩部以布卷垫高 2～3 cm,使颈部稍后伸至中枕位;④清理呼吸道:立即吸净口、咽和鼻腔的黏液,应先吸口腔,后吸鼻腔,吸引时间不应超过 10 s。如羊水混有较多胎粪,应于肩娩出前即吸净口腔和鼻腔;肩娩出后、第一次呼吸前,应采用胎粪吸引管进行血管内吸引,将胎粪吸出。

2) B(建立呼吸):①触觉刺激:经上述处理后婴儿仍无呼吸,可拍打或弹足底和摩擦患儿背部促使呼吸出现。②触觉刺激后如出现正常呼吸,再评估心率,如心率>100 次/分,再评估肤色,如红润或仅手足青紫可观察。③如无自主呼吸和(或)心率<100 次/分,立即用复苏气囊进行面罩正压通气。面罩应密闭口、鼻,通气频率为 40～60 次/分(胸外按压时为 30 次/分),压力大小随患儿体重和肺部情况而定,手指压与开放的时间比为 1∶1.5,氧气流量应≥5 L/min。胸廓起伏时证明通气有效。④15～30 s 后,再评估心率,如心率>100 次/分,出现自主呼吸可评估肤色,吸氧或观察。⑤如无规律性呼吸或心率<100 次/分,需进行气管插管正压通气。

3) C(恢复循环):如气管插管正压通气 30 s 后,心率持续<60 次/分,应同时进行胸外心脏按压。用中、示指或双拇指按压胸骨体下 1/3 处,频率为 90 次/分(每按压 3 次,正压通气 1 次),按压深度为胸廓前后径的 1/3。

4) D(药物治疗):①建立有效地静脉通路;②保证药物应用:a.肾上腺素,经胸外心脏按压 30 s 后,心率仍<60 次/分或心率为 0,应遵医嘱立即给予 1∶10 000 肾上腺素 0.1～0.3 ml/kg,首先脐静脉导管内注入或气管导管内注入,5 min 后可重复一次。b.扩容剂,给药 30 s 后,如心率<100 次/分,并有血容量不足表现时,给予生理盐水,剂量为每次 10 ml/kg,于 5～10 min 以上静脉输注。c.碳酸氢钠,经上述处理效果不明显,确定或考虑有代谢性酸中毒,可给予 5% 碳酸氢钠 3～5 ml/kg,加等量 5% 葡萄糖液,缓慢静脉推注(>5 min)。d.多巴胺或多巴酚丁胺,有循环不良者可加用,为 5～20 μg/(kg·min),静脉点滴。多巴胺使用时应从小剂量开始,根据病情逐渐增加剂量,最大不超过 20 μg/(kg·min)。e.纳洛酮,用于其母产前 4～6 h 用过吗啡类麻醉或镇痛药所致新生儿呼吸抑制时,每次 0.1 mg/kg,静脉或气管内注入,间隔 0.5～1 h 可重复 1～2 次。

5) E(评价):复苏过程中,每操作一步的同时,均要评价患儿的情况,然后再决定下一步的操作。

(2) 加强监护　患儿取侧卧位,床边备吸引器等物品,监测患儿神志、肌张力、体温、呼吸、心率、血氧饱和度、血压、尿量和窒息所致的各系统症状,观察用药反应,认真填写护理记录单。

2. 保暖

整个治疗护理过程中应注意患儿的保暖，可将患儿置于远红外保暖床上，病情稳定后置暖箱中保暖或热水袋保暖，维持患儿肛温 36.5～37℃。

3. 预防感染

严格执行无菌操作技术，勤洗手及加强环境管理。

4. 安慰家长

耐心细致地解答病情，介绍有关医学基础知识，取得家长理解，减轻家长的恐惧心理，得到家长最佳的配合。

（五）护理评价

患儿缺氧是否改善，呼吸平稳，有无惊厥与烦躁不安，病情是否控制，营养得到适当支持；是否发生并发症，发生并发症时是否有效控制；家长表示理解，恐惧心理减轻。

附一　遗传咨询与产前诊断

遗传咨询是预防遗传疾病传代和进行产前遗传病诊断的围产医学的重要组织部分，是对可能发生遗传病患儿的孕妇进行家谱分析，估计胎儿得遗传病的概率。经过遗传咨询后，对具有患某些遗传性疾病风险较大的胎儿，需作产前诊断。产前诊断，即出生前诊断，又称宫内诊断，是指对胎儿进行先天性缺陷和遗传性疾病的诊断。它应用近代医学遗传学和现代医学技术和方法，在胎儿出生前及早了解胎儿在子宫内生长发育的情况。这是一种防范性优生的重要措施。

一、遗传咨询

（一）概念

由从事医学遗传的专业人员或咨询医师对咨询者所提出的家庭中遗传性疾病的发病原因、遗传方式、诊断、预后、复发风险率、防治等问题予以解答，并就咨询者提出的婚育问题提出建议和具体指导供参考。是预防遗传病的一个重要环节。

（二）步骤

1. 明确步骤

通过家系调查、家谱分析、临床表现和实验室检查等方式，区分遗传性疾病与先天性疾病、家族性疾病的区别和联系。

（1）遗传性疾病　是指个体生殖细胞或受精卵的遗传物质发生突变或突变引起的疾病，具有垂直传递和终生性特征。

（2）先天性疾病　是指个体出生后即表现出来的疾病。

（3）家族性疾病　是指表现出家族聚集现象的疾病。

2. 确定遗传方式，预测子代再现风险

可根据遗传性疾病类型和遗传方式作出估计。

3. 人类遗传病预期危险率的推算

人类遗传性疾病分 3 类：单基因遗传病、多基因遗传病及染色体疾病。

(1) 单基因遗传病预期危险率的推算　①常染色体显性遗传病：夫妻一方患病，子女预期危险率为 2/1；未患病子女的后代不发病。②常染色体隐性遗传：夫妻为携带者，生育过一患儿，再生育子女的预期危险率为 1/4；夫妻一方患病，且非近亲结婚其子女不发病，为携带者。3X 连锁显性遗传病：夫为患者，妻正常，其女儿发病，儿子正常；妻为患者，夫正常，其子女各有 1/2 发病。4X 连锁隐性遗传病：夫为患者，妻正常，其儿子正常；妻为患者，夫正常，其儿子发病，女儿均为携带者；妻为携带者，夫正常，其儿子的预期危险率为 1/2。

(2) 多基因遗传病预期危险率的推算　受遗传基因和环境因素的双重影响，约 40% 先天畸形由多基因和环境因素相互作用引起。家庭中患多基因遗传病患者越多、病情越重，子代再发风险越高。

(3) 染色体病预期危险率的推算　绝大多数是由亲代的生殖细胞畸变所致，再发风险率应依照患者及其父母的核型分析来判断。

(4) 近亲结婚对遗传性疾病影响的估计　临床上常以亲缘系数、近婚系数和性连锁基因的近婚系数估计判断近亲结婚对遗传性疾病的影响程度。我国婚姻法规定：直系血亲和三代以内的旁系血亲禁止结婚。

(三) 遗传咨询范畴

遗传咨询范畴分为婚前咨询、产前咨询和一般性遗传咨询。

二、产前诊断

(一) 概述

通过对胎儿进行特异性检查，以判断胎儿是否患有先天性或遗传性疾病。这种诊断是在胎儿娩出之前做出的，故又称为宫内诊断、出生前诊断或产前子宫内诊断。它与产前检查不同，产前检查是指对妊娠妇女做定期的常规健康检查，以了解母亲与胎儿的一般产科情况，以便及时发现问题给予纠正。产前检查是妊娠期间对孕妇及胎儿的保健措施。产前诊断是为避免遗传疾病而进行的胎儿宫内诊断技术。通过遗传咨询，医生认为有必要进行产前诊断，是为了了解胎儿有无遗传疾病、遗传缺陷、畸形等不正常情况，以便采取措施。因为先天性疾病的患儿不仅本人终生痛苦，给家庭和社会带来不幸，而且其致病基因仍会继续遗传下去，造成后代或隔代发病率增高且无有效的治疗方法。产前诊断包括：观察胎儿外形；染色体核型分析；检测基因；检测基因产物。包括创伤性和非创伤性两大类。前者主要包括羊膜腔穿刺、绒毛取样、脐周血取样、植入前诊断和胎儿镜等，后者则包括图像观察胎儿（主要用超声波图像，尚有近年新发展的昂贵的 MRI 图像）以及母体外周血胎儿细胞检测。

(二) 产前诊断对象

并非所有的孕妇都需要进行产前诊断，有下列情况者，应该进行产前诊断。

1) 35 岁以上的高龄孕妇。

2) 生育过染色体异常儿的孕妇。

3）夫妇一方有染色体平衡易位者。

4）生育过无脑儿、脑积水、脊柱裂、唇裂、腭裂、先天性心脏病儿者。

5）性连锁隐性遗传病基因携带者。

6）夫妇一方有先天性代谢疾病，或已生育过病儿的孕妇。

7）在妊娠早期接受较大剂量化学毒剂、辐射和严重病毒感染的孕妇。

8）有遗传性家族史或有近亲婚配史的孕妇。

9）原因不明的流产、死产、畸胎和有新生儿死亡史的孕妇。

10）本次妊娠羊水过多、疑有畸胎的孕妇。

（三）产前诊断的内容

1. 染色体病的产前诊断

主要依靠细胞遗传学方法，可取羊水细胞、绒毛细胞或胎儿血细胞制备染色体，采用原位杂交技术如荧光原位杂交和引物原位 DNA 合成技术，可获得准确的核型分析结果。

2. 性连锁疾病的产前诊断

常用 Y 染色体特异性探针进行原位杂交或 Y 染色体特异性 DNA 序列的聚合酶联反应扩增技术，结果正确。

3. 先天性代谢缺陷疾病的产前诊断

多为常染色体隐性遗传病，产前诊断的经典方法是测定培养的羊水细胞或绒毛细胞特异酶活性。近年能利用分子生物技术在 DNA 水平待测的基因进行分析。

4. 非染色体性先天畸形

以神经管缺陷为代表，占产前诊断疾病的 1/3～1/2。检测羊水中甲胎蛋白高于正常 10 倍以上、母血中甲胎蛋白值超过同期妊娠平均值 2 个标准差。羊水中乙酰胆碱酯酶增高。在妊娠 16～20 周，B 超检查和母血中甲胎蛋白测定即可确诊。

（四）产前诊断方法

1）羊膜腔穿刺行羊水检查。

2）绒毛活检：优点为诊断结果比羊水检查约提前 2 个月。

3）羊膜腔胎儿造影：可诊断胎儿体表畸形或胎儿消化管畸形，可弥补 B 超检查的不足。

4）胎儿镜检查：可在直视下观察胎儿体表和胎盘胎儿面。

5）B 超声检查：是产前诊断胎儿畸形必不可少的手段。

6）经皮脐静脉穿刺取胎血检测。

7）胎儿心动图：能正确显示胎儿心脏结构和功能。

附二　产前诊断方法

一、羊膜镜检查

羊膜镜检查（amnioscopy）是应用羊膜镜通过观察妊娠晚期或分娩期的羊水情况，来判断胎儿宫内状况。

1. 应用条件

包括：①宫口开大 1 cm 以上；②宫颈口无黏液、无出血；③有前羊水囊存在；④宫颈管不过度后屈；⑤无前置胎盘；⑥双胎妊娠时，只能观察第一个胎儿的羊水。

2. 禁忌证

包括：①高危妊娠；②出现胎儿窘迫征象；③可疑过期妊娠；④羊膜穿刺后可疑羊膜腔出血；⑤疑胎膜早破但无羊水流出；⑥胎儿胎盘功能减退的孕妇。

3. 注意事项

包括：①由于有假阳性和假阴性结果出现，目前很少单纯依靠羊膜镜做诊断；②严格无菌操作，要轻、稳、避免出血、感染、破膜。

二、羊水检查

羊水检查是经羊膜腔穿刺取羊水进行羊水分析的出生前的一种诊断方法。

(一) 适应证

1. 宫内胎儿成熟度的测定

处理高危妊娠，在引产前需了解胎儿成熟度，选择分娩的有利时机。

2. 先天异常的产前诊断

1) 性连锁遗传病携带者，于孕期确定胎儿性别时。

2) 35 岁以上高危孕妇。

3) 孕妇有常染色体异常，先天代谢障碍，酶系统障碍的家族史者。

4) 前胎为先天愚型或有家族史者。

5) 前胎为神经管缺陷或此孕期血清甲胎蛋白值明显高于正常妊娠者。

3. 疑为母儿血型不合

略。

4. 检测胎儿有无宫内感染

如风疹病毒、巨细胞病毒或弓形体感染。

(二) 临产应用

1. 胎儿成熟度的检查

(1) 胎儿肺成熟度检查

1) 卵磷脂与鞘磷脂比值(L/S)测定：L/S≥2 提示胎儿肺已成熟；L/S<1.49 提示胎儿肺未成熟新生儿 RDS 的发生率约 73%；L/S 在 1.5～1.9 为临界值，新生儿约 50% 可能发生 RDS。糖尿病孕妇羊水 L/S 3.0 表示胎儿肺成熟。

2) 磷脂酰甘油(PG)：PG 测定在判断胎儿肺成熟度优于 L/S 比值法：①PG 的测定不受血液或胎粪污染的影响；②PG 出现一般不会发生新生儿呼吸窘迫综合征(RDS)；③PG 阴性，即使 L/S≥2，仍有可能发生 RDS。

(2) 胎儿肾成熟度的检查　测定羊水肌酐值≥176.8 μmol/L 为胎儿肾成熟值，132.5～175.9 μmol/L 为临界值，<132.5 μmol/L 为胎儿肾未成熟值。

(3) 胎儿肝成熟度的检查　羊水中胆红素△OD450<0.02 为胎儿肝成熟度值。0.02～0.04

为临界值，>0.04 为胎儿肝未成熟。

（4）胎儿皮肤成熟度的检查　羊水中脂肪细胞>20％为胎儿皮肤成熟。10％～20％为临界值；<10％提示胎儿皮肤未成熟。

2. 先天异常的检查

（1）染色体异常　如常染色体异常有先天愚型(21-三体)；性染色体异常有先天性卵巢发育不全征(45,XO)。

（2）先天性代谢异常　均可通过羊水细胞培养后进行各种酶测定的确诊。

（3）基因病　从羊水细胞提取胎儿 DNA，针对某一基因作直接或间接分析或检测，目前国内能进行产前诊断的遗传病有地中海贫血，苯丙酮尿症，血友病，假性肥大型肌营养不良等。

3. 羊水上清液的生化测定

（1）羊水中甲胎蛋白的测定　诊断胎儿开放性神经管缺陷。

（2）羊水雌三醇的测定　羊水中雌三醇值与尿雌三醇呈良好相关，能准确地反映胎儿胎盘单位的功能状态，羊水中雌三醇值低于 100 $\mu g/ml$ 时，胎儿预后不良。

4. 预测胎儿性别

略。

5. 预测胎儿血型

适用于可疑 ABO 血型不合的孕妇。

6. 检测宫内感染

孕妇有风疹病毒等感染时，可测羊水中特异免疫球蛋白。

7. 协助诊断胎膜早破

早破膜时 pH 值>7；胎膜早破时取穹隆处液体烘干后镜检见羊齿状结晶和少许毳毛。

三、经皮脐静脉穿刺取血术

经皮脐静脉穿刺取血(precutaneous umbilical blood sampling)是在 B 超引导下经孕妇腹壁穿刺采集胎儿脐静脉血的新技术，对胎儿进行产前诊断和宫内治疗。

适应证：①胎儿染色体核型分析；②诊断胎儿血液疾病；③评价胎儿宫内缺氧；④诊断胎儿宫内感染；⑤某些遗传代谢缺陷；⑥用于胎儿宫内治疗。

四、超声检查

超声检查对人体损伤小，可以重复，诊断迅速、准确，已成为妇产科首选的影像学诊断方法。妇产科常用的超声检查分经腹及经阴道两种方法。超声仪器常用"B 型超声诊断仪"和"彩色多普勒超声仪"。

1. 适应证

适应证包括：①了解子宫大小，子宫内膜的周期性变化、子宫畸形、卵泡发育；②判断胎儿发育情况，有无畸形；③测定胎盘位置，成熟度及羊水量；④彩超可测子宫动脉血流，卵巢和滋养层血流、胎儿血流；⑤彩超可对胎儿血流进行测定；⑥判断妊娠及其并发症：如流产、异位妊娠等。

2. 禁忌证

未婚者禁作阴超。

3. 注意事项

经腹探测需保持膀胱充盈状态。

学生自主、延伸性学习的学习任务

妊娠 37 周初产妇,自觉胎动减少 3 d;检查:宫高 28 cm;无宫缩,胎心率 120 次/分左右;胎动时胎心率加速不明显,基线变异率<3 次/分;产前检查卡的妊娠图上显示宫高曲线持续 3 次位于第 10 百分位线下。

1. 根据目前资料,你评估该孕妇的情况是否正常?为什么?给出医疗和护理诊断。

2. 应采取哪些护理措施?

3. 提出监测和预防方案。

（高惠兰　潘放鸣　于海英　殷　勇）

第八章

妊娠期并发症母儿的护理

掌握 流产、异位妊娠、前置胎盘、胎盘早剥、妊娠期高血压疾病、双胎妊娠、羊水过多、早产及过期妊娠的医疗诊断、处理原则、护理诊断与护理措施。

熟悉 流产、异位妊娠、前置胎盘、胎盘早剥、妊娠期高血压疾病、双胎妊娠、羊水过多、早产及过期妊娠的概念、病因与护理评估。

了解 流产、异位妊娠、前置胎盘、胎盘早剥、妊娠期高血压疾病、双胎妊娠、羊水过多、早产及过期妊娠的病理、护理目标与护理评价。

情景病例一 患者,女性,32岁,已婚,因下腹疼痛3h于2014年12月10日就诊。末次月经2015年10月26日,3d前有少量阴道流血,咖啡色,入院前1h突感左下腹撕裂样疼痛伴肛门坠胀感,晕厥1次。平时月经规则,4/29d,2-0-1-1,宫内节育器避孕6年,查体:T 37.3℃,P 110次/分,BP 75/45 mmHg,神清淡漠,面色苍白,四肢湿冷,心率110次/分,未闻及杂音,腹稍隆,全腹广泛压痛及反跳痛,以左下腹为重。妇科检查:外阴正常,阴道畅,见少许咖啡色分泌物,宫颈光滑,举痛明显,子宫前位、稍大、漂浮感,双侧附件压痛明显,触诊不满意。

任务要求 1. 评估出该患者最可能的医疗诊断。

2. 列出该患者目前存在的最主要的护理诊断。

3. 为该孕妇实施即时的护理。

情景病例二 患者,女性,36岁,妊娠37周,因无痛性反复阴道大量流血3h入院。家属与孕妇均很焦急,恐慌,急盼医护人员救治。T 37.2℃,R 20次/分,P 92次/分,BP 85/50 mmHg。腹部检查:胎位为枕左前,胎心130次/分,无宫缩。

任务要求　1. 评估出该孕妇可能的医疗诊断和治疗原则。

2. 配合医师确诊做进一步的检查。

3. 为该孕妇实施护理措施。

情景病例三　初孕妇,30 岁,妊娠 36 周,主诉头晕、头痛、眼花、胸闷 1 周入院,2 h 前发生呕吐,同时出现抽搐,持续约 1 min,现急诊入院。测 BP 160/110 mmHg,查体水肿"＋＋",实验室检查尿蛋白(＋＋＋),该孕妇基础血压 90/60 mmHg。

任务要求　1. 评估该孕妇的临床诊断。

2. 围绕处理原则采取应急护理措施。

3. 制定出该孕妇的入院护理计划。

第一节　流　产

一、概述

妊娠不足 28 周,胎儿体重不足 1 000 g 而终止者,称为流产(abortion)。流产发生于妊娠 12 周以前者称早期流产,发生在妊娠 12 周至不足 28 周者称晚期流产。流产又分为自然流产和人工流产。本节内容仅阐述自然流产。自然流产的发生率占全部妊娠的 10％～15％,其中早期流产占 80％以上。

(一)病因

导致流产的原因很多,除了胚胎本身原因外,还有子宫环境、内分泌状态及其他因素等。主要有以下几方面:

1. 遗传基因缺陷

早期自然流产时,染色体异常的胚胎占 50％～60％,多为染色体数目异常,其次为染色体结构异常。

2. 母体方面的因素

如孕妇患全身性疾病,刺激子宫强烈收缩导致流产;孕妇生殖器官疾病影响胎儿的生长发育而导致流产;孕妇内分泌失调(如甲状腺功能低下、黄体功能不全等)可以导致流产。

3. 环境因素

妊娠期孕妇接触一些有害的化学物质(如砷、铅、苯、甲醛、氯丁二烯、氧化乙烯等)和物理因素(如放射性物质、噪声及高温等)均可引起流产。

4. 其他

另外,妊娠期特别是妊娠早期行腹部手术或创伤、性交,或有吸烟、酗酒、吸毒等不良习惯等诱因,均可刺激子宫收缩而引起流产;胎盘内分泌功能不足引起流产等等。

(二)病理

孕 8 周前的早期流产,胚胎多先死亡,随后发生底蜕膜出血与胚胎绒毛分离、出血,已分离的胚胎犹如异物，引起子宫收缩。妊娠物多能完全排出。因此时胎盘绒毛发育不成熟，与子宫蜕膜联系不牢固，胚胎绒毛易与底蜕膜分离，出血不多。在妊娠8～12周时，胎盘绒毛发育繁盛，与蜕膜层联系牢固，流产的妊娠物往往不易完整地从子宫壁剥离而排出，常有部分组织残留子宫内，影响子宫收缩，故出血较多。妊娠12周后，胎盘已完全形成，流产过程与足月分娩相似，往往先有腹痛，继之排出胎儿及胎盘。有时由于底蜕膜反复出血，凝固的血块包绕胎块，形成血样胎块稽留子宫内，在胚胎排出前，往往发生反复的阴道出血。若时间较长，血样胎块可因血红蛋白被吸收而形成肉样胎块，或纤维化与子宫壁黏连。偶尔有胎儿被挤压可形成纸样胎儿，或钙化形成石胎。

（三）医疗诊断

1. 症状

流产的主要症状为停经后阴道流血和腹痛。

2. 体征

流产发展的各个阶段，其症状发生的时间、程度不同，相应的处理原则亦不同。

一般流产的发展过程如下：

$$先兆流产\begin{cases}继续妊娠\\难免流产\begin{cases}不全流产\\完全流产\end{cases}\end{cases}$$

（1）先兆流产（threatened abortion）　表现为停经后出现少量阴道流血，量比月经少，有时伴有轻微下腹痛、腰痛、腰坠。妇科检查子宫大小与停经周期相符，宫颈口未开，胎膜未破，妊娠产物未排出。经休息及治疗后，若流血停止或腹痛消失，妊娠可继续进行；若流血增多或腹痛加剧，则可能发展为难免流产。

（2）难免流产（inevitable abortion）　由先兆流产发展而来，流产已不可避免。表现为阴道流血量增多，阵发性腹痛加重。妇科检查子宫大小与停经周期相符或略小，宫颈口已扩张，但组织尚未排出；晚期难免流产还可有羊水流出或见胚胎组织或胎囊堵子宫口。

（3）不全流产（incomplete abortion）　由难免流产发展而来，妊娠产物已部分排出体外，尚有部分残留子宫内，从而影响子宫收缩，致使阴道出血持续不止，严重时可引起出血性休克，下腹痛减轻。妇科检查一般子宫小于停经周数，宫颈口已扩张，不断有血液自宫颈口内流出，有时尚可见胎盘组织堵塞于宫颈口或部分妊娠产物已排出于阴道内，而部分仍留在空腔内，有时宫颈口已关闭。

（4）完全流产（complete abortion）　妊娠产物已完全排出，阴道出血逐渐停止，腹痛随之消失。妇科检查子宫接近正常大小或略大，宫颈口已关闭。

（5）稽留流产（missed abortion）　指胚胎或胎儿已死亡滞留在宫腔内尚未自然排出者。胚胎或胎儿死亡后，子宫不再增大反而缩小，早孕反应消失，若已至妊娠中期，孕妇不感腹部增大，胎动消失。妇科检查子宫小于妊娠周期，宫颈口关闭。听诊不能闻及胎心。

（6）习惯性流产（habitual abortion）　指自然流产连续发生3次或3次以上者。每次流产多发生在同一妊娠月份，其临床经过与一般流产相同。早期流产的原因常为黄体功能不足、甲状腺功能低下、染色体异常等；晚期流产最常见的原因为宫颈内口松弛、子宫畸形、子宫肌瘤等。

3. 鉴别诊断

应鉴别流产的类型，鉴别诊断要点见表8-1。早期自然流产与异位妊娠、葡萄胎、功能失调性子宫出血及子宫肌瘤等相鉴别。

表 8-1 各型流产的鉴别诊断

类型	病史			妇科检查	
	出血量	下腹痛	组织排出	宫颈口	子宫大小
先兆流产	少	无或轻	无	闭	与妊娠周数相符
难免流产	中→多	加剧	无	扩张	相符或略小
不全流产	少→多	减轻	部分排出	扩张或有物堵塞或闭	小于妊娠周数
完全流产	少→无	无	全部排出	闭	正常或略大

(四) 处理原则和治疗方法

确诊流产后,根据流产发展的各个阶段,其症状发生的时间、程度不同,相应的治疗方法亦不同。

1. 先兆流产

先兆流产的治疗方法是卧床休息,禁止性生活;减少刺激;必要时给予对胎儿危害小的镇静剂;对于黄体功能不足的孕妇,每日肌注黄体酮 20 mg,以利于保胎;并注意及时进行超声检查,了解胚胎发育情况,避免盲目保胎。

2. 难免流产

难免流产一旦确诊,应尽早使胚胎及胎盘组织完全排出,防止出血和感染。

3. 不全流产

不全流产一经确诊,应行吸宫术或钳刮术以清除宫腔内残留组织。

4. 完全流产

对于完全流产,如无感染征象,一般不需特殊处理。

5. 稽留流产

对于稽留流产,应及时促使胎儿和胎盘排出,以防稽留日久发生凝血功能障碍。处理前应做凝血功能检查。

6. 习惯性流产

习惯性流产以预防为主,在受孕前,对男女双方均应进行详细检查。流产过程中,若阴道流血时间过长、有组织残留子宫腔内或非法堕胎等,有可能引起宫腔内感染。严重时感染可扩展到盆腔、腹腔乃至全身,并发盆腔炎、腹膜炎、败血症及感染性休克等,称感染性流产(infectious abortion)。

学生自主探究的病例

初孕妇,31岁,平时月经规则,因停经46 d阴道流血伴下腹隐痛2 d就诊。妇科检查:阴道少量血液,宫口关闭,子宫孕40余天大小,妊娠试验(十)。

任务要求 根据现有资料:

1. 协助医师护送该孕妇做B超,向孕妇解释做这项检查的临床意义。
2. 评估出该孕妇目前的主要护理诊断。
3. 为孕妇进行保健及识别病情变化的指导。

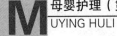

二、护理

（一）护理评估

1. 健康史

应详细询问患者停经史、早孕反应、阴道流血的持续时间与阴道流血量；有无腹痛，腹痛的部位、性质及程度，阴道有无组织排出。

2. 身心状况

（1）症状　询问阴道流血的量，是否持续流血，出血为鲜红色还是暗红色，是否伴有疼痛，疼痛的部位、性质及程度。有无妊娠产物排出。流产孕妇可因出血过多而出现休克，或因出血时间过长、宫腔内有残留组织而发生感染，因此护士应全面评估孕妇的各项生命体征，判断流产类型，尤其注意与贫血及感染相关的征象。

（2）体征　观察全身情况，有无贫血，测量体温、脉搏、血压，评估有无苍白、脉搏细速、血压下降等休克症状。消毒后妇科检查，注意阴道内有无组织物排出或堵子宫颈口，有无血液自宫颈管流出，宫颈口是否扩张，子宫大小与妊娠月份是否相符，有无压痛。检查时注意动作轻柔，尤其是先兆流产的孕妇。

（3）心理-社会状况　流产孕妇的心理状况常以焦虑和恐惧为特征。孕妇面对阴道流血常常惊慌失措；因担心出血威胁胎儿和自身的健康与生命，孕妇可表现出强烈的情绪反应如伤心、郁闷、烦躁不安等。

3. 诊断检查

（1）妇科检查　在消毒条件下进行妇科检查，进一步了解宫颈口是否扩张，羊膜是否破裂，有无妊娠产物堵塞与宫颈口内；子宫大小与停经周期是否相符，有无压痛等。

（2）实验室检查　多采用放射免疫方法对绒毛膜促性腺激素（HCG）、胎盘生乳素（HPL）雌激素和孕激素等进行定量测定，如测定的结果低于正常值，提示有流产可能。

（3）B型超声显像　超声显像可显示有无胎囊、胎动、胎心等，从而可诊断并鉴别流产及其类型，指导正确处理。

（二）主要护理诊断及医护合作性问题

（1）组织灌注量不足　与出血有关。
（2）有感染的危险　与阴道出血时间过长、宫腔内有残留组织等因素有关。
（3）焦虑　与担心胎儿和自身的健康与生命安全等有关。

（三）护理目标

1）孕妇出血得到控制，维持正常生命体征。
2）孕妇无感染产生。
3）孕妇悲哀反应减轻，积极配合治疗，维持较高的自尊。

（四）护理措施

对于不同类型的流产孕妇，处理原则不同，其护理措施亦有差异。护士在全面评估孕妇身心状况的基础上,综合病史及诊断检查,明确基本处理原则,认真执行医嘱,积极配合医生为流产孕妇进行诊治,并为之提供相应的护理措施。

1. 先兆流产孕妇的护理

先兆流产孕妇需卧床休息,禁止性生活,禁用肥皂水灌肠,以减少各种刺激。护士除了为其提供生活护理外,通常遵医嘱给孕妇适量镇静剂、孕激素等。随时评估孕妇的病情变化,如是否腹痛加重、阴道流血量增多等。此外,由于孕妇的情绪状态也会影响其保胎效果,因此护士还应该注意观察孕妇的轻型反应,加强心理护理,从而稳定孕妇情绪,增强保胎信心,但不能盲目保胎。护士需向孕妇及家属讲明以上保胎措施的必要性,以取得孕妇及家属的理解和配合。

2. 妊娠不能再继续者的护理

护士应做好输血、输液及终止妊娠的准备,协助医师完成手术过程,使妊娠产物完全排出。有凝血功能障碍者应给予以纠正,然后再行引产或手术。并严密监测孕妇的体温、血压及脉搏,观察其面色、腹痛、阴道流血及与休克有关征象。并严密监测孕妇的体温、血压及脉搏,观察其面色、腹痛、阴道流血及与休克有关征象。

3. 预防感染

护士应监测患者的体温、血象及阴道流血,分泌物的性质、颜色、气味等,并严格执行无菌操作规程,加强会阴部护理。指导孕妇使用会阴垫,保持会阴部清洁。禁止性生活,1 个月返院复查,确定无禁忌证后,方可开始性生活。当护士发现感染征象后应及时报告医师,并按医嘱进行抗感染处理。

4. 加强卫生宣教,避免再次流产

与孕妇及家属共同讨论此次流产的原因,帮助他们为再次妊娠做好准备。护士应协助患者顺利度过失去胎儿后的悲伤期。

(五) 护理评价

1) 生命体征正常,无出血,感染征象。

2) 孕妇情绪稳定,接受事实,先兆流产孕妇配合保胎治疗,继续妊娠。

第二节　异位妊娠

一、概述

受精卵在子宫体腔以外着床,称异位妊娠(ectopic pregnancy),习称宫外孕。异位妊娠依受精卵在子宫腔外种植部位不同而分为输卵管妊娠、卵巢妊娠、腹腔妊娠、宫颈妊娠、阔韧带妊娠等。其中输卵管妊娠最为常见,占异位妊娠中 95% 左右。在异位妊娠中,本节主要阐述输卵管妊娠。

输卵管妊娠是妇产科常见急腹症之一,当输卵管妊娠流产或破裂时,可引起腹腔内严重出血,如不及时诊断、处理,可危及生命。输卵管妊娠因其发生部位不同又可分为间质部、峡部、壶腹部和伞部妊娠(图 8-1)。以壶腹部妊娠多见,其次峡部、伞部,间质部妊娠少见。

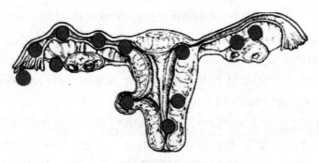

图 8 - 1　输卵管妊娠的发生部位

（一）病因

1. 输卵管病变

慢性输卵管炎症是异位妊娠的主要病因。输卵管黏膜炎和输卵管周围炎使输卵管扭曲，管腔狭窄，妨碍了受精卵的顺利通过和运行。

2. 输卵管发育不良或功能异常

输卵管过长、黏膜纤毛缺乏、肌层发育不良、输卵管蠕动，纤毛活动以及上皮细胞的分泌功能异常等，均可影响受精卵的正常运行。

3. 其他

内分泌失调、神经精神功能紊乱、受精卵游走、输卵管手术、辅助生殖技术、宫内节育器避孕失败、子宫内膜异位症等都可增加受精卵着床于输卵管的可能性。

（二）病理

输卵管妊娠时，由于输卵管管腔狭小，管壁薄且缺乏黏膜下组织，当输卵管膨大到一定限度时，可发生不同的结局。

1. 输卵管妊娠流产

多见于妊娠8～12周输卵管壶腹部妊娠。囊胚与管壁分离落入管腔，经输卵管逆蠕动排入腹腔，即形成输卵管流产。

2. 输卵管妊娠破裂

受精卵在输卵管着床后，绒毛侵蚀肌层及浆膜层，最终穿破管壁形成输卵管妊娠破裂。输卵管肌层血管丰富，短期内即可发生大量腹腔内出血，使孕妇发生休克，亦可反复出血，形成盆腔血肿。峡部妊娠最早，多见于妊娠6周左右；间质部妊娠时，常发生于孕12～16周。

3. 陈旧性宫外孕

输卵管妊娠流产或破裂后，若长期反复内出血所形成的盆腔血肿不消散，血肿机化变硬，并与周围组织黏连，临床上称为陈旧性宫外孕。

4. 继发性腹腔妊娠

无论输卵管妊娠流产或破裂，胚胎从输卵管排入腹腔后重新种植而获得营养，可继续生长发育形成继发性腹腔妊娠。

输卵管妊娠时和正常妊娠一样，子宫内膜出现蜕膜反应。有时蜕膜可完整剥离，随阴道流血排出三角形的蜕膜管型；有时则呈碎片排出。排出的组织见不到绒毛，组织学检查无滋养细胞。

(三) 医疗诊断

输卵管妊娠的临床表现与受精卵着床部位、病理结局、出血量多少及时间长短、有无流产后破裂等有关。

1. 症状

(1) 停经 多6~8周数停经史。有20%～30%患者无停经史,误将不规则的阴道流血视为月经,或由于月经仅过期几天而不认为停经。

(2) 腹痛 是输卵管妊娠者的主要症状。输卵管妊娠未发生流产或破裂前,常表现为一侧下腹隐痛或酸胀感。输卵管妊娠流产或破裂时,患者突感一侧下腹部撕裂样疼痛,而且常常伴有恶心、呕吐。若血液局部于病变区主要表现为下腹部疼痛,随着血液由下腹流向全腹,疼痛可由下腹部向全腹部扩散,可引起肩胛部放射性疼痛及胸部疼痛。当血液积聚于直肠子宫陷凹处可出现肛门坠胀感。

(3) 阴道流血 胚胎死亡后,激素水平下降,子宫蜕膜脱落,发生阴道流血,可有蜕膜组织或管型排出。阴道流血常在病灶除去后方能停止。

(4) 晕厥与休克 由于腹腔内急性出血或剧烈腹痛,可出现休克。

(5) 腹部包块 当输卵管妊娠流产或破裂后所形成的血肿时间过久,可因血液凝固并与周围组织或器官(子宫、输卵管、卵巢、肠管等)发生黏连形成包块,包块较大或位置较高者,腹部可扪及。

2. 体征

根据患者内出血的情况,患者可呈贫血貌。腹部检查:下腹压痛及反跳痛,尤以患侧为著,但腹肌紧张轻微。出血较多时,叩诊有移动性浊音。

(四) 处理原则

异位妊娠的处理原则以结合病情为基础,主要以手术治疗和化学治疗为主,也可在严格掌握指征下采用中医辨证论治方法,合理运用中药,或用中西医结合的方法,对输卵管妊娠进行保守治疗。

二、护理

(一) 护理评估

1. 健康史

详细询问有无停经史,停经时间的长短,既往有无盆腔炎、不孕、放置宫内节育器、输卵管复通等与发病相关的高危因素。了解有无腹痛及其出现的时间,阴道流血及其色、量等。

2. 身心状况

(1) 症状 评估阴道出血量,注意:所见的血量不能用以估计实际出血量,必须结合血常规加以分析。询问孕妇出血是否伴有下腹部疼痛,有无头晕、四肢厥冷等症状出现。输卵管妊娠未发现流产或破裂前,症状及体征不明显。当患者腹腔内出血较多时呈贫血貌,严重者可出现面色苍白,四肢湿冷,脉快、弱、细,血压下降等休克症状。

(2) 体征 检查贫血貌,有无低血压、脉搏细速、面色苍白、四肢厥冷等休克体征,腹部有无压痛、反跳痛、包块,叩诊有无移动性浊音。体温一般正常,出现休克时体温略低,腹腔内血液吸收时体温略升高,但不超过38℃。

(3) 心理社会状况 由于输卵管妊娠流产或破裂后,腹腔内急性大出血及剧烈腹痛,以及妊娠终止的现实都将使孕妇出现较为激烈的情绪反应，可表现出哭泣、自责、无助、抑郁和恐惧等行为。

3. 诊断检查

（1）腹部检查　输卵管妊娠流产或破裂者，下腹有明显压痛、反跳痛，尤以患侧为重，肌紧张不明显，叩诊有移动性浊音。血凝后下腹可触及包块。

（2）盆腔检查　观察阴道流血的量、色，阴道后穹隆是否饱满，子宫大小、质地，宫颈有无举痛等。子宫稍大而软，腹腔内出血多时检查子宫呈漂浮感。

（3）阴道后穹隆穿刺　适用于疑有腹腔内出血的孕妇，是一种简单可靠的诊断方法。由于腹腔内血液易集于子宫直肠陷凹，即使血量不多，也能经阴道后穿刺抽出。抽出暗红色不凝固为阳性，说明存有血腹症。无内出血、内出血量少、血肿位置较高或子宫直肠陷凹有黏连时，可能抽不出血液，不能否定输卵管妊娠存在。如有移动性浊音，可做腹腔穿刺。

（4）妊娠试验　是早期诊断异位妊娠的重要方法。血中 β-HCG 阳性有助诊断，虽然此方法灵敏度高，异位妊娠的阳性率可达 80%～90%，但 β-HCG 阴性者仍不能完全排除异位妊娠。

（5）超声检查　阴道 B 型超声检查较腹部 B 型超声检查准确率高。若能结合临床表现及 β-HCG 测定等，对诊断的帮助更大。

（6）腹腔镜检查　适用于输卵管妊娠尚未流产或破裂的早期患者和诊断有困难的患者。腹腔内大量出血或伴有休克者，禁做腹腔镜检查。

（二）主要护理诊断及医护合作性问题

（1）组织灌注量不足　与腹腔内出血有关。

（2）恐惧　与担心手术失败、生命安危有关。

（3）预感性悲哀　与即将失去胎儿有关。

（4）自尊紊乱　与担心未来受孕有关。

（三）护理目标

1）孕妇保持生命体征的稳定，无并发症发生。

2）孕妇情绪平稳，配合治疗和护理。

3）孕妇正视事实，维持自尊。

（四）护理措施

1. 手术治疗患者的护理

（1）抗休克并做好术前准备　有严重内出血或失血性休克者，护士应立即建立并开放静脉通道，做好输血、输液准备，在严密监视患者的生命体征的同时，积极配合医生纠正休克、补充血容量，并按急诊手术要求迅速做好手术前准备。

（2）加强心理护理　护士于术前向患者及家属讲明手术的必要性和手术方式，减少和消除患者的紧张、恐惧心理，协助患者接受手术治疗方案。术后，护士应帮助患者以正常的心态接受此次妊娠失败的现实，并增强患者的自我保健意识。

2. 非手术治疗患者的护理

1）嘱患者卧床休息，防止便秘，避免增加腹压以减少异位妊娠破裂的机会。

2）护士密切观察患者的一般情况、生命体征，并重视阴道流血量和腹痛情况。

3）护士应协助正确留取血标本，以监测治疗效果。

4) 保证患者治疗用药的及时、准确和安全,注意药物的疗效和副作用。对化疗药物引起的消化道反应,遵医嘱给予对症处理。

5) 护士应指导患者摄取足够的营养物质,尤其是富含铁蛋白的食物,以促进血红蛋白的增加,增强患者的抵抗力。

6) 经常巡视,了解患者的需要,使患者有安全感。

(五) 护理评价

1) 孕妇生命体征平稳,没有出血性休克的发生。

2) 孕妇消除了恐惧心理;孕妇能与医护人员讨论疾病、妊娠问题,积极参与治疗及护理。

第三节　前 置 胎 盘

一、概述

妊娠 28 周后,胎盘附着于子宫下段,甚至胎盘下缘达到或覆盖宫颈内口,其位置低于胎先露,称为前置胎盘(placenta previa)。前置胎盘是妊娠晚期出血的主要原因之一,是妊娠期的严重并发症。其发生率国外报道为 0.5%,国内报道为 0.24%～1.57%。

根据胎盘下缘与宫颈内口的关系,将前置胎盘分为 3 类(图 8-2)。子宫颈内口全部为胎盘组织所覆盖,称为完全性前置胎盘,又称中央性前置胎盘;子宫颈内口部分为胎盘组织所覆盖,称为部分性前置胎盘;胎盘附着于子宫下段,边缘不超越子宫颈内口,称为边缘性前置胎盘。

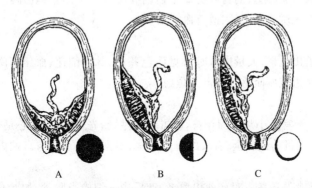

图 8-2　前置胎盘的类型

注　A. 完全性前置胎盘;B. 部分性前置胎盘;C.边缘性前置胎盘。

(一) 病因

目前尚不清楚,高龄初产妇、经产妇及多产妇、吸烟或吸毒妇女为高危人群。其病因可能与下述因素有关:①子宫内膜病变,如多次刮宫、分娩、子宫手术史等导致子宫内膜炎或子宫内膜损伤;②胎盘异常,如双胎妊娠;③受精卵滋养层发育迟缓等。

(二) 医疗诊断

前置胎盘的主要症状为妊娠晚期或临产时,发生无诱因、无痛性反复阴道流血。完全性前置胎盘，初次出血的时间早，在妊娠 28 周左右，反复出血的次数频繁，量较多，有时一次大量阴道流血即可使患者陷入休克状态。部分性前置胎盘，出血情况介于完全性前置胎盘和边缘性前置胎盘之间。边缘性前置胎盘，初次出血发生较晚，多于妊娠 37～40 周或临产后，量也较少。

（三）处理原则

前置胎盘的治疗原则：制止出血、纠正贫血、预防感染。根据孕妇的一般情况、妊娠周数及胎位、胎儿成熟度、出血量以及产道条件等综合分析，制订具体方案。

1. 期待疗法

其目的是在保证孕妇安全的前提下使胎儿能达到或接近足月，从而提高胎儿的存产率。适用于妊娠不足 34 周或估计胎儿体重小于 2 000 g，阴道流血量不多，孕妇全身情况良好，胎儿存活者。

2. 终止妊娠

可行剖宫产术及阴道分娩。剖宫产是目前处理前置胎盘的主要手段，可迅速结束分娩，在短时间内娩出胎儿，对母儿均较安全。剖宫产适用于完全性前置胎盘及部分性前置胎盘出血多者等。阴道分娩适用于边缘性前置胎盘，枕先露、阴道流血不多、估计在短时间内可结束分娩者。

二、护理

（一）护理评估

1. 健康史

了解有无多次人工流产史、剖宫产史及子宫内膜炎等相关因素；妊娠经过中特别是孕 28 周后，是否出现无痛性、无诱因、反复阴道流血症状。

2. 身心状况

评估孕妇的阴道出血量，大量出血时可见面色苍白、脉搏细速、血压下降等休克症状。孕妇及其家属可因突然阴道流血而感到恐惧或焦虑。

3. 诊断检查

（1）产科检查　子宫大小与孕周相符，胎方位清楚，胎先露高浮，胎心是否正常。

（2）B超检查　是目前最安全、有效的首选方法，根据胎盘下缘与宫颈内口的关系确定前置胎盘的类型。

（3）产后检查胎盘及胎膜　对产前出血者，产后应仔细检查胎盘，如胎盘的边缘有陈旧血块附着呈黑紫色或暗红色，而且胎膜破口处距胎盘边缘小于 7 cm，则为前置胎盘。

（二）主要护理诊断及医护合作性问题

（1）组织灌注量不足　与前置胎盘所致大出血有关。

（2）有感染的危险　与前置胎盘剥离面靠近子宫颈口，细菌易经阴道上行感染有关。

（3）胎儿有受伤的危险　与出血导致胎盘供血不足有关。

（4）焦虑　担心自身及胎儿的安危有关。

（三）护理目标

1）产妇未发生产后出血和产后感染。

2）期待疗法的孕妇血红蛋白不再继续下降，胎龄达到或更接近足月。

(四) 护理措施

根据病情需立即接受终止妊娠的孕妇，应立即开放静脉通道，配血，做好输血准备。在抢救休克的同时，做好术前准备。并监测母儿生命体征监护及抢救准备工作。接受期待疗法的孕妇的护理如下。

1. 保证休息，减少刺激

孕妇需住院观察，绝对卧床休息，强调左侧卧位，以防活动引起出血。并定时间断吸氧，每日3次，每次20 min，以提高胎儿血氧供应。此外，还需避免各种刺激，禁做阴道检查及肛查，以减少出血机会。

2. 纠正贫血

除口服硫酸亚铁、输血等措施外，还应加强营养，多食高蛋白、高维生素及含铁丰富的食物。

3. 监测生命体征，及时发现病情变化

严密观察并记录孕妇生命体征，观察阴道流血的流血时间、量、色及一般状况，监测胎儿状态。

4. 预防产后出血和感染

胎儿娩出后，及时使用宫缩剂，以预防产后大出血。严密观察产妇的生命体征及阴道流血状况，保持会阴部清洁，每日擦洗2～3次；及时准确应用抗生素。对新生儿严格按照高危儿护理。

5. 健康教育

做好计划生育宣传。避免多次刮宫、引产或宫内感染，防止多产，减少子宫内膜损伤或子宫内膜炎。对妊娠期出血，无论量多少均应及时到医院进行检查，做到及时诊断，正确处理。

(五) 护理评价

1）产妇产后未出现产后出血和感染。
2）接受期待疗法的孕妇胎龄接近或达到足月时终止妊娠。

第四节　胎盘早剥

一、概述

妊娠20周以后或分娩期正常位置的胎盘在胎儿娩出前部分或全部从子宫壁剥离，称为胎盘早剥(placental abruption)。胎盘早剥是妊娠晚期严重并发症，往往起病急，进展快，若处理不及时可危及母儿生命。胎盘早剥的发病率：国外为1%～2%，国内报道为0.46%～2.1%。

(一) 病因

胎盘早剥确切的原因及发病机制病因目前尚不十分清楚，其发病可能与下列因素有关：①孕妇血管病变，如妊娠期高血压疾病、慢性高血压等；②机械性因素，如外伤、脐带因素、羊膜穿刺等；③宫腔内压力骤减；④子宫静脉压突然升高等；⑤其他一些高危因素，包括吸烟、营养不良、吸毒(如吸可卡因)等。

（二）病理

胎盘早剥的主要病理变化是底蜕膜出血并形成血肿，使胎盘从附着处剥离。如剥离面小，血液很快凝固，临床可无症状；如剥离面大，继续出血，形成胎盘后血肿，使胎盘剥离面不断扩大，则依据出血情况可分为以下3种类型（图8-3）。

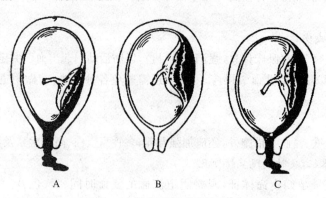

图 8-3 胎盘早期剥离的类型

注 A. 显性剥离；B. 隐性剥离；C. 混合性出血。

1. 显性出血

当胎盘后血肿使胎盘剥离面不断扩大，血液冲开胎盘边缘及胎膜，沿胎膜与宫壁间经宫颈向外流出，为显性出血或外出血。

2. 隐性出血

如果胎盘边缘仍附着于子宫壁上，或胎膜与子宫壁未剥离，血液不向外流而积聚在胎盘与子宫壁之间，为隐性出血或内出血。

3. 混合性出血

当内出血过多时，血液也可冲开胎盘边缘及胎膜，向宫颈口外流出，形成混合性出血。

严重内出血时，血液可渗入子宫肌层，使肌纤维分离、断裂、变性，当血液侵及子宫浆膜层时，子宫表面出现紫蓝色瘀斑，尤其在胎盘附着处明显，称为子宫胎盘卒中。

胎盘早剥是妊娠期发生凝血功能障碍最常见原因，剥离处的胎盘绒毛和蜕膜中释放大量的组织凝血活酶，进入母体血循环，激活凝血系统而发生弥散性血管凝血（DIC）。也易发生产后出血、急性肾功能衰竭、羊水栓塞等并发症。

（三）医疗诊断

妊娠晚期突然发生持续性腹痛和出血是胎盘早剥的主要症状。临床上常根据胎盘剥离面积大小、出血的类型及孕妇自身情况，可将胎盘早剥分为轻型和重型。

1. 轻型

以外出血为主，胎盘剥离面常不超过胎盘的1/3，多见于分娩期。主要症状为阴道流血，出血量一般较多，色暗红，无腹痛或伴轻微腹痛。腹部检查可见子宫软，子宫大小符合妊娠周数，宫缩有间歇，胎位清楚，胎心率多正常，腹部压痛不明显或仅有局部轻压痛，产后检查见胎盘母体面有凝血块及压迹。

2. 重型

以内出血和混合性出血为主，胎盘剥离面超过胎盘的1/3，多见于重度子痫前期。主要症状为突然发生的持续性腹部疼痛,严重时可出现休克征象,可无阴道出血或少量阴道出血,出血程度与外出血量不相符。腹部检查:子宫硬如板状,有压痛,以胎盘附着处最显著,若胎盘附着于子宫后壁,则子宫压痛不明显,但子宫比妊娠周数大,宫底随胎盘后血肿增大而升高。子宫多处于高张状态,子宫收缩间歇期不能放松,因此胎位触不清楚。若剥离面超过胎盘面积的1/2,胎儿因缺氧死亡,故胎心多已消失。

(四) 处理原则

应迅速补充血容量,纠正休克,及时输入新鲜血液,尽快改善血液循环。胎盘早剥一旦确诊,必须及时终止妊娠。终止妊娠的方法根据胎盘早剥的严重程度、胎儿宫内状况及宫口开大的状况决定。此外,对并发症如凝血功能障碍、产后出血和急性肾功能衰竭等进行处理。

> **学生自主探究的病例**
>
> 　　患者,女性,36岁,妊娠35周,因突然发生剧烈腹痛伴阴道流血1 h入院,家属与孕妇均很焦急,恐慌,急盼医护人员救治。查体:T 37.2℃,R 22次/分,P 98次/分,BP 80/50 mmHg。腹部检查:子宫硬如板状,胎位触不清楚,胎心消失。
>
> **任务要求**　1. 迅速评估该孕妇可能的医疗诊断;如需确诊,应进一步做何检查?
> 　　　　　　　2. 围绕处理原则,立即采取护理措施。
> 　　　　　　　3. 组织病区护理人员研讨如何护理丧失胎儿或子宫切除术后的患者及家属。
> 　　　　　　　4. 完成该孕妇的入院护理评估单,列出护理计划。

二、护理

(一) 护理评估

1. 健康史

询问有无妊娠期高血压疾病或高血压病史、胎盘早剥史、慢性肾炎史、仰卧位低血压综合征史及外伤史等。

2. 身心状况

孕妇在妊娠晚期或临产时突然发生腹部剧痛,有急性贫血或休克现象,应引起高度重视。评估胎盘早剥孕妇阴道流血的量、色。评估腹痛的程度、性质,孕妇的生命体征和一般情况。胎盘早剥孕妇入院时情况危急,孕妇及其家属常常感到高度紧张和恐惧。

3. 诊断检查

(1) B型超声检查　在胎盘与子宫壁之间可见边缘不清楚的液性低回声;重型胎盘早剥时常伴胎心、胎动消失。

(2) 实验室检查　包括全血细胞计数及凝血功能检查。重型胎盘早剥患者应检查肾功能与二氧化碳结合力。若并发 DIC 时进行筛选实验(血小板计数、凝血酶原时间、纤维蛋白原测定)与纤溶确诊实验(优球蛋白溶解时间、凝血酶时间、血浆鱼精蛋白副凝试验)。

（二）主要护理诊断及医护合作性问题

（1）胎儿有受伤的危险　与胎盘供血减少或中断有关。

（2）潜在并发症　弥散性血管内凝血。

（3）恐惧　与出血危及母儿生命有关。

（4）预感性悲哀　与死产、切除子宫有关。

（三）护理目标

1）孕产妇恐惧减轻，配合治疗，接受现实。

2）孕产妇出血性休克症状得到控制，未出现凝血功能障碍、产后出血和急性肾功能衰竭等并发症。

（四）护理措施

1. 纠正休克

对处于休克状态的危重患者，护士应迅速开放静脉通道，补充血容量，改善血液循环。最好输新鲜血，既可补充血容量，又能补充凝血因子。同时密切检测胎儿状态。

2. 病情观察

严密监测生命体征，并及时记录。观察阴道流血量、腹痛情况及伴随症状。监测胎心、胎动情况，观察产程进展。如有凝血功能障碍则表现为皮下、黏膜或注射部位出血，子宫出血不凝，有时有尿血、咯血及呕血等现象；急性肾功能衰竭可表现为尿少或无尿。一旦发现上述症状，护士应及时报告医生并配合处理。

3. 及时终止妊娠

一旦确诊，应及时终止妊娠，根据孕妇病情轻重、胎儿宫内状况、产程进展、胎产式等决定终止妊娠方式，护士需为此做好相应的准备。

4. 预防产后出血

胎儿娩出后立即给予子宫收缩药物，如缩宫素、麦角新碱、米索前列醇等，并配合按摩子宫。必要时按医嘱做切除子宫的术前准备。积极准备新生儿抢救器材。

5. 产褥期护理

产褥期间应加强营养，纠正贫血；保持会阴清洁，防止感染。根据产妇身体情况指导母乳喂养。死产者及时给予退乳措施。

（五）护理评价

1）母亲分娩顺利，母婴健康。

2）孕产妇生命体征平稳，情绪稳定，未出现并发症。

第五节　妊娠高血压疾病

一、概述

妊娠期高血压疾病（hypertensive disorders in pregnancy）是妊娠期特有的疾病。多数病例在妊娠期出现一过性高血压、蛋白尿症状，分娩后即随之消失。该病严重影响母婴健康，是孕产妇和围生儿患病率及病死率的主要原因。

（一）高危因素与病因

1. 高危因素

流行病学调查发现如下高危因素：初产妇、孕妇年龄过小或大于 35 岁、多胎妊娠、妊娠期高血压病史及家族史、慢性高血压、慢性肾炎、糖尿病、营养不良、低社会经济状况等。

2. 病因

妊娠期高血压疾病至今病因不明，主要的病因有异常滋养层细胞侵入子宫肌层、免疫机制、血管内皮细胞受损、遗传因素、营养缺乏、胰岛素抵抗等。

（二）病理

本病基本病理生理变化是全身小动脉痉挛，全身各系统各脏器灌流减少，对母儿造成危害，甚至导致母儿死亡。由于小动脉痉挛，造成管腔狭窄，周围阻力增大，内皮细胞损伤，通透性增加，体液和蛋白质渗漏，临床表现为水肿、血压升高、蛋白尿、血液浓缩等。因为缺血、缺氧，全身各组织器官受到不同程度损害，严重时脑、心、肝、肾及胎盘等的病理生理变化可导致抽搐、昏迷、脑水肿、脑出血，心、肾功能衰竭，肺水肿，肝细胞坏死，胎盘绒毛退行性变、出血和梗死，胎盘早剥以及凝血功能障碍而导致 DIC 等。

（三）医疗诊断

高血压、蛋白尿、水肿是妊娠期高血压疾病的 3 个主要临床表现。严重时可有头痛、眼花、上腹部不适等自觉症状，甚至出现抽搐及昏迷（表 8−2）。

表 8−2 妊娠期高血压疾病分类及症状与体征

分　类	症状与体征
妊娠期高血压	妊娠期首次出现血压≥140/90 mmHg，并于产后 12 周恢复正常；尿蛋白（−）；少数患者可伴有上腹部不适或血小板减少。产后方可确诊
子痫前期轻度	妊娠 20 周以后出现血压≥140/90 mmHg；尿蛋白≥0.3 g/24 h 或随机尿蛋白（＋）；可伴有上腹部不适、头痛等症状
子痫前期重度	血压≥160/110 mmHg；尿蛋白≥2.0 g/24 h 或随机尿蛋白≥（＋＋）；血清肌酐＞106 μmol/L，血小板＜100×10⁹/L；血 LDH 升高；血清 ALT 或 AST 升高；持续性头痛或其他脑神经或视觉障碍；持续性上腹不适
子痫	子痫前期孕妇抽搐不能用其他原因解释
慢性高血压并发子痫前期	高血压孕妇妊娠 20 周以前无蛋白尿，若出现尿蛋白≥0.3 g/24 h，高血压孕妇妊娠 20 周后突然尿蛋白增加或血压进一步升高或血小板＜100×10⁹/L
妊娠合并慢性高血压	妊娠前或妊娠 20 周前舒张压≥90 mmHg（除滋养细胞疾病外），妊娠期无明显加重；或妊娠 20 周后首次诊断高血压并持续到产后 12 周后

（四）处理原则

对于妊娠高血压一般在门诊治疗。子痫前期应住院治疗，防止子痫及并发症。治疗原则为休息、镇静、解痉、降压、合理扩容，必要时利尿、密切监测母儿状态、适时终止妊娠。子痫处理原则是控制抽搐，纠正酸中毒，终止妊娠。

二、护理

（一）护理评估

1. 健康史

详细询问是否存在妊娠期高血压疾病的诱发因素，既往病史中有无原发性高血压、慢性肾炎及糖尿病等；注意询问孕妇有无疼痛、视力改变、上腹部不适等症状；妊娠前及妊娠20周前有无高血压、蛋白尿和（或）水肿等征象。

2. 身心状况

（1）高血压 孕妇在孕前或妊娠20周前，血压（即基础血压）不高，而至妊娠20周后血压开始升高≥140/90 mmHg，或超过原基础血压30/15 mmHg。

（2）蛋白尿 凡24 h尿蛋白定量≥0.3 g者为异常。尿蛋白的多少反映肾受损的程度。

（3）水肿 最初可表现为体重的异常增加（即隐性水肿），每周超过0.5 kg，或出现凹陷性水肿，即体内积液过多而导致的临床可见水肿，多由踝部开始，渐延至小腿、大腿、外阴部、腹部，按之凹陷。水肿可分为4级，用"+"表示。"+"示水肿局限于踝部和小腿；"++"示水肿延及大腿；"+++"示水肿延及外阴和腹部；"++++"示全身水肿或伴腹水。

通常正常妊娠、贫血及低蛋白血症均可发生水肿，妊娠期高血压疾病之水肿无特异性，因此不能作为妊娠期高血压疾病的诊断标准及分类依据。

（4）自觉症状及抽搐 孕妇除上述表现外，还出现头痛、眼花、恶心、呕吐、上腹部不适等自觉症状，提示病情进一步发展，护士应给予重视。

（5）心理-社会状况 孕妇的心理状态与病情的严重程度密切相关，轻者由于身体上未感明显不适，心理上往往易忽略，不予重视。随着病情的发展，当血压明显升高，出现自觉症状时，孕妇紧张、焦虑、恐惧的心理也会随之加重。

3. 诊断检查

（1）血液检查 包括全血细胞计数、凝血时间、凝血酶原时间、纤维蛋白原和鱼精蛋白副凝试验（3P试验）、测定血红蛋白、血细胞比容、血浆黏度、全血黏度、血电解质及二氧化碳结合力等。

（2）肝、肾功能测定 ALT、AST、清/球蛋白比值、血尿素氮、肌酐及尿酸等测定。

（3）尿液检查 尿常规，尿比重检查，尿蛋白定性、定量的检查。

（4）眼底检查 视网膜小动脉的痉挛程度反映全身小血管痉挛的程度，可反映本病的严重程度。眼底动静脉比例可由正常的2∶3变为1∶2，甚至1∶4，或出现视网膜水肿、渗出、出血，甚至视网膜剥离，一时性失明。

（5）其他检查 如胎盘功能、胎儿成熟度、超声心动图、心电图检查等，可视病情而定。

(二) 主要护理诊断及医护合作性问题

(1) 知识缺乏 缺乏本病的相关知识。

(2) 体液过多 水肿、少尿，与水钠潴留、低蛋白血症及妊娠子宫压迫下腔静脉有关。

(3) 有受伤的危险 与发生子痫抽搐有关。

(4) 潜在并发症 胎盘早期剥离、肾功能衰竭、DIC 等。

(三) 护理目标

1) 孕妇了解妊娠期高血压疾病相关知识，积极配合治疗与护理。

2) 子痫前期孕妇病情控制良好，未发生子痫及并发症。

(四) 护理措施

1. 一般护理

保持病室整洁、安静，注意休息，保证充足的睡眠(8～10 h/d)，多采取左侧卧位。指导孕妇合理饮食，增强蛋白质、维生素以及富含铁、钙、锌的食物，减少过量脂肪和盐的摄入，对预防妊娠期高血压疾病有一定作用。根据病情需要适当增加产前检查次数，加强母儿监测措施，密切注意病情变化，防止发展为子痫。并督促孕妇每天数胎动，监测体重，及时发现异常，从而提高孕妇的自我保健意识，并取得家属的支持和理解。

2. 用药护理

(1) 硫酸镁 是治疗妊娠期高血压疾病的首选药物，具有解痉、降压、消除脑水肿、改善缺氧、防治子痫发作的作用，并且对宫缩和胎儿均无不良影响。

用药方法：硫酸镁可采用肌内注射或静脉用药。①肌内注射：需加利多卡因于硫酸镁溶液中，以缓解疼痛刺激；应作深部肌内注射。②静脉用药：可行静脉滴注或推注，静脉用药后可使血中浓度迅速达到有效水平，用药后约 1 h 血浓度可达高峰，停药后血浓度下降较快，但可避免肌内注射引起的不适。

硫酸镁毒性反应及注意事项：硫酸镁过量会使呼吸及心肌收缩功能受到抑制，危及生命。中毒现象首先表现为膝反射减弱或消失，随着血镁浓度的增加可出现全身肌张力减退及呼吸抑制，严重者心跳骤停。所以，每次用药前及用药过程中必须注意：①膝腱反射必须存在；②呼吸不少于 16 次/分；③尿量每 24 h 不少于 400 ml，或每小时不少于 17 ml。准备好 10% 的葡萄糖酸钙注射液，以便出现毒性作用时及时予以解毒。

(2) 镇静剂 用冬眠合剂Ⅰ号(哌替啶 100 mg、氯丙嗪 50 mg、异丙嗪 50 mg)药物时嘱孕妇绝对卧床休息，以防体位性低血压而突然跌倒。

(3) 降压药 常用有硝苯地平、甲基多巴等，在药物应用期间，要严密观察血压变化，如下降大幅度升降会引起脑出血或胎盘早剥。因此，需根据血压监测来调节用药的速度和药量。

(4) 利尿剂 常用的有呋塞米、甘露醇等。利尿剂可引起水、电解质紊乱和血液浓缩。治疗期间应记录液体出入量，观察水肿消退情况。

3. 分娩期护理

妊娠期高血压疾病妇女的分娩方式应根据母儿的情形而定。若决定经阴道分娩，在第一产程中，严密观察产程进展情况，监测孕妇的血压、脉搏、尿量、胎心及子宫收缩情况，做好抢救母儿的准备。在第二产程中,应协助医师行会阴侧切或手术助产。在第三产程中,须预防产后出血,对需行剖宫产的孕妇,应做好手术前的准备。

4. 子痫护理

(1) 避免刺激 孕妇安置在单人暗室,保持绝对安静,以避免声、光刺激,护理操作尽量轻柔且相对集中,防止诱发抽搐。患者一旦发生抽搐,应尽快控制。硫酸镁为首选药物,必要时可加用强有力的镇静药物。

(2) 专人护理 首先应保持患者的呼吸道通畅,并立即给氧,将头偏向一侧,孕妇昏迷或未完全清醒时应禁止给予一切饮食和口服药,防止误入呼吸道而致吸入性肺炎。并备好气管插管、吸引器,以便及时吸出呕吐物及呼吸道分泌物。做好特别护理记录,详细记录病情观察和检查结果、治疗经过,供医生制订治疗方案做参考。

(3) 严密监护 密切注意血压、脉搏、呼吸、体温及尿量(留置尿管),及时、正确地送检血、尿常规及各项特殊检查,及早发现与处理脑溢血、DIC、肺水肿、急性肾功能衰竭等并发症。同时观察用药效果。

(4) 为终止妊娠做好准备 子痫发作者往往在发作后自然临产,应严密观察及时发现产兆,并做好母婴抢救。必要时做好剖宫产的术前准备。子痫控制后2 h,可考虑终止妊娠。

5. 心理护理

了解孕妇的心理变化,耐心倾听孕妇的倾诉。妊娠期指导孕妇保持心情愉快,有助于抑制妊娠期高血压疾病的发展。告知孕妇治疗的必要性,解除思想顾虑,增强信心,积极配合治疗。

(五) 护理评价

1) 孕产妇生命体征稳定,配合治疗和护理,没有并发症发生。

2) 孕产妇在用硫酸镁治疗过程中,未发生毒性反应。

3) 母婴健康。

学生自主探究的病例

某孕妇,妊娠26周,自觉早孕反应较重,子宫增大速度快来医院检查:腹部可触及两个胎头,多个肢体,宫高28 cm,腹围106 cm,孕妇左下腹、右下腹分别探及两个较强胎心音,相差12次/分。

任务要求 1. 指导孕妇做进一步检查确定诊断。

2. 告诉该孕妇实行高危管理的原因。

3. 比较该孕妇在妊娠期、分娩期、产褥期的护理与单胎妊娠的羊水过多、巨大儿有哪些相同和异同处。

第六节 双 胎 妊 娠

一、概述

一次妊娠宫腔内同时有2个或2个以上的胎儿时,称为多胎妊娠(multiple pregnancy)。双胎妊娠多见。Hellin 根据大量资料推算出自然状态下,多胎妊娠发生公式为 $1：80^{n-1}$(n 代表一次妊娠的胎儿数)。双胎又分为双卵双胎和单卵双胎,以前者多见。近年来,随着促排卵药物的应用和辅助生育技术的开展,双胎妊娠的发生率有增高趋势。

(一) 病因与分类

一般情况下,双胎的好发人群有下列特点：① 遗传,孕妇或其丈夫家族中有多胎妊娠史者,多胎的发生率增加。②年龄和胎次,双胎发生率随着孕妇年龄增大而增大,尤其是 35～39 岁者最多。孕妇胎次越多,发生多胎的机会越多。③药物,曾因不孕症而使用了促排卵作用,导致双胎妊娠的发生率增加。

1. 双卵双胎

两个卵子分别受精形成的双胎妊娠,称为双卵双胎。约占双胎妊娠的 70%,与应用促排卵药物、多胚胎宫腔内移植及遗传因素有关。2 个卵子分别受精形成 2 个受精卵,各自的遗传基因不完全相同,故形成的 2 个胎儿有区别,如血型、性别不同或相同,但指纹、外貌、精神类型等多种表现不同。

双卵双胎各自形成自己的胎盘和胎囊,两者血液互不相通,有时胎盘紧贴在一起似融合,但两个胎囊之间仍隔有羊膜和两层绒毛膜,有时两层绒毛膜可融为一层。

2. 单卵双胎

由一个卵子受精后分裂形成的双胎妊娠,称为单卵双胎。约占双胎妊娠的 30%。形成原因不明,不受种族、遗传、年龄、胎次、医源的影响。两个胎儿的基因相同其性别、血型一致,容貌相似。约 2/3 单卵双胎共同拥有一个胎盘及绒毛膜,但有独立的羊膜囊。有时一个胎儿发育较好,而另一个胎儿则发育较差,两者差异很大。

(二) 医疗诊断

1. 症状

妊娠期早孕反应较重,子宫增大速度快且大于孕周,尤其是妊娠 24 周以后,因子宫增大明显,使横膈抬高,引起呼吸困难;胃部胀满,食欲下降,孕妇感到极度疲劳和腰背部疼痛。孕妇自觉多处有胎动。

2. 体征

宫底高度大于孕周,腹部可触及两个胎头、多个肢体,胎动的部位不固定且胎动频繁,在腹部的不同部位可听到两个胎心音,且两者速率相差大于 10 次/分。过度增大的子宫压迫下腔静脉,常引起下肢水肿、静脉曲张等。

(三) 处理原则

1. 妊娠期

及早诊断出双胎妊娠者,增加产前检查次数,加强营养,预防贫血、妊娠期高血压疾病等的发生,防止早产、羊水过多、产前出血等。

2. 分娩期

严密观察产程和胎心变化,做好输液、输血、抢救新生儿的准备。少数经阴道分娩,多数经剖宫产结束分娩。

3. 产褥期

第二个胎儿娩出后应立即肌注或静滴催产素，腹部放置沙袋，防止腹压骤降引起休克，同时预防发生产后出血。

二、护理

（一）护理评估

1. 健康史

询问孕妇的年龄、胎次、家族中有无多胎史，孕前是否使用促排卵药物。

2. 身心状况

评估孕妇的早孕反应程度，食欲、呼吸情况，有无下肢水肿、静脉曲张程度。了解腹部情况。评估孕妇是否适应两次角色的转变，即成为两个孩子的母亲。双胎妊娠属于高危妊娠，孕妇既兴奋，又常常担心母儿的安危，尤其是担心胎儿的成活率。

3. 诊断检查

B超可以早期诊断双胎、畸胎，能提高双胎妊娠的孕期监护质量，对中晚期双胎诊断率几乎达百分之百。

（二）主要护理诊断及医护合作性问题

（1）有围生儿受伤的危险　与早产、胎膜早破、脐带脱垂等有关。

（2）体液过多：下肢、外阴水肿　与增大的子宫影响下腔静脉回流有关。

（3）焦虑　与担心抚养两个婴儿有生活和经济困难有关。

（4）潜在并发症　产后出血、胎盘早剥等。

（三）护理目标

1）早产、胎膜早破、脐带脱垂及分娩异常的危险率降至最低。

2）水肿减轻或消失。

3）孕妇及家属的焦虑减轻。

4）产后出血、早产或胎盘早剥等并发症能被预防或及时发现，保证了母婴安全。

（四）护理措施

1. 一般护理

增加产前检查的次数，注意多休息，尤其是妊娠最后 2～3 个月，要求卧床休息，防止跌伤意外。卧床时最好取左侧卧位。加强营养，尤其是注意补充铁、钙、叶酸等以满足妊娠的需要。

2. 产程护理

严密观察产程和胎心率的变化，发现异常及时汇报和处理。第一个胎儿娩出后，立即断脐，协助扶正第二个胎儿的胎位，以保持纵产式，通常在等待 20 min 左右，第二个胎儿自然娩出。如等待 15 min 仍无宫缩，则可协助人工破膜或遵医嘱静脉滴注催产素促进子宫收缩。第二个胎儿娩出后应立即肌内注射或静脉滴注催产素预防产后出血的发生。并腹部放置沙袋，并以腹带紧裹腹部，防止腹压骤降引起休克。若须行剖宫产，做好术前准备。

3. 心理护理

告知双胎妊娠属于高危妊娠,但孕妇不必过分担心母儿的安危;说明保持心情愉快,积极配合治疗的重要性。帮助双胎妊娠的孕妇完成两次角色的转变,接受成为两个孩子母亲的事实。指导家属准备双份新生儿用物。

(五)护理评价

1) 孕产妇、胎儿或新生儿安全。

2) 孕妇能主动与他人讨论两个孩子的将来,并做好分娩的准备。

> **学生自主探究的病例**
>
> 　　某糖尿病孕妇,妊娠 20 周,自觉子宫增大速度快,腹部胀痛、呼吸困难、不能平卧来医院。检查:腹部膨隆,腹壁皮肤发亮、变薄,触诊时感到皮肤张力大,胎位不清,有液体震动感,胎心遥远,听不清。
>
> **任务要求**　1. 列出该孕妇目前的主要护理诊断。
> 　　　　　　　2. 配合医师做好腹腔穿刺护理。

第七节　羊　水　过　多

一、概述

妊娠期间羊水量超过 2 000 ml,称为羊水过多(polyhydramnios)。发生率为 0.5%～1%。羊水量在数日内急剧增多,称为急性羊水过多;羊水量在较长时间内缓慢增多,称为慢性羊水过多。羊水过多时羊水的外观和性状与正常无异样。

(一)病因

约 1/3 羊水过多的原因不明,称为特发性羊水过多。2/3 羊水过多可能与胎儿畸形及妊娠合并症、并发症(如多胎妊娠、胎盘脐带病变、糖尿病、母儿血型不合等)有关。

(二)医疗诊断

1. 症状

急性羊水过多:较少见。多发生于妊娠 20～24 周,羊水量急速增多,子宫在数日内明显增大,产生一系列如腹部胀痛、呼吸困难、不能平卧等压迫症状。慢性羊水过多较多见,大多数发生在妊娠晚期,数周内羊水缓慢增多,子宫逐渐膨胀,孕妇多无不适,症状较轻。

2. 体征

腹部检查时,增大的子宫明显大于妊娠月份,腹部膨隆,腹壁皮肤发亮、变薄,触诊时感到皮肤张力大,胎位不清,有液体震动感,胎心遥远或听不清。常有下肢及外阴水肿。

(三)处理原则

1) 经诊断为羊水过多合并胎儿畸形者应及时终止妊娠。

2）羊水过多但仍为正常胎儿者，则应根据羊水过多的程度与胎龄决定处理方法。

二、护理

（一）护理评估

1. 健康史

详细询问孕妇有无糖尿病、多胎妊娠、母儿血型不合、妊娠期高血压疾病等病史。

2. 身心状况

了解体重增长情况，胎动是否明显，听诊时有无胎心遥远或听不清。了解孕妇有无呼吸困难、腹痛、食欲不良等症状。孕妇可因子宫异常增大而担心自身和胎儿的健康，并因腹部不适及活动受限而产生忧虑，烦躁不安的情绪。

3. 诊断检查

（1）B超　B超可显示羊水量、胎儿数目及胎儿有无畸形。

（2）神经管缺陷胎儿的检测　此类胎儿可做羊水及母血甲胎蛋白（AFP）含量显著升高，往往提示有严重的胎儿畸形。

（二）主要护理诊断和医护合作性问题

（1）有胎儿受伤的危险　与破膜时易并发脐带脱垂、胎盘早剥等有关。

（2）焦虑　与担心胎儿可能有畸形的结果有关。

（三）护理目标

1）胎儿异常能及时发现并及时处理。

2）孕妇焦虑减轻，顺利度过妊娠期、分娩期、产褥期。

（四）护理措施

1. 一般护理

嘱孕妇卧床休息，以防发生胎膜早破。如有压迫症状可取半卧位。指导孕妇摄取低钠饮食，多食蔬菜、水果，防止便秘。减少增加腹压的活动以预防胎膜早破。

2. 病情观察

定期测量宫高、腹围和体重，观察孕妇的生命体征，判断病情进展，并及时发现并发症。观察胎心、胎动及宫缩，及早发现胎儿宫内窘迫及早产的征象，做好抢救早产儿的准备工作。人工破膜时应密切观察胎心和宫缩，及时发现胎盘早剥和脐带脱垂的征象。产后应注意预防产后出血。

3. 配合治疗

做好腹腔穿刺的术前准备，放羊水时应防止速度过快、量过多，一次放羊水量不超过1 500 ml，放羊水后腹部放置沙袋或加腹带包扎以防血压骤降发生休克。术后按医嘱给予抗感染药物。

4. 心理护理

向孕妇及家属介绍羊水过多的相关知识和注意事项，提供情感上的支持，鼓励孕妇积极参与治疗和护理，保持心情愉快。

（五）护理评价

1）孕妇积极参与治疗和护理过程。

2）母婴安全，无并发症发生。

3）对于因畸形终止妊娠者能够接受。

> ### 学生自主探究的病例
>
> 　　某孕妇，妊娠 33 周，因感觉轻微活动后即有胸闷、心悸、气短 1 d，夜间因胸闷而需起坐，到窗口呼吸新鲜空气，于早晨急诊来医院。查：孕妇半卧位，在床休息时心率 120 次/分，两肺底部出现少量持续性湿啰音，咳嗽后不消失。胎心音 130 次/分，宫高 27 cm。
>
> **任务要求**　1. 对该孕妇及胎儿进行评估。
>
> 　　　　　　2. 列出将围生儿受伤的危险率降到最低的护理措施。

第八节　早　　产

一、概述

早产（premature delivery）是指妊娠满 28 周至不满 37 周（196～258 d）间分娩者。此时娩出的新生儿称早产儿，体重为 1 000～2 499 g。各器官发育尚不成熟。国内早产占分娩总数的 5%～15%。据统计，围生儿死亡中与早产有关者占 75%，因此防止早产是降低围生儿死亡率和提高新生儿素质的重要环节之一。

（一）病因

诱发早产的常见原因：①胎膜早破、绒毛膜羊膜炎；②下生殖道及泌尿道感染；③妊娠合并症与并发症；④子宫过度膨胀及胎盘因素；⑤子宫畸形；⑥宫颈内口松弛；⑦每日吸烟≥10 支、酗酒等等。

（二）医疗诊断

早产的主要临床表现是子宫收缩，最初为不规则宫缩，常伴有少许阴道流血或血性分泌物，然后逐渐发展为规则宫缩，其过程与足月临产相似，使宫颈管消失和宫口扩张。

（三）处理原则

若胎儿状况良好，胎膜未破，通过休息和药物治疗控制宫缩，尽量维持妊娠至足月，若胎膜已破，早产已不可避免时，则应尽可能地提高早产儿的存活率。

二、护理

（一）护理评估

1. 健康史

了解与早产的高危因素，如孕妇合并急慢性疾病，或生殖器异常，既往有无流产史、早产史或本次妊娠期有阴道流血史，是否有创伤史。则发生早产的可能性大，应详细询问并记录此次出现的症状及其时间，并接受治疗的情况。

2. 身心状况

妊娠晚期者子宫收缩规律（20 min≥4 次），伴以宫颈管消退≥75％以及进行性宫口扩张 2 cm以上时，可诊断为早产者临产。

由于提前临产，孕产妇及家属没有思想准备，并会担心妊娠的结果，因而感到焦虑不安和恐惧。

3. 诊断检查

（1）B 超检查　根据超声测量值可估计孕周与胎儿大小、胎盘成熟度及羊水量。

（2）胎心监护仪　监测宫缩、胎心、胎盘功能、胎儿情况等。

（二）主要护理诊断与医护合作性问题

（1）有围生儿受伤的危险　与早产儿发育不成熟、生活能力低下有关。

（2）焦虑　与担心早产儿安危及健康有关。

（三）护理目标

1）围生儿受伤的危险率降到最低。

2）孕产妇及家属的焦虑情绪减轻，接受治疗及护理。

（四）护理措施

1. 预防早产

高危孕妇必须多卧床休息，以左侧卧位为佳，以增强子宫血循环，改善胎儿供氧。避免刺激宫缩的活动，如乳房护理、性生活等。慎做肛门和阴道检查等，积极治疗合并症。宫颈内口松弛者应于孕 14～16 周或更早些时间做子宫内口缝合术，防止早产的发生。因此，应做好孕期保健工作。

2. 药物治疗的护理

先兆早产的主要治疗为抑制宫缩，常用抑制宫缩的药物包括：①硫酸镁；②β_2-肾上腺素受体激动剂，如利托君、沙丁胺醇等；③如硝苯地平；④前列腺素合成酶抑制剂，如吲哚美辛、阿司匹林等，临床已很少用，必要时仅能短期（不超过 1 周）服用。

3. 预防新生儿合并症的发生

保胎过程中，应每日进行胎心监护，教会孕妇自数胎动，有异常时及时采取应对措施，遵医嘱于分娩前 2～3 d 连续给糖皮质激素如地塞米松、倍他米松等，可促胎肺成熟，以避免新生儿呼吸窘迫综合征的发生；并肌注维生素 K，以减少新生儿颅内出血的发生率。

4. 为分娩做准备

如早产已不可避免，应尽早决定分娩方式。经阴道分娩者，应考虑使用产钳和会阴切开术以缩短产程，从而减少分娩过程中对胎头的压迫。如胎儿臀部、横位，估计胎儿成熟度低，而产程又需较长时间者，可选用剖宫产术结束分娩；分娩前应充分做好早产儿保暖和复苏的准备，临产后慎用镇静剂，避免发生新生儿呼吸抑制情况；产程中应给孕妇吸氧；新生儿出生后，立即结扎脐带，防止过多母血进入胎儿循环造成胎儿循环系统负荷过重的状况。

5. 提供心理支持

了解孕妇及家属焦虑的原因,讲解分娩过程、治疗程序和胎儿情况,使他们对面临的问题,能有心理准备,减轻恐惧心理。向孕妇及家属说明早产儿出生后将接受的治疗和护理,教会有关早产儿的喂养及其他护理知识。

(五) 护理评价

1) 孕妇能积极配合治疗和护理措施。

2) 胎儿(新生儿)的各项生理指标在正常范围。

学生自主探究的病例

某孕妇,LMP:2015.2.16,EDC:2015.11.23,现已 2015.12.10,孕妇仍然没有出现分娩的先兆。检查:宫高 38 cm,腹围 110 cm,胎心 128 次/分。孕妇及家属认为,目前大人孩子都没有异常,不着急,顺其自然分娩。

任务要求　1. 指导该孕妇配合医生做进一步检查。

2. 根据资料分析判断出医疗诊断。

3. 列出护理诊断及医护合作性问题。

4. 拟出护理计划。

第九节　过 期 妊 娠

一、概述

平时月经周期规律,妊娠达到或超过 42 周(≥294 d)尚未分娩者,称为过期妊娠(postterm pregnancy),其发生率占妊娠总数的 3%～15%。过期妊娠的围生儿患病率和死亡率均增高,并随妊娠期延长而加剧。

(一) 病因与病理

过期妊娠可能与下列因素有关:①雌、孕激素比例失调;②头盆不称;③胎儿畸形;④遗传因素等。

过期妊娠的胎盘有两种类型,一种是胎盘功能正常,一种是胎盘功能减退。在第二种情况下,影响胎儿氧和营养物质的供应,胎儿不再继续生长,严重时胎儿可因缺氧、窒息而死亡。妊娠 38 周后,羊水量开始减少,妊娠 42 周后羊水量明显减少,可减至 300 ml 左右。

(二) 医疗诊断及处理原则

1. 医疗诊断

过期妊娠可引起胎儿窘迫及巨大儿、胎儿成熟障碍、胎儿生长受限,使围生儿的患病率和死亡率增加。另外,手术产率及母体产伤明显增多,对母儿均造成不良影响。

2. 处理原则

应根据胎盘功能、胎儿大小、宫颈成熟度综合分析，选择恰当的分娩方式。

二、护理

（一）护理评估

1. 健康史

无论月经是否规则，都应核实孕妇的预产期，可用下列方法综合分析判断：①详细询问平时月经情况；②孕前基础体温升高的日期；③性交日期；④可根据早孕反应时间，早孕期妇科检查子宫大小情况；⑤胎动出现时间或听到胎心的时间；⑥B超检查情况。

2. 身心状况

妊娠超过预产期2周尚未分娩者，或测量孕妇体重不再继续增加，甚至稍微减轻；子宫底高度不再增长，羊水量逐渐减少，均应考虑过期妊娠。

当超过预产期仍无分娩迹象时，孕妇及家属均担心过期妊娠对胎儿产生不良影响，常显得烦躁不安，要求医护人员尽快采取措施，使母儿平安。但也有人对医生提出终止妊娠的建议不理解、有顾虑而不愿接受，从而产生矛盾心理。

3. 诊断检查

（1）胎动计数　12 h 内少于 10 次或逐日下降超过 50%，而又不能恢复，表明胎盘功能不良，胎儿缺氧。

（2）B型超声检查　观察胎动、胎儿肌张力、胎儿呼吸运动及羊水量。每周 1～2 次。

（3）胎盘功能检查　测量尿雌激素/肌酐比值（E/C）、孕妇尿雌三醇（E_3）值等了解胎盘功能。

（4）胎儿电子监护仪　无应激试验（NST）有反应者，说明胎儿无缺氧，NST 无反应，需做缩宫素激惹试验（OCT）。若 OCT 出现胎心晚期减速，提示胎盘功能减退。

（5）羊膜镜观察　观察羊水颜色，了解胎儿是否因缺氧而有胎粪排出。

（二）主要护理诊断与医护合作性问题

（1）知识缺乏　孕妇及家属缺乏对过期妊娠对母儿影响的知识。

（2）有围生儿受伤的危险　与胎盘功能减退及手术产有关。

（3）焦虑　与担心过期儿预后有关。

（三）护理目标

1）孕妇及家属认识到过期妊娠的危害性，配合治疗。

2）胎儿宫内窘迫等被及时发现，得到处理。

3）孕妇焦虑情绪缓解。

（四）护理措施

1. 一般护理

卧床休息，鼓励孕妇左侧卧位，吸氧。定期测生命体征，做好生活护理。

2. 产科护理

（1）加强胎儿监护　嘱孕妇坚持每日数胎动，勤听胎心音，必要时胎心电子监护，有异常及时报告医师。

（2）观察产程　临产后严密观察产程进展和胎心音变化，产程中最好连续监测胎心，注意羊水性状，如发现胎心率异常，产程进展缓慢，或产程中为避免胎儿缺氧，应充分给氧并静脉滴注葡萄糖。胎儿娩出前做好抢救准备，胎头娩出后立即在直接喉镜指引下行气管插管吸出气管内容物，以减少胎粪吸入综合征的发生。

3. 心理护理

向孕妇及家属介绍过期妊娠对母儿的不良影响，说明适时终止妊娠的必要性及方法，以减轻她们的顾虑和矛盾心理，使孕妇能接受及配合医护人员的处理措施。

4. 健康指导

督促孕妇按时产前检查；嘱超过预产期1周未临产者，来院就诊，做好入院治疗的准备；指导孕妇每日按要求监测胎动情况，有异常者及时去医院就诊。

（五）护理评价

1）孕妇及其家属认识过期妊娠的危害性，及时终止妊娠。

2）孕产妇积极参与治疗与护理过程，胎儿或新生儿安全。

学生自主、延伸性学习的学习任务

情景病例一　初孕妇，孕38周，无痛性阴道流血患者，宫底剑下2指多，软、无压痛，左骶前位，先露浮，胎心好。

任务要求一　配合医师诊断性检查。
　　孕妇入院第2天突然阴道大出血，胎心未闻及，宫缩弱，血压下降。

任务要求二　采取护理措施。

情景病例二　初产妇，35周，先兆子痫患者，突发腹部剧痛，阴道少量出血，休克、贫血貌，子宫硬，有压痛，头位，胎心听不到。
　　肛查：宫口未开。

任务要求　1. 说出医疗诊断。
　　2. 列出该妇的应急护理措施。

情景病例三　某孕妇平时月经周期规律，今妊娠达42周来院产前检查。医师要求孕妇立即住院，孕妇及家属一方面不理解、有顾虑，同时又显得烦躁不安。

任务要求　1. 配合医师接待该孕妇及家属。
　　2. 列出护理计划。

（李　芹　李荣莉）

妊娠合并症母儿的护理

掌握 妊娠合并心脏病、病毒性肝炎、糖尿病、缺铁性贫血的医疗诊断、处理原则、护理诊断与护理措施。

熟悉 妊娠合并心脏病、病毒性肝炎、糖尿病、缺铁性贫血的概念、病因与护理评估。

了解 妊娠合并心脏病、病毒性肝炎、糖尿病、缺铁性贫血的病理、护理目标与护理评价。

情景病例 初产妇,28岁,孕32周,有"风心病"病史10年,心功能 I 级;产前检查:骨盆及胎位正常;现自觉轻微活动后即有胸闷、心悸、气短而就诊。

任务要求 1. 护理评估孕妇。

2. 若该孕妇肺底部出现少量持续性湿啰音,咳嗽后不消失,说出目前的医疗诊断及主要护理诊断。

3. 为该孕妇实施护理措施。

第一节 妊娠合并心脏病

一、概述

妊娠期、分娩期及产褥期均可能使心脏病患者的心脏负担加重而诱发心力衰竭,是孕产妇死亡的重要原因之一。妊娠合并心脏病在我国孕产妇死因顺位中居第二位,为非直接产科死亡原因的首位。在欧美国家妊娠合并心脏病的发生率为1‰~4‰,国内发生率为1.06‰。

(一)妊娠、分娩对心脏病的影响

1. 妊娠期

妊娠期孕妇总循环血量于妊娠第6周开始逐渐增加,32~34周达高峰,平均增加30%~45%,

此后维持较高水平,产后2～6周逐渐恢复正常。妊娠期循环血量逐渐增加;妊娠晚期子宫增大,膈肌上升使心脏向左向右移位,大血管发生扭曲等改变,均增加了心脏负担,容易发生心力衰竭。

2. 分娩期

分娩期为心脏负担最重的时期。在分娩期的第一产程中,每次子宫收缩有250～500 ml血液被挤入体循环;第二产程除子宫收缩外,全身肌肉都参与活动,使回心血量进一步增加,心脏负荷进一步加重。分娩时产妇屏气用力,结果肺循环压力及腹压增高,导致左心室负荷进一步加重,心脏负担增加,此时患心脏病的孕妇极易发生心力衰竭。

3. 产褥期

产后3 d内,子宫不断缩复使大量血液进入体循环,同时孕期组织间潴留的大量液体也开始回到体循环,使循环血量再度增加,加重心脏负担,甚至导致心力衰竭。

综上所述,妊娠32～34周、分娩期及产褥的最初3 d内,是患有心脏病的孕妇最危险的时期,护理时应严密监护,避免心力衰竭的发生。

(二)心脏病对妊娠、分娩的影响

心脏病不影响受孕。孕期孕妇如心功能正常,大部分能顺利地度过妊娠期,安全地分娩。若发生心力衰竭,则由于缺氧可引起子宫收缩,发生早产,或因缺氧而引起胎儿宫内发育受限、胎儿窘迫甚至胎死宫内等严重情况。

(三)医疗诊断

1. 根据其心脏代偿功能的不同,症状的轻重也不同

(1)心功能Ⅰ级 一般体力活动不受限。

(2)心功能Ⅱ级 一般体力活动稍受限制,休息时无自觉症状。

(3)心功能Ⅲ级 心脏病患者体力活动明显受限,休息时无不适,轻微日常活动即感不适、心悸,呼吸困难或既往有心力衰竭病史者。

(4)心功能Ⅳ级 不能进行任何体力活动,休息状态下即出现心衰症状,体力活动后加重。

2. 早期心力衰竭的临床表现

1)轻微活动后即有胸闷、心悸、气短。

2)休息时心率超过110次/分。

3)夜间常因胸闷而需起坐,或需到窗口呼吸新鲜空气。

4)肺底部出现少量持续性湿啰音,咳嗽后不消失。

3. 诊断检查

(1)心电图检查 提示各种严重的心律失常,如心房颤动、三度房室传导阻滞、ST段改变、T波异常等。

(2)X线检查 显示有心脏扩大,尤其个别心腔的扩大。

(3)超声心动图 更精确地反映心腔大小的变化、心瓣膜结构及功能情况。

(4)胎儿电子监护仪 预测宫内胎儿储备能力,评估胎儿健康。

(四)处理原则

心脏病孕妇的主要死亡原因是心力衰竭和严重的感染。其处理原则为:

1. 非孕期

对于有心脏病的育龄妇女，要求做到孕前咨询，以明确心脏病的类型、程度、心功能状态，并确定能否妊娠。妊娠者应从妊娠早期开始定期进行产前检查。对不宜妊娠者，应指导其采取正确的避孕措施。

2. 妊娠期

凡不宜妊娠者，应在妊娠12周前行人工流产术。妊娠超过12周者应密切监护，积极预防心力衰竭，使之度过妊娠与分娩期。定期产前检查，能及时发现心衰的早期征象，应同内科医师及产科医生密切合作，适时终止妊娠。对于顽固性心力衰竭的孕妇应与心内科医师联系，在严密监护下行剖宫产术终止妊娠。

3. 分娩期

妊娠晚期应提前选择适宜的分娩方式。心功能Ⅰ～Ⅱ级，胎儿不大，胎位正常，宫颈条件良好者，在严密监护下可经阴道分娩；心功能Ⅲ～Ⅳ级，胎儿偏大，宫颈条件不佳，可选择剖宫产术终止妊娠。

4. 产褥期

产后3 d内，尤其是产后24 h内，仍是心力衰竭发生的危险期，需严密监护。按医嘱应用抗生素预防感染，产后1周左右无感染征象时停药。心功能Ⅲ级或以上者不宜哺乳。不宜再妊娠者，建议患者于产后1周行绝育术。

二、护理

（一）护理评估

1. 健康史

详细、全面地了解产科病史和既往病史，特别是与心脏病有关的诊疗过程、相关检查结果等。孕妇多自述有心脏病既往史，或有心悸、气短、活动后加重的病史。

2. 身心状况

（1）评估与心脏病有关的症状和体征　评估孕妇有无心脏病的体征：①舒张期杂音；②Ⅲ级或Ⅲ级以上收缩期杂音；③严重心律失常；④心脏扩大等。评估胎儿宫内健康状况：如胎动计数，了解孕妇宫高、腹围和体重的增长情况。评估患者的睡眠、活动、休息、饮食、出入量等情况。评估宫缩及产程进展情况。

（2）心理社会状况评估　重点评估孕产妇及家属的焦虑程度，对有关妊娠合并心脏病知识的掌握以及是否配合治疗等。评估产妇的社会支持系统、家人对新生儿需要的反应，是否有人协助照顾新生儿等。

（二）主要护理诊断及医护合作性问题

（1）活动无耐力　与心输出量下降有关。
（2）知识缺乏　缺乏有关妊娠合并心脏病的自我护理知识。
（3）焦虑　与担心不能胜任分娩和宫内安危情况。
（4）潜在并发症　心力衰竭、感染、胎儿窘迫。

(三) 护理目标

1) 生命体征平稳,疲乏减轻。

2) 产时、产后不发生感染;孕妇不发生心力衰竭。

3) 孕产妇卧床期间生活需要得到满足。

4) 维持孕妇及胎儿的健康状况。

(四) 护理措施

1. 非孕期

根据心脏病的类型、病变程度、心脏功能、是否手术矫治等因素综合判断是否适宜妊娠。对不宜妊娠者告诫患者采取有效避孕措施。

2. 妊娠期

(1) 加强产前检查　对可以妊娠者,应加强孕期保健,心脏病患者应从确定妊娠时即开始进行产前检查。孕 20 周每 2 周检查 1 次,孕 20 周后每周检查 1 次,并根据病情增加检查次数,重点应检查心脏功能情况。心功能 Ⅰ～Ⅱ 级者,应在妊娠 36～38 周入院待产。

(2) 预防心力衰竭

1) 适当休息与活动:保证孕妇每天至少 10 h 的睡眠且中午宜休息 2 h,有医师建议心脏病孕妇妊娠 30 周后完全卧床休息,以保证胎儿健康。休息时应采取左侧卧位或半卧位。根据患者的心功能状况,安排体力活动,避免过度劳累和情绪激动。

2) 合理营养:应进高蛋白质、高维生素、低盐、低脂肪及富含钙、锌、铁等,宜少量多餐,多食蔬菜和水果,防止便秘加重心脏负担。整个孕期孕妇体重增加不超过 10 kg,妊娠 16 周后,每日食盐量不超过 5 g。

3) 预防治疗诱发心力衰竭的各种因素,如贫血、心律失常、妊娠高血压综合征、各种感染,尤其是上呼吸道感染,如有感染征象,应及时进行有效的抗感染治疗。

4) 健康指导:通过各种途径宣传妊娠合并心脏病的有关知识,如心力衰竭的预防和急救,产后母乳喂养问题,妊娠和心脏病的相互影响等,以取得孕产妇及其家属的配合,正确对待妊娠和分娩过程。

3. 分娩期

1) 临产后须密切观察产程进展和产妇情况。第一产程,每 15 min 测血压、脉搏、呼吸、心率各一次,每 30 min 测胎心率 1 次;第二产程,每 10 min 测 1 次上述指标,或使用监护仪持续监护。注意有无呼吸困难、发绀等表现。孕妇以左侧卧位 15°,上半身抬高 30°,防止仰卧位低血压综合征发生。遵医嘱给予吸氧,药物治疗并注意用药后观察。严格无菌操作,给予抗生素治疗持续至产后 1 周,防止感染发生。

2) 缩短二产程,减少产妇体力消耗:指导产妇张口呼吸,避免屏气增加腹压;宫缩时不宜用力,说明减轻疼痛的必要性及方法,必要时给予硬膜外麻醉。宫口开全后需行产钳术或胎头吸引术缩短产程,以免消耗大量体力,同时应做好抢救新生儿的各种准备工作。

3) 预防感染及产后出血:严格无菌操作;产程开始后,即应根据医嘱给予抗生素以预防感染,直至产后 1 周左右。胎儿娩出后,产妇的腹部应立即放置沙袋,持续 24 h,以防腹压骤降诱发心力衰竭。为防止产后出血太多,可静脉或肌内注射缩宫素 10～20 IU,禁用麦角新碱,以防静脉压升高。遵医嘱进行输血、输液时，应仔细调整其速度，以免增加心脏额外负担，并随时评估心脏功能。

4. 产褥期

1）产后24 h内，需绝对卧床休息，严密监测生命体征。正确识别早期心衰症状，及时处理。指导摄取清淡饮食，防止便秘，必要时遵医嘱给予缓泻剂，以免用力排便而引起心力衰竭。

2）采取适宜的避孕方式：不宜再妊娠的患者应在产后1周做绝育术，未做绝育术应建议采取适宜的避孕措施，严格避孕。

3）选择合适的喂养方式：心功能Ⅰ～Ⅱ级的产妇可以母乳喂养，但应避免过劳；Ⅲ级或以上者，应及时回乳，指导家属人工喂养的方法。

（五）护理评价

1）孕产妇平稳度过妊娠期，分娩期及产褥早期，维护最佳的心功能状态。

2）孕产妇及家人能够描述早期心力衰竭的症状并能够积极配合。

3）出院前孕产妇及家属示范正确的母乳或人工喂养的方法，婴儿状态良好。

第二节　妊娠合并病毒性肝炎

一、概述

病毒性肝炎是由多种肝炎病毒引起，以肝实质细胞变性坏死为主要病变的一组传染病。分为甲型（HAV）、乙型（HBV）、丙型（HCV）、丁型（HDV）、戊型（HEV）、庚型（HGV）及输血传播型（TTV）肝炎7个类型，其中乙型肝炎病毒最常见。由于妊娠妇女特殊的生理变化，肝炎对母儿健康危害较大，且重症肝炎仍是我国孕产妇死亡的主要原因之一。

（一）妊娠、分娩与病毒性肝炎的影响

由于妊娠期胎儿生长发育的需要，孕妇肝内糖原代谢增强，肝负担加重，易感染病毒性肝炎，或使原有的病情加重；肝是性激素的主要代谢场所，妊娠后雌激素水平明显增高，可加重肝负担；孕晚期易并发妊娠期高血压疾病；由于肝内凝血因子合成减少易发生产后出血；若为重型肝炎，常并发DIC。而产程中的体力消耗、创伤、出血和麻醉，又可引起缺氧和新陈代谢障碍，促使已有病变的肝组织发生坏死。重症肝炎孕妇，其流产、早产、死胎、新生儿死亡率均明显增加。

母婴传播：通过胎盘传播；分娩过程中胎儿接触母血、粪便及羊水传播；产后接触母亲的唾液、汗液或乳汁传播。

（二）处理原则

1. 妊娠期轻型肝炎

处理原则与非孕期肝炎患者相同。应注意休息、加强营养、积极进行保肝治疗。避免应用可能损害肝脏的药物并预防感染，有黄疸者立即住院，按重症肝炎处理。

2. 妊娠期重症肝炎

保护肝脏，积极预防及治疗肝性脑病，改善氨基酸及氨的异常代谢。限制蛋白质的摄入，每

日应<0.5 g/kg,增加糖类,保持大便通畅。预防 DIC 及肾功能衰竭。妊娠末期重症肝炎者,经积极治疗 24 h 后迅速以剖宫产结束妊娠,以减轻肝脏负担。

3. 分娩期及产褥期

分娩前数日肌注维生素 K₁,准备好新鲜血液。宫颈口开全后行阴道助产以缩短第二产程。注意新生儿隔离和特殊处理,并注意防止母婴传播及产后出血。应用肝脏损害较小的广谱抗生素预防产褥感染,避免因感染加重肝炎病情。

> **学生自主探究的病例**
>
> 　　初产妇,26 岁,妊娠 38 周,自觉乏力,食欲下降伴腹胀 1 周,近 3 d 症状加重,出现呕吐。查体:T 37.5℃,全身皮肤及巩膜黄染,躯体及四肢皮肤可见散在出血点,肝肋下一横指,有触痛,胎心率正常,BP 130/80 mmHg,SGPT 254 U,胆红素 170 mmol/L,HBsAg(＋)。
>
> **任务要求**　对该孕妇实施护理措施。

二、护理

(一)护理评估

1. 健康史

评估有无与病毒性肝炎患者密切接触、食用不洁食物或输血、注射血制品等病史。重症肝炎应评估其诱发因素,同时评估患者的治疗用药情况,及家属对肝炎相关知识的知晓程度。

2. 身心状况

(1)症状与体征　孕妇常出现不明原因的食欲减退、恶心、呕吐、腹胀、厌油腻、乏力、肝区叩击痛等消化系统症状。孕产妇常有皮肤黄染,肝大,肝区有触痛、叩击痛。重症肝炎表现为畏寒发热,皮肤巩膜黄染迅速,尿色深黄,食欲极度减退,频繁呕吐,腹水,肝臭气味,肝脏进行性缩小,急性肾功能衰竭及不同程度的肝性脑病症状。

(2)心理-社会状况　孕产妇及其家属因缺乏病毒性肝炎疾病知识、传播和消毒隔离知识而产生焦虑、恐惧;由于担心感染胎儿,孕妇会产生矛盾及自卑心理。

3. 诊断检查

(1)肝功能检查　血清中丙氨酸氨基转移酶(ALT)、门冬氨酸氨基转移酶(AST)、血清总胆红素升高对病毒性肝炎有诊断意义。

(2)血清病原学检测　相应肝炎病毒血清学抗原抗体检测出现阳性。

(3)凝血功能及胎盘功能检查　凝血酶原时间、HPL 及孕妇血或尿雌三醇检测等。

(二)主要护理诊断及医护合作性问题

(1)知识缺乏　缺乏有关病毒性肝炎传播和隔离等方面的知识。

(2)营养失调:低于机体需要　与肝炎致食欲不振有关。

(3)有婴儿感染的危险　与分娩过程中及产后接触母体血液、分泌物或哺乳有关。

(4)潜在并发症　肝性脑病、产后出血。

（三）护理目标

1）孕妇增加有关病毒性肝炎的传播和隔离的知识。

2）母婴营养状况良好。

3）婴儿在产后不感染肝炎病毒。

4）母儿在妊娠期、分娩期及产褥期维持良好的健康状态，无并发症发生。

（四）护理措施

1. 加强围婚期保健

重视孕期监护，加强营养，摄取高蛋白、高糖类和高维生素食物。将肝功及肝炎病毒血清标志物检测列为产前检测项目，并定期复查。

2. 妊娠期

1）建议孕妇增加休息时间，避免体力劳动，每日应保证 9 h 睡眠和适当的午睡。

2）加强营养，增加优质蛋白、葡萄糖及维生素，保持大便通畅。

3）根据病情需要使用保肝药物，避免应用可能损害肝脏的药物。

4）严格消毒隔离，防止交叉感染。

5）介绍疾病的相关知识，解除患者因疾病而产生的恐惧和自卑心理。

3. 分娩期

经阴道分娩尽量避免损伤和擦伤，分娩前数日肌内注射维生素 K_1，每日 20～40 mg。配备新鲜血液。防止滞产，宫口开全后行胎头吸引术或产钳助产，缩短第二产程。防止产道损伤和胎盘残留。胎肩娩出后立即静脉注射缩宫素，以减少产后出血。对重症肝炎经积极控制 24 h 后以剖宫产结束分娩为宜，降低肝脏的负担。孕妇应置于隔离待产室和分娩间，产妇接触过的所有物品以及产妇的排泄物等均进行严格的消毒灭菌。

4. 产褥期

注意休息及营养，随访肝功能。应用对肝脏损害较小的广谱抗生素预防及控制感染，是防止肝炎病情恶化的关键。不宜哺乳者应及时回奶。回奶禁用雌激素等对肝脏有损害的药物，口服生麦芽冲剂或乳房外敷芒硝回乳。患急性肝炎应于痊愈后半年，最好两年后在医师指导下妊娠。

5. 分娩后新生儿处理

新生儿出生 6 h 和 1 个月时各肌注 1 ml HBIG，出生后 24 h 内注射乙型肝炎疫苗 30 μg，生后 1 个月、6 个月再分别注射 10 μg。有效保护率达 95%。

6. 产后哺乳问题

乳汁中 HBV - DNA 阳性不宜哺乳，母血 HbsAg、HbeAg 及抗- HBc 三项阳性及后两项阳性产妇均不宜哺乳

（五）护理评价

1）产妇及家属获得有关病毒性肝炎的相关知识，积极地面对现实，并进行有效的自我保健和消毒隔离。

2）妊娠及分娩经过顺利，母婴健康。

第三节　妊娠合并糖尿病

一、概述

妊娠期间的糖尿病有两种情况,一种为妊娠前已有糖尿病的患者妊娠,又称糖尿病合并妊娠;另一种为妊娠前糖代谢正常或有潜在糖耐量减退,妊娠期才出现或发现糖尿病,又称为妊娠期糖尿病(gestational diabetes mellitus,GDM)。GDM 占妊娠合并糖尿病总数的 80％以上,分娩后多可恢复,但将来罹患糖尿病的机会增加,故应定期随访。

(一)妊娠、分娩和糖尿病的相互影响

妊娠可使原有糖尿病患者的病情加重,使隐性糖尿病显性化,使既往无糖尿病的孕妇发生 GDM。孕妇易出现低血糖及肾糖阈下降;胰岛素的需要率增加,糖耐量减少;酮症酸中毒。

糖尿病对母儿的危害及其程度取决于糖尿病及血糖控制水平。妊娠合并糖尿病的孕妇受孕率低、流产率增高、妊娠并发症发生率增加、手术产率增加等。而对胎儿、新生儿的影响易发生巨大儿、畸胎、新生儿低血糖、早产、新生儿呼吸窘迫综合征、新生儿死亡率高等。

(二)处理原则

1)糖尿病妇女于妊娠前应判断糖尿病的程度,确定妊娠的可能性。

2)允许妊娠者,需在内科、产科密切监护下,尽可能将孕妇血糖控制在正常或接近正常范围内,加强胎儿监护,适时终止妊娠。

> **学生自主探究的病例**
>
> 　　患者,女性,29 岁,初产妇,G_2P_0,妊娠 37 周,既往曾孕 24 周脊柱裂胎儿而行引产一次,患妊娠期糖尿病。因巨大儿行剖宫产,新生儿体重 4 600 g,Apgar 评 9 分。
>
> **任务要求**　对产妇和新生儿实施产后护理。

二、护理

(一)护理评估

1. 健康史

评估孕妇有无糖尿病家族史或其他病史,询问有无不良孕产史等,特别是不明原因的死胎、死产、巨大儿、畸形儿等分娩史。本次妊娠经过情况、临床表现、病情控制及目前用药情况。同时,注意评估有无肾、心血管系统及视网膜病变等合并症情况。

2. 身心状况

(1)症状与体征　轻者无明显症状,重者出现"三多一少"症状(即多饮、多食、多尿、体重下降),皮肤瘙痒,尤其是外阴瘙痒。妊娠期还应注意胎儿宫内健康状况,注意有无巨大儿或胎儿生

长受限；分娩过程中孕妇有无低血糖及酮症酸中毒症状，如心悸、出汗、面色苍白、饥饿感或出现恶心、呕吐、视物模糊、呼吸快且有烂苹果味等。

（2）心理-社会状况　评估孕妇及家人对疾病知识的认知情况，是否积极配合检查与治疗，有无焦虑、恐惧心理，社会及家庭支持系统是否完善等。

3. 诊断检查

（1）血糖测定　2次或2次以上空腹血糖＞5.8 mmol/L者。

（2）糖筛查试验　用于GDM筛查，建议孕妇于妊娠24～28周进行。50 g葡萄糖筛查试验异常的孕妇应测定空腹血糖，异常者可诊断糖尿病。空腹血糖正常者应行葡萄糖耐量试验（oral glucose tolerance test，OGTT）检查。

（3）OGTT（75 g糖耐量试验）　禁食12 h后，口服葡萄糖75 g。血糖值诊断标准为：空腹5.1 mmol/L，1 h 10.0 mmol/L，2 h 8.5 mmol/L。任何一点血糖值达到或超过上述标准，即可诊断为GDM；如1项高于正常值，则诊断为糖耐量异常。

（4）肝肾功能检查　24 h尿蛋白定量、尿酮体及眼底等相关检查。

（二）主要护理诊断及医护合作性问题

（1）胎儿有受伤的危险　与糖尿病可能引起胎儿异常有关。

（2）知识缺乏　缺乏有关妊娠合并糖尿病的知识。

（3）焦虑　与担心身体状况及胎儿预后有关。

（4）营养失调：低于或高于机体需要量　与血糖代谢异常有关。

（三）护理目标

1）孕产妇未发生酮症酸中毒、感染等并发症。

2）孕产妇能够保持良好的自我照顾能力，以维持母儿健康。

3）孕产妇焦虑程度减轻，舒适度增加。

4）孕产妇能说出控制血糖方法，并能列举有关的具体措施。

（四）护理措施

1. 妊娠期

（1）孕期母儿监护　孕早期应每周产前检查1次至第10周。妊娠中期每2周查1次，一般妊娠20周时需及时增加胰岛素的用量，32周后每周查1次。

（2）饮食控制　是糖尿病治疗和护理的关键，妊娠早期每日热量与妊娠前相同。妊娠中期以后，每周热量增加3％～8％，控制餐后1 h血糖值在8 mmol/L以下，最好少量多餐，使孕妇血糖控制在正常范围且无饥饿感为宜。同时补充维生素、钙剂、铁剂等，适当限制食盐的摄入。

（3）运动治疗　适当的运动可降低血糖，保持体重适度增长。如散步等选择在餐后1 h进行。不要空腹活动，单独活动不要离家太远等。

（4）药物治疗　口服降糖药在妊娠期应用的安全性、有效性未得到足够证实，目前不推荐使用。对饮食不能控制的糖尿病，胰岛素是主要的治疗药物。

2. 分娩期

分娩时,应严密监测血糖、尿糖和尿酮体,为使血糖不低于 5.6 mmol/L,按每 4 g 糖加 1 IU 胰岛素比例给予静脉输液,提供能量,预防低血糖。分娩后应注意水、电解质平衡,预防产后出血。糖尿病孕妇所生新生儿,均按早产儿护理。注意保暖、吸氧,提早喂糖水,早开奶。同时注意低血钙、高胆红素血症及新生儿呼吸窘迫综合征的发生。

3. 产褥期

产后胎盘的娩出,抗胰岛素激素迅速下降,因此分娩后 24 h 胰岛素减至 1/2,并根据产后空腹血糖值调整用量。产后预防产褥感染,鼓励母乳喂养。保持皮肤和会阴部清洁,适当延迟拆线时间。指导产妇定期接受产科和内科复查,根据复查结果重新评价糖尿病状况。

(五) 护理评价

1) 孕妇血糖维持在正常水平或接近正常水平。

2) 妊娠、分娩经过顺利,母婴健康。

3) 出院时,产妇不存在感染的征象。

第四节　妊娠合并缺铁性贫血

一、概述

贫血(anemia)是妊娠期较常见的合并症,由于妊娠期血容量增加,且血浆增加多于红细胞增加,血液呈稀释状态,又称生理性贫血。贫血在妊娠各期对母、儿均可造成一定危害,在某些贫血较严重的国家和地区,是孕产妇死亡的重要原因之一。缺铁性贫血是妊娠期最常见的贫血。

(一) 贫血与妊娠的相互影响

(1) 对孕妇的影响　①孕妇的抵抗力低下;②对分娩、手术和麻醉的耐受能力差;③并发症发生率增高;④感染等。

(2) 对胎儿的影响　轻、中度贫血对胎儿影响不大,重度贫血时可造成胎儿生长受限、胎儿窘迫、早产或死胎等。

(二) 妊娠期贫血的诊断标准

由于妊娠期血液系统的生理变化,妊娠期贫血的诊断标准不同于非孕妇女。WHO 标准:孕妇外周血红蛋白<100 g/L 及血细胞比容<0.33 为妊娠期贫血。我国的标准:血红蛋白<110 g/L、红细胞计数<3.5×10^{12}/L 或血细胞比容<0.30,即可诊断妊娠期贫血。

(三) 处理原则

解除病因,治疗并发症,补充铁剂。如血红蛋白<60 g/L,接近预产期或短期内行剖宫产术者,宜少量多次输血,以浓缩红细胞为最好,输血时避免因加重心脏负担诱发急性左心衰竭。同时积极预防产后出血和产褥感染。

学生自主探究的病例

某孕妇，30岁，G_1P_0，现妊娠36周，近10 d自觉头晕、乏力、心悸及食欲减退。查体：面色苍白，BP 130/90 mmHg，HR 100次/分，胎位、胎心及骨盆测量均正常，双下肢水肿，血红蛋白80 g/L。

任务要求　1. 评估出该患者的医疗诊断。
　　　　　　　2. 列出该患者的主要护理诊断。
　　　　　　　3. 试述出主要的护理措施。

二、护理

（一）护理评估

1. 健康史

评估既往有无因不良饮食习惯或胃肠道功能紊乱导致的营养不良病史，是否有慢性失血性病史。

2. 身心状况

（1）症状　轻者多无明显症状，重者有乏力、头晕、耳鸣、心悸、气短、面色苍白、食欲不振、腹胀、腹泻等症状。

（2）体征　皮肤黏膜苍白、毛发干燥无光泽易脱落、指甲脆薄易裂，并可伴发口腔炎、舌炎等。

（3）心理社会状况　孕妇因担心贫血而影响胎儿正常发育而产生焦虑，孕妇及家人对缺铁性贫血疾病的认知情况，以及家庭、社会支持系统是否完善不足等。

（4）诊断检查

1）血象：呈小细胞低色素性贫血。血红蛋白＜100g/L，血细胞比容＜0.30或红细胞计数＜$3.5×10^{12}$/L，则可诊断为妊娠期贫血。因妊娠所致的生理性贫血，血红蛋白在100～110g/L。

2）血清铁鉴定：孕妇血清铁＜6.5 μmol/L（35 μg/dl），为缺铁性贫血。

（二）主要护理诊断与医护合作性问题

（1）营养失调：低于机体需要量　与贫血有关。

（2）有胎儿受伤的危险　与母亲重度贫血有关。

（3）知识缺乏　缺乏预防贫血的相关知识。

（三）护理目标

1）妊娠期、分娩期母亲维持最佳的身心状态，无并发症发生。

2）围生儿健康。

3）孕妇获得并掌握有关的知识。

（四）护理措施

1. 孕前指导

妊娠前应积极治疗失血性疾病，改变长期偏食等不良饮食习惯，适度增加营养，必要时补充铁剂,以增加铁的储备。

2. 孕期加强营养

建议孕妇摄取高铁、高蛋白质及高维生素C食物,以改善体内缺铁现状,如动物肝脏、瘦肉、蛋类、豆类等。

3. 指导正确服用铁剂的方法

铁剂需饭后服用,以减少对胃肠道的刺激。铁剂的补充应首选口服制剂。建议妊娠4个月后,每日遵医嘱服用铁剂,可预防贫血的发生,如硫酸亚铁0.3g,每日3次,同时服维生素C 0.3g及10%稀盐酸0.5～2ml,促进铁的吸收。由于铁与肠内硫化氢作用而形成黑色便,应予以解释。

4. 病情观察

注意观察重度贫血对胎儿的影响,如贫血导致胎儿生长受限、胎儿宫内窘迫、死胎等。

5. 产后护理

注意产后出血情况,对因对症治疗;指导母乳喂养,对不宜哺乳者,详细讲解原因,并实施正确的回奶方法;增加休息和营养,避免疲劳,加强亲子互动,提供避孕指导,避免产后抑郁。

(五) 护理评价

1) 孕妇能描述有关妊娠合并缺铁性贫血的自我保健知识,了解铁剂的名称、用法、作用和副作用。

2) 妊娠、分娩经过顺利,母婴健康。

3) 胎儿宫内生长发育良好。

学生自主、延伸性学习的学习任务

情景病例一　患者,女性,28岁,孕38周,妊娠前已有2年糖耐量异常病程,每日能自觉控制饮食,每日热量以 125 kJ/kg (30 kcal/kg) 计算,并适当限制食盐摄入,补充维生素、钙、铁剂。入院经各项检查后,诊断为:①G_1P_0 孕38周 LSA 待产;②妊娠合并糖尿病;③巨大儿。医师和孕妇及家属共同决定采取剖宫产术的分娩方式。

任务要求　1. 写出可能的护理诊断(2～3个)及诊断依据。
2. 列出护理计划。

(李　芹)

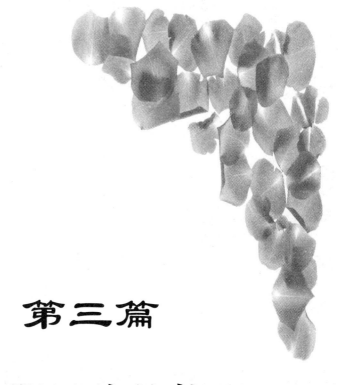

第三篇

分娩期母儿的护理

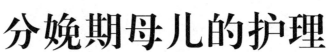

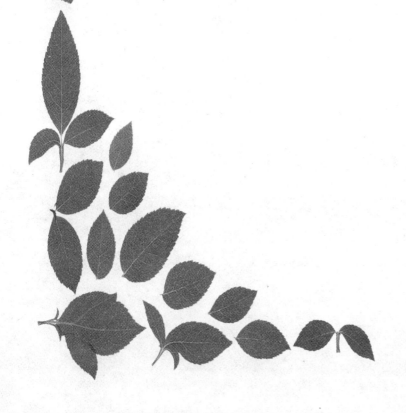

第十章

正常分娩期母儿的护理

学习目标

掌握 决定分娩的因素、产妇入院后护理常规、护理评估;产程的分期和各产程中对母婴的护理要点。

熟悉 各产程的临床表现。

了解 分娩机制。

情景病例 产室内,一产妇出现规律性宫缩 6 h。查体:T 36.9℃,BP 120/85 mmHg,P 100 次/分,R 20 次/分,宫缩 35 s/3 min, 胎位 LOA,胎心 145 次/分,产科检查:腹围 105 cm,宫高 36 cm,骨盆外测量髂棘间径 25 cm,髂嵴间径 27 cm,骶耻外径 20 cm,坐骨结节间径8.5 cm,耻骨弓角度90°。骨盆内测量对角径 13 cm,坐骨棘间径 10 cm,坐骨切迹宽度容 3 横指。宫口开大 4 cm,先露头 S+0。

任务要求 1. 评估:此产妇目前处于何种状态、病例中的各项检查数据不正常、该产妇能否正常分娩。

2. 列出该患者目前主要存在的护理诊断及医护合作性问题。

3. 对该产妇实施 3 个产程的护理并评价。

分娩(delivery)是指妊娠满 28 周及以后的胎儿及其附属物,从临产发动至全部从母体娩出的过程。早产(premature delivery)是指妊娠满 28 周至不满 37 足周之间分娩;足月产(term delivery)是指妊娠满 37 周至不满 42 足周之间分娩;过期产(postterm delivery)是指妊娠满 42 周及其以后分娩。

第一节 影响分娩的因素

影响分娩的因素是产力、产道、胎儿及产妇的精神心理因素。若各因素正常且相互适应,胎儿可顺利从阴道自然娩出，称为正常分娩。正常分娩依靠产力将胎儿及附属物排出体外，但同时必须有足够大的骨产道和软产道相应扩张让胎儿通过。而产力又受到胎儿大小、胎位及产道的影响。此外，还受到产妇精神、心理因素的干预。

一、产力

将胎儿及其附属物从宫腔内逼出的力量称为产力。产力包括子宫收缩力（简称宫缩）、腹肌及膈肌收缩力（统称腹压）和肛提肌收缩力。

（一）子宫收缩力

子宫收缩力是临产后的主要产力，贯穿整个分娩过程中。临产后的子宫收缩力能迫使宫颈管短缩直至消失、宫口扩张、胎先露部下降、胎儿和胎盘胎膜娩出。临产后的正常子宫收缩具有以下特点。

1. 节律性

宫缩具有节律性是临产的标志。正常宫缩是宫体部不随意、有规律的阵发性收缩伴有疼痛，故有"阵痛"之称。每次阵缩总是由弱渐强（进行期），维持一定时间（极期），随后由强渐弱（退行期），直至消失进入间歇期（图 10-1）。间歇期子宫肌肉松弛。阵缩如此反复出现，直至分娩全过程结束。临产开始时，宫缩持续约 30 s，间歇期 5～6 min。宫缩随产程进展持续时间逐渐延长，间歇期逐渐缩短。当宫口开全（10 cm）后，宫缩持续时间长达 60 s，间歇期缩短至1～2 min，宫缩强度也随产程进展逐渐增加。宫缩时，子宫肌壁血管及胎盘受压，致使子宫血流量减少，但在宫缩间歇期，子宫血流量又恢复到原来水平，胎盘绒毛间隙的血流量重新充盈，因此宫缩节律性对胎儿有利。

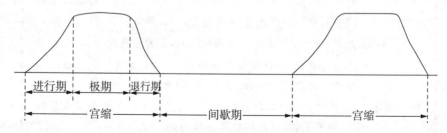

图 10-1　临产后正常宫缩节律性示意图

2. 对称性

正常宫缩起自两侧子宫角部，以微波形式迅速向子宫底中线集中，左右对称，然后以每秒约2 cm速度向子宫下段扩散，约15 s均匀协调地遍及整个子宫，此为子宫收缩的对称性（图10-2）。

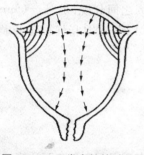

3. 极性

宫缩以子宫底部最强最持久，向下则逐渐减弱，子宫底部的收缩力的强度是子宫下段的 2 倍，此为子宫收缩的极性。

4. 缩复作用

每当宫缩时，子宫体部肌纤维短缩变宽，收缩之后肌纤维又重新松弛，但不能完全恢复到原来的长度，经过反复收缩，肌纤维越来越短，使宫腔内容积逐渐缩小，迫使胎先露部下降及宫颈管逐渐缩

图 10-2　正常宫缩的对称性　短直至消失，此为子宫肌纤维的缩复作用。

（二）腹壁肌及膈肌收缩力

腹壁肌及膈肌收缩力（腹压）是第二产程时娩出胎儿的重要辅助力量。腹压在第二产程,特别是第二产程末期配合宫缩时运用最有效,过早加腹压易使产妇疲惫和造成宫颈水肿,致使产程延长。腹压在第三产程还可促使已剥离胎盘娩出,减少产后出血的发生。

（三）肛提肌收缩力

肛提肌收缩力的作用:①协助胎先露部在骨盆腔进行内旋转的作用;②当胎头枕骨部露于耻骨弓下时,可协助胎头仰伸及娩出;③胎儿娩出后,当胎盘降至阴道时,有助于胎盘娩出。

二、产　道

产道是胎儿娩出的通道,分为骨产道与软产道两部分。

（一）骨产道

骨产道是指真骨盆,是产道的重要部分。骨产道的大小、形态与分娩有密切关系。骨盆腔可分为3个平面,每个平面又由多条径线组成(图10-3)。

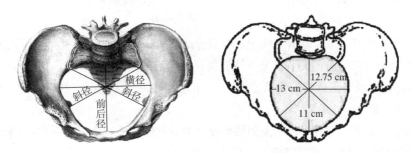

图 10-3　骨盆入口平面及径线

1. **骨盆入口平面**

骨盆入口平面为骨盆腔上口,呈横椭圆形,前方为耻骨联合上缘,两侧为髂耻缘,后方为骶岬上缘。有4条径线。

(1) 入口前后径　又称真结合径。耻骨联合上缘中点至骶岬上缘正中间的距离,正常值平均为11 cm,是胎先露进入骨盆入口的重要径线,其长短与胎先露衔接关系密切。

(2) 入口横径　左右髂耻缘间的最大距离,正常值平均为13 cm。

(3) 入口斜径　左右各一,左骶髂关节至右髂耻隆突间的距离为左斜径;右骶髂关节至左髂耻隆突间的距离为右斜径,正常值平均为12.75 cm。

2. **中骨盆平面**

中骨盆平面为骨盆最小平面,是骨盆腔最狭窄部分,呈前后径长的椭圆形。前方为耻骨联合下缘,两侧为坐骨棘,后方为骶骨下端,有两条径线(图10-4)。

(1) 中骨盆前后径　耻骨联合下缘中点通过两侧至骨棘连线中点至骶骨下端的距离。正常值平均为11.5 cm。

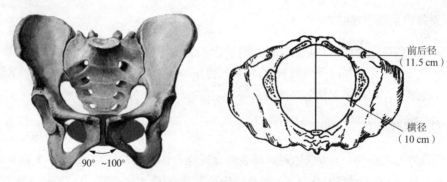

图 10-4　中骨盆平面及径线

（2）中骨盆横径　坐骨棘间径，指两坐骨棘间的距离，正常值平均为 10 cm，是胎先露通过中骨盆的重要径线，其长短与胎先露内旋转关系密切。

3. 骨盆出口平面

骨盆出口平面为骨盆腔下口，由两个在不同平面的三角形组成，其共同的底边称为坐骨结节间径。有 4 条径线（图 10-5）。

（1）出口前后径　耻骨联合下缘至骶尾关节间的距离，正常值平均为 11.5 cm。

（2）出口横径　又称坐骨结节间径，指两坐骨结节末端内缘的距离，正常值平均为 9 cm，是胎先露通过骨盆出口的重要径线，其长短与分娩的关系密切。

（3）出口前矢状径　耻骨联合下缘中点至坐骨结节间径中点的距离，正常值平均为 6 cm。

（4）出口后矢状径　骶尾关节至坐骨结节间径中点间的距离，正常值平均为 8.5 cm。若出口横径稍短，出口横径与出口后矢状径之和＞15 cm，正常胎头可通过后三角区经阴道娩出。

4. 骨盆轴与骨盆倾斜度

（1）骨盆轴　连接骨盆各平面中点的假想曲线为骨盆轴。此轴上段向下向后，中段向下，下段向下向前，分娩时，胎儿沿比轴完成一系列分娩机制。

（2）骨盆倾斜度　指妇女站立时，骨盆入口平面与地平面所形成的角度，一般为 60°。骨盆倾斜度过大，影响胎头衔接和娩出（图 10-6）。

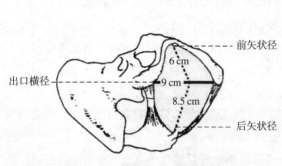

图 10-5　骨盆出口平面及径线

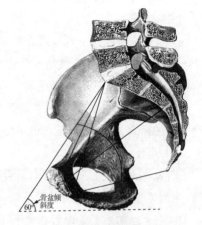

图 10-6　骨盆轴与骨盆倾斜度

(二) 软产道

由子宫下段、宫颈、阴道、外阴及骨盆底软组织构成的弯曲管道称软产道。

1. 子宫下段的形成

由非孕时长约 1 cm 的子宫峡部伸展形成。妊娠 12 周后的子宫峡部扩展成宫腔一部分,至妊娠末期被逐渐拉长形成子宫下段。临产后的规律宫缩使子宫下段快速拉长达 7~10 cm,肌壁变薄成为软产道的一部分。由于子宫肌纤维的缩复作用,子宫上段肌壁越来越厚,子宫下段肌壁被牵拉越来越薄。由于子宫上段的肌壁厚薄不同,在两者间的子宫内面形成一环状隆起,称生理缩复环。

2. 宫颈的变化

(1) 宫颈管消失　临产前的宫颈管长 2~3 cm,初产妇较经产妇稍长。临产后的规律宫缩使宫颈内口的肌纤维向上牵拉,使宫颈管形成漏斗形,随后宫颈管逐渐短缩直至消失。初产妇多是宫颈管先消失,宫口后扩张;经产妇多是宫颈管消失与宫口扩张同时进行。

(2) 宫口扩张　临产前,初产妇的宫颈外口仅容一指尖,经产妇能容一指。临产后,子宫收缩及缩复向上牵拉使得宫口扩张。当宫口开全(10 cm)时,妊娠足月胎头方能通过。

3. 骨盆底、阴道及会阴的变化

破膜后胎先露下降直接压迫骨盆底,使软产道下段形成一个前壁短后壁长、向前弯曲的长筒型通道,阴道黏膜皱襞展平使腔道加宽。肛提肌向下及两侧扩展,使 5 cm 厚的会阴体变薄到仅2~4 mm,以利胎儿通过。会阴体虽能承受一定压力,分娩时保护会阴不当,也容易造成裂伤。

三、胎儿

胎儿能否顺利通过产道,还取决于胎儿大小、胎位及有无造成分娩困难的胎儿畸形。

(一) 胎儿大小

在分娩中胎儿大小是决定分娩难易的重要因素之一。

1. 胎头颅骨

胎头颅骨由顶骨、额骨、颞骨各两块及枕骨一块构成。颅骨间有颅缝,由矢状缝、冠状缝、人字缝、颞缝和额缝组成。两颅缝交界空隙较大处称囟门(图 10-7),位于胎头前方菱形称前囟(大囟门),位于胎头后方三角形称后囟(小囟门)。在分娩过程中,通过颅骨轻度重叠使头颅变形,缩小体积,有利于胎头娩出。过熟儿胎头偏大,颅骨较硬,胎头不易变形,有时可致难产。

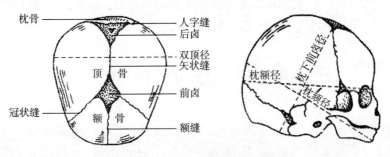

图 10-7　胎头颅骨结构及径线

2．胎头径线

（1）双顶径（BPD）　为两侧顶骨隆突间的距离，是胎头最大横径。临床常用 B 型超声检测此值判断胎儿大小，妊娠足月时平均为 9.3 cm。

（2）枕额径　为鼻根上方至枕骨隆突间的距离，胎头以此径衔接，妊娠足月时平均约为 11.3 cm。

（3）枕下前囟径　又称小斜径，为前囟中央至枕骨隆突下方间的距离，胎头俯屈后以此径通过产道，妊娠足月时平均约为 9.5 cm。

（4）枕颏径　又称大斜径，为颏骨下方中央至后囟顶部间的距离，妊娠足月时平均约为 12.5 cm。

（二）胎位

产道是一纵行管道，所以纵产式容易通过产道。头先露时胎头先通过产道，较臀先露容易娩出，矢状缝和囟门是确定胎位的重要标志。头先露时，由于分娩过程中颅骨重叠，使胎头变形、周径变小，有利于胎头娩出。臀先露时，胎臀先娩出，阴道扩张不充分，胎头娩出时头颅无变形，使后出胎头娩出困难。肩先露时，妊娠足月活胎儿不能通过产道。

（三）胎儿畸形

若有胎儿畸形造成某一部位发育异常，如脑积水、联体儿等，由于胎头或胎体过大，通过产道常发生困难。

四、精神-心理因素

精神-心理因素对分娩的影响现在也正逐渐受到重视。分娩对产妇是一种持久的、强烈的应激源，可产生生理上及心理上的应激。一般来说，产妇对分娩都具有恐惧感，尤其是初产妇，产时紧张焦虑的心理将会引起一系列的改变，如心率加快、呼吸急促、肺内气体交换不足，同时也可促使产妇内分泌系统发生变化，如交感神经兴奋，释放儿茶酚胺，血压升高。这些变化导致子宫缺氧收缩乏力、宫口扩张缓慢、胎先露部下降受阻，产程延长，产妇体力消耗过多，胎儿缺血、缺氧，出现胎儿窘迫，从而影响产程的进展或使手术产的机会增加。

应该对产妇进行分娩前的健康教育，让产妇了解各种分娩方式及其特点，了解分娩过程及其影响，让产妇树立信心。在分娩过程中应提倡陪伴分娩，开设家庭式产房，护理人员及家属应作为陪伴者，给予产妇心理上的安慰、精神上的鼓励与体力上的支持，使产妇消除焦虑、恐惧的情绪，保持良好的精神状态、充沛的体力，顺利度过分娩的全过程。研究表明，陪伴分娩能缩短产程，减少产科干预，降低剖宫产率，减少围产期母儿发病率等。

第二节　分娩机制

分娩机制（mechanism of labor）是指胎儿先露部在通过产道时，为适应骨盆各平面的不同形态，被动地进行一系列适应性转动，以其最小径线通过产道的全过程。临床上枕先露占 95.55%～97.55%，以枕左前为最多见，故以枕左前位为例说明分娩机制。

一、衔接

胎头双顶径进入骨盆入口平面,胎头颅骨最低点接近或达到坐骨棘水平,称为衔接(engagement)(图 10-8)。胎头进入骨盆入口时呈半俯屈状态,枕额径落在骨盆入口的右斜径上,胎头枕骨在骨盆左前方。初产妇多在预产期前 1~2 周内胎头衔接,经产妇多在分娩开始后衔接。

二、下降

胎头沿骨盆轴前进的动作称为下降(descent),下降动作贯穿在整个分娩的始终。下降总是与其他动作同时进行,胎头的下降动作呈间歇性,当子宫收缩时胎头下降,间歇时胎头又稍退回,因此胎头与骨盆之间的相互挤压也呈间歇性,这样对母婴均有利。临床上将胎头下降的程度,作为判断产程进展的重要标志,尤其是在活跃晚期和第二产程。

三、俯屈

胎头继续进入骨盆腔下降至骨盆底遇到肛提肌的阻力,处于半俯屈状态的胎头进一步俯屈(flexion)(图10-9),胎儿的下颌靠近胸部,使胎头衔接时的枕额径(11.3 cm)俯屈后改变为枕下前囟径(9.5 cm),以适应产道的最小径线,有利于胎头进一步下降。

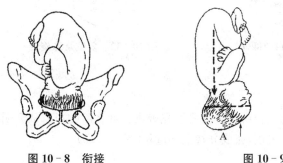

图 10-8 衔接   图 10-9 俯屈

四、内旋转

胎头围绕骨盆轴向前旋转,使其矢状缝与中骨盆及骨盆出口前后径相一致的动作为内旋转(internal rotation)(图 10-10)。枕先露时胎头下降到骨盆底遇到阻力时,肛提肌收缩力将胎头枕部推向阻力小、空间宽的前方,胎头向母体前方旋转 45°,小囟门转至耻骨弓下。胎头于第一产程末完成内旋转动作。

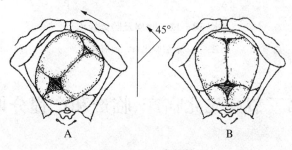

图 10-10 内旋转

五、仰伸

完成内旋转后，俯屈的胎头即达到阴道口。宫缩和腹压迫使胎头继续下降，而肛提肌收缩又将胎头向前推进，两者的合力使胎头沿骨盆轴下段向下向前的方向转向上。胎头枕骨下部达耻骨联合下缘时，以耻骨弓为支点，使胎头逐渐仰伸（extention）（图10-11）。胎头的顶、额、鼻、口、颏相继娩出。当胎头仰伸时，胎儿双肩径沿左斜径进入骨盆入口。

六、复位及外旋转

胎头娩出时，胎儿双肩径沿骨盆入口左斜径下降。胎头娩出后，为使胎头与胎肩恢复正常解剖关系，胎头枕部向左旋转45°，称复位（restitution）（图10-12）。胎肩在盆腔内继续下降，前（右）肩向前向中线旋转45°时，胎儿双肩径转成与骨盆出口前后径相一致的方向，胎头枕部需在外继续向左旋转45°，以保持胎头与胎肩的垂直关系，称外旋转（external rotation）。

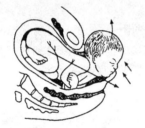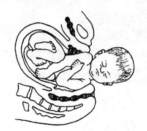

图10-11　仰伸　　　　　图10-12　复位及外旋转

七、胎肩及胎体娩出

胎头完成外旋转后，胎儿前（右）肩在耻骨弓下先娩出。继之后（左）肩从会阴前缘娩出。胎儿双肩娩出后，胎体及下肢随之娩出，完成分娩全部过程（图10-13）。

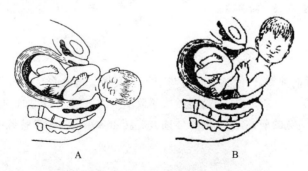

A　　　　　　　　　　B

图10-13　胎肩及胎体娩出

注　A. 前肩娩出；B. 后肩娩出。

第三节　先兆临产、临产和产程分期

分娩发动时，产妇出现各种症状，显示产程开始。

一、先兆临产

出现预示不久将临产的症状,称为先兆临产

1. 假临产

孕妇在分娩发动前常出现假临产。假临产的特点是出现无规律性的宫缩,持续时间短,间歇时间长且不规律,宫口不扩张,常在夜间出现,清晨消失,给予强镇静药物可抑制宫缩。

2. 胎儿下降感

胎儿下降感又称轻松感。多数孕妇自觉上腹部较前舒适,进食量较前多,呼吸较前轻快,系胎先露部进入骨盆入口,宫底位置下降所致。

3. 见红

大多数孕妇在分娩开始前24~48 h,宫颈内口附近的胎膜与该处的子宫壁分离,毛细血管破裂经阴道排出少量血性分泌物,称见红,是分娩即将开始的一个比较可靠的征象。

二、临产的诊断

临产开始的标志为规律且逐渐增强的子宫收缩,持续约30 s,间歇5~6 min,同时伴随进行性宫颈管消失、宫口扩张和胎先露部下降。用强镇静药物不能抑制宫缩。

三、产程分期

分娩全过程,指从规律宫缩开始至胎儿胎盘娩出为止的全过程。临床上一般分3个产程。

1. 第一产程

第一产程又称宫颈扩张期,指从有规律宫缩开始,到子宫颈口开全(10 cm)为止。初产妇的子宫颈较紧,扩张较慢,需11~12 h;经产妇的子宫颈松,扩张较快,需6~8 h。

2. 第二产程

第二产程又称胎儿娩出期,指从子宫颈口开全到胎儿娩出。初产妇需1~2 h,不应超过2 h;经产妇一般数分钟即可完成,但也有长达1 h者,不应超过1 h。

3. 第三产程

第三产程又称胎盘娩出期,指从胎儿娩出后到胎盘胎膜娩出。需5~15 min,不应超过30 min。

第四节　分娩各期的护理

一、第一产程

第一产程是宫颈扩张期,是产程的开始。在规律宫缩的作用下,宫口扩张和胎头下降。但与此同时,也可发生各种异常,护理人员须严密观察,确保产程顺利进行。

(一) 临床表现

1. 规律宫缩

产程开始时,出现伴有疼痛的子宫收缩,习称"阵痛"。开始时子宫收缩持续时间较短,约30 s且强度弱,间歇期较长(5~6 min)。随着产程进展,持续时间渐长(50~60 s)且强度不断增加,间歇渐短（2～3 min）。当宫口近开全时，宫缩持续时间可达 1 min 以上，间歇仅 1 min 或稍长。

2. 宫口扩张

当宫缩渐频且不断增强时，颈管在宫缩的牵拉以及羊膜囊或胎先露部向前向下突进的作用下，逐渐短缩、展平、扩张，成为子宫下段的一部分。宫口逐渐扩张，当宫口开全时，宫颈边缘消失，子宫下段及阴影形成宽阔筒状，有利于胎儿通过，即进入第二产程。

3. 胎头下降

通过肛查或阴道检查以判断胎头最低点的部位，胎头下降程度是决定能否经阴道分娩的重要观察指标。

4. 破膜

宫缩时，子宫腔内的压力增高，胎先露部下降，将羊水阻断为前、后两部分，在先露部前面的羊水量不多，约 100 ml，称前羊水，可形成前羊水囊。当宫缩继续增强时，前羊水囊的压力增加到一定程度，胎膜破裂称破膜。破膜多发生在子宫颈口近开全时。

（二）健康评估

1. 健康史

了解产前检查的记录：此次妊娠的情况，包括妊娠期并发症、胎方位及骨盆的外测量等；临产情况，包括宫缩的开始时间、强度、频率、有无阴道流水等；孕产史包括孕次、产次、流产、早产、剖宫产、难产、产后出血等；既往有无心脏病、高血压、糖尿病等。

2. 身心状况

（1）一般情况　临产后体温变化不大，脉搏和呼吸可能稍有增加，宫缩间歇时收缩压不超过基础血压 4 kPa（30 mmHg），舒张压不超过基础血压 2 kPa（15 mmHg）。宫缩时血压可能上升 0.7～1.3 kPa（4～10 mmHg）。

（2）宫缩情况　用手放在待产妇腹壁的宫底部，宫缩时子宫体部隆起变硬，间歇期松弛变软或用胎儿监护仪描记宫缩曲线，可以看出宫缩强度、频率和每次宫缩持续时间，是反映宫缩的客观指标。产程进展时，宫缩的强度逐渐增强，持续的时间逐渐延长，间歇的时间逐渐缩短。

（3）胎心情况　胎心监测是产程中极为重要的观察指标。可用木制胎心听诊器或多普勒胎心听诊仪在宫缩间歇时听取。潜伏期每 1～2 h 听一次，活跃期每 15～30 min 听一次。电子胎儿监护仪可每 4 h 进行一次，不提倡持续的电子胎心监护，会限制产妇活动，影响产程进展，除非胎心有异常。

（4）宫口扩张和胎先露下降　通过肛门指诊可了解宫口扩张和胎先露下降情况。临床上常采用产程图来描记宫口扩张及胎先露下降的情况（图 10-14），以说明产程进展并指导产程的处理。

宫颈扩张曲线将第一产程分潜伏期和活跃期。潜伏期是指从临产后规律宫缩开始至宫颈扩张 3 cm。此期平均每 2～3 h 开大 1 cm，约需 8 h，最大时限为 16 h，超过 16 h 称为潜伏期延长。活跃期是指宫口开大 3 cm 至宫口开全，此期约需 4 h，最大时限 8 h，超过 8 h 称活跃期延长。活跃期又分 3 个阶段：①加速期，是指宫颈扩张 3～4 cm，约需 1.5 h；②最大加速期，是指宫颈扩张 4～9 cm，约 2 h；③减速期，是指宫颈扩张 9～10 cm，需 30 min。

胎先露下降曲线：以胎头颅骨最低点与坐骨棘平面的关系标明胎头下降程度。先露部最低点达坐骨棘平面标记为"0"，达坐骨棘平面下 1 cm 为"+1"，在坐骨棘平面上 1 cm 为"-1"，依此

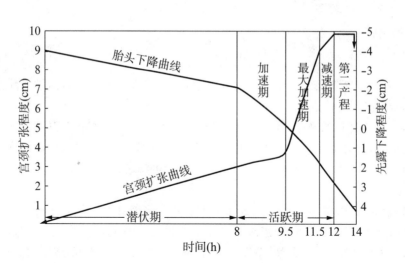

图 10-14　交叉型产程图

类推。

（5）胎膜破裂　随着宫缩增强，羊膜腔内压力增加到一定程度即可发生自然破裂，破膜多发生在宫口接近开全时。

（6）心理状态　第一产程的待产妇，特别是初产妇，往往有许多焦虑，医务人员通过待产妇言语姿态、情绪、感知水平及不适程度来评估其心理状态。同时新入院的待产妇还会产生陌生和孤独感，表现出紧张不安。

　3. 辅助检查

（1）肛门检查　临产后，根据胎产次、宫缩强度、产程进展情况，适时在宫缩时行肛指检查，次数不宜过多。初产妇临产初期隔 4 h 检查一次，经产妇或宫缩较频间隔可缩短。肛查可了解宫颈软硬度、厚薄、扩张程度、是否破膜、骨盆腔大小、胎先露、胎位及先露下降程度。

（2）阴道检查　阴道检查能直接触清宫口四周边缘，准确估计宫颈管消退、宫口扩张、胎膜破否、胎先露部及位置。若先露为头，还能了解矢状缝及囟门，确定胎方位，并可减少肛查时手指进出肛门次数以降低感染率，因此阴道检查有取代肛门检查之趋势。但必须严密消毒，避免宫内感染。

（3）胎儿监护仪　描记宫缩曲线可了解宫缩强度、频率及宫缩持续和间歇时间。描记胎心曲线可显示胎心率及与子宫收缩的关系，判断胎儿在宫内的情况。

（三）主要护理诊断及合作性问题

（1）疼痛　与逐渐增强的宫缩有关。

（2）焦虑　与知识经验的缺乏或没有参加产前宣教有关。

（四）护理目标

1）产妇不适感程度减轻。

2）产妇认识到分娩过程配合的重要性。

3）产妇主动参与和控制分娩过程。

（五）护理措施

1. 入院护理

（1）提供安静、无刺激性的环境，仔细阅读产检记录　无产前检查者则应按产前检查的项目要求进行采集，写好入院病史记录。

（2）检查　生命体征的测量，做一般的体格检查及产科检查。了解宫缩的持续时间、间隔时间及强度、胎位、胎方位、胎心音及胎头入盆的程度，有无破膜。查血常规、尿常规、血型、出血时间、凝血时间、血小板计数，做好药敏试验，全面了解孕妇的健康状态。

2. 心理护理

分娩是妇女生命中的重要时期，由于分娩过程存在许多不适和不测，很多待产妇会对分娩产生焦虑，而焦虑可能降低催产素的作用而影响分娩进程，也会伴随产生并发症。因此，建立良好的护患关系，尊重待产妇并富于同情，态度和蔼，鼓励和认真听取待产妇的叙述和提问，发挥支持系统作用，允许丈夫或家人陪伴在待产妇身边，提供安静、无刺激性的环境。产时对每一个阶段要发生的情况及检查治疗，事先与待产妇解释、指导，如 3 个产程的主要过程。肛查、灌肠、胎心监护、会阴消毒、接产等，以此来减轻焦虑。

3. 一般护理

（1）活动与休息　临产后，如果宫缩不强，未破膜，待产妇可在室内走动，能促进产程进展。若初产妇宫口近开全，经产妇宫口开大 4 cm，应卧床待产，可左侧卧位。如产程长，产妇休息不佳，应给镇静剂，以保证充沛精力和体力。

（2）饮食　分娩消耗体力较大，鼓励产妇少量多次进高热量、易于消化的食物，并注意摄入足够水分。不能进食者必要时静脉输液。

（3）排尿与排便　临产后，应鼓励产妇每 2～4 h 排尿一次，以免膀胱充盈影响子宫收缩及胎头下降。因胎头压迫引起排尿困难者必要时予以导尿。初产妇宫颈扩张不足 4 cm，经产妇宫口扩张不足 2 cm，可给予肥皂水灌肠，避免在分娩时排便污染，灌肠又能通过反射作用刺激宫缩，加速产程进展。但胎膜早破、阴道流血、先露部未衔接、胎位异常、有剖宫产史、宫缩很强、短时间即将分娩及心脏病患者等均不宜灌肠。

（4）观察生命体征　每 4～6 h 测体温、血压、脉搏、呼吸并记录。宫缩时血压常升高 5～10 mmHg，间歇期恢复。如出现血压增高，应增加测量次数，并给予相应处理。

（5）清洁外阴　剃净阴毛。

4. 产程护理

（1）观察子宫收缩情况　用腹部触诊或胎儿监护仪观察宫缩。一般连续观察三阵宫缩，详细记录。

（2）胎心监测　产程开始后正常情况下每 1～2 h 测 1 次胎心音，测胎心音应在宫缩间隙时，胎心率超过 160 次/分，或低于 110 次/分，或不规律提示胎儿窘迫，即给待产妇吸氧并报告医师及时处理。

（3）破膜护理　胎膜多在宫口近开全时破裂。破膜后应立即测胎心音，观察羊水的性质、颜色和量，及时记录破膜时间。破膜后保持外阴清洁并垫消毒巾预防感染。若破膜超过 12 h 尚未分娩者，应按医嘱给予抗生素预防感染。

（4）肛查及绘制产程图　通过肛查或阴道检查，观察宫口扩张及胎先露下降的程度，宫口＜

3 cm 时，每 2～4 h 检查一次，＞3 cm 时每 1～2 h 检查一次，每次检查不要超过 2 人，查好后记录并描绘产程图。产程图以临产时间(h)为横坐标，以宫颈扩张程度(cm)为纵坐标在左侧，胎头下降程度在右侧，画出宫颈扩张曲线和胎头下降曲线制作图表。有阴道流血或疑有前置胎盘者禁肛查。

（5）护送产妇入分娩室　初产妇宫口开全，经产妇宫口扩张到 3～4 cm 应即送产妇入分娩室。

（六）护理评价

1）产妇情绪稳定，能陈述分娩过程。
2）产妇表达舒适和满意。

二、第二产程

第二产程是胎儿娩出期，护理人员须密切观察产程，配合助产人员接生，使胎儿顺利安全娩出。

（一）临床表现

1. 胎膜大多自然破裂
若仍未破膜且影响胎头下降，应行人工破膜。

2. 宫缩增强
每次持续 1 min 或以上，间歇仅 1～2 min。

3. 产妇肛门坠胀及排便感
先露部降至骨盆出口时压迫盆底组织及直肠，产妇产生便意，肛门渐放松张开，尤其宫缩时更加明显。

4. 胎儿下降及娩出
随着产程进展，会阴膨隆并变薄。宫缩时胎头露出于阴道口，露出部分不断增大，宫缩间歇时胎头又缩回阴道内，称为胎头拨露。当产程进一步进展，胎头双顶径已越过骨盆出口，宫缩间歇时胎头不再回缩到阴道内，称为胎头着冠。此时胎头双顶径已越过骨盆出口。此后会阴极度扩张，再经 1～2 次宫缩，胎头仰伸和娩出，再行复位和外旋转，前肩、后肩、胎体相继娩出，随后羊水排出，子宫迅速缩小，宫底降至平脐。

经产妇的第二产程较短，有时仅需几次宫缩，即可完成分娩。

（二）护理评估

1. 健康史
了解第一产程的临床经过及情况。

2. 身心状况
产妇的阴道分泌物增多，宫缩加强，产妇子宫缩时不由自主地向下屏气用力，主动地增加腹压，使胎儿下降。产妇体力消耗很大，表现为大汗淋漓，四肢随意活动。正常情况下，此时的会阴膨隆、变薄，有被撕裂的可能。待产妇的惧怕、急躁情绪加剧，表现为烦躁不安。有的产妇怀疑自己的分娩能力，一旦胎儿娩出，表现为先兴奋后安静。

3. 辅助检查

用胎儿监护仪监测胎心率及基线变化。

（三）主要护理诊断及合作性问题

（1）有损伤的危险　与会阴撕裂、新生儿产伤有关。

（2）焦虑　与担心胎儿健康有关。

（四）护理目标

1）产妇及新生儿没有产伤。

2）产妇正确使用腹压，积极参与分娩过程。

（五）护理措施

1. 心理护理

面对第二产程产妇恐惧、急躁的心理特征，应给予产妇安慰和支持，不向产妇提出要求或强制其做出决定，接受产妇的各种行为表现，用温顺的语言、和蔼的态度、娴熟的技术赢得产妇的信赖，增加其安全感。

2. 严密监测胎心率

第二产程宫缩频而强，须注意胎儿有无急性缺氧，应勤听胎心，一般5～10 min听一次，必要时用胎儿监护仪监测。如有异常，及时汇报主治医师并配合处理。

3. 指导产妇屏气

宫口开全后，指导产妇宫缩期正常使用腹压是缩短第二产程的关键。防止用力不当，消耗体力，影响产程进展。正确的方法：让产妇仰卧，双足蹬在产床上，两手握住产床上的把手，每当宫缩时，先深吸一口气屏住，然后如排便样向下用力屏气以增加腹压。宫缩间歇时呼气，全身肌肉放松，安静休息，等待下次宫缩。如此反复屏气，能加速产程进展。

4. 接产准备

（1）产妇的准备　初产妇宫口开全，经产妇宫口扩张至4～5 cm，应将产妇送至产床，作好接产准备。宫缩紧，分娩进展较快者，应适当提前做好准备。

给予会阴清洁消毒，取仰卧位双腿屈曲稍分开，露出外阴，臀下放便盘或塑料布。先用清水清除外阴部的血迹、黏液和肛周的粪便，再用肥皂水棉球清洁外阴部，顺序是：小阴唇、大阴唇、阴阜、阴蒂、大腿内侧上1/3、会阴及肛门周围。接着用温水冲净肥皂液，冲洗时用消毒纱布盖住阴道口，以防冲洗液流入阴道。最后用碘伏溶液棉球消毒，顺序同上，消毒范围不超过肥皂水棉球清洁范围。取下阴道口的纱布，撤去便盘或塑料布铺消毒巾于臀下。

（2）物品准备　①打开产包，检查用物，按需添加物品；②新生儿辐射台、抢救设备、衣服、包被等。

（3）接产者准备　接产者按无菌操作常规洗手、戴手套及穿手术衣，铺好消毒巾准备接产。

5. 接产

（1）接产要领　保护会阴的同时，协助胎头俯屈，让胎头以最小径线在宫缩间歇期缓慢通过阴道口。还必须正确娩出胎肩，同时保护好会阴。

（2）接产步骤　接生者站在产妇的右侧，在胎头拨露使阴唇后联合张力较大时，开始保护会阴。方法：在会阴部盖消毒巾，接产者右肘支在产床上，大拇指与其余四指分开，用手掌大鱼际肌顶住会阴部,每当宫缩时应向上内方托压,同时左手持纱布轻压胎头枕部协助俯屈。宫缩间歇时右手稍放松,以免久压引起会阴水肿。当胎头枕骨从耻骨弓下露出时,左手按分娩机制协助胎头仰伸,右手保护好会阴,嘱产妇在宫缩时张口哈气解除腹压作用,让产妇在宫缩间歇时稍向下屏气,使胎头缓慢娩出。胎头娩出后,右手仍要继续保护会阴,不要急于娩出胎肩,左手从胎头鼻根向下颏挤压,挤出口鼻内的黏液和羊水,然后协助胎头复位和外旋转,继而左手轻轻下压儿头,使前肩娩出,再托胎颈向上,助后肩娩出,双肩娩出后,保护会阴的右手方可放松,最后双手协助胎体及下肢相继娩出。记录胎儿娩出的时间。胎儿娩出后在产妇臀下放置聚血器接血,以测量出血量。胎儿娩出并断脐后将新生儿抱给产妇看,让产妇自己说出新生儿性别。

(六)护理评价

1)产妇积极参与分娩。

2)产妇对分娩过程中得到的指导和帮助感到满意。

3)产妇和新生儿没有发生意外损伤。

三、第三产程

第三产程是胎盘娩出期,护理人员须正确评估和护理娩出的新生儿,配合助产人员检查胎盘胎膜,预防产后出血等。

(一)临床表现

胎儿娩出后,宫底降至脐平,子宫腔容积迅速明显缩小。胎盘不能相应缩小而与子宫壁发生错位、剥离,剥离面出血形成胎盘后血肿。子宫继续收缩,胎盘剥离面继续扩大,直至胎盘完全剥离。有少量阴道流血,与胎盘剥离有关。

(二)护理评估

1. 健康史

资料同第一、二产程,注意注意胎儿娩出的方式、速度、时间,有无会阴切开、撕裂及阴道助产术,阴道流血及宫缩等情况。

2. 身心状况

(1)身体状况 胎儿娩出后,宫底降至脐平,宫缩暂停,产妇略感轻松,几分钟后宫缩又再次出现。

(2)胎盘剥离(图10-15) 因胎儿娩出后子宫腔容积突然明显缩小,胎盘与子宫壁发生错位而剥离。胎盘剥离征象:①子宫体变硬呈球形,子宫底上升达脐上;②剥离的胎盘降至子宫下段,阴道口外露的脐带自行延长;③阴道少量流血;④经耻骨联合上方轻压子宫下段时,宫体上升而外露的脐带不再回缩。胎盘剥离及排出的方式有两种:①胎儿面先娩出,胎盘从中央开始剥离,而后向周围剥离,这种娩出方式多见。其特点是胎儿面先娩出,后见少量阴道流血。②母体面先娩出,胎盘从边缘开始剥离,血液沿剥离面流出。其特点是先有较多的阴道流血后胎盘娩出。

(3)胎盘评估 将胎盘铺平,母面向上,注意各叶能否对合,有无缺损。然后拎脐带将胎盘提起,检查胎膜是否完整,同时注意有无异常血管通过胎膜,如有血管断端者,说明可能有"副胎盘"残留在宫内。测量胎盘大小、厚度和脐带长度。

(4)软产道检查 胎盘娩出后,仔细检查会阴、小阴唇内面、尿道口周围、阴道及宫颈有无裂

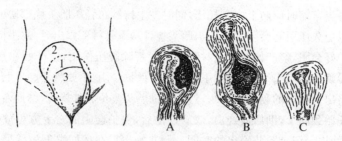

图 10-15 胎盘剥离时子宫的形状

注 A. 胎盘剥离开始；B. 胎盘降至子宫下段；C. 胎盘娩出后。

伤。会阴裂伤按损伤程度分为 3 度：Ⅰ度：会阴皮肤黏膜裂伤；Ⅱ度：会阴皮肤、黏膜、肌肉裂伤，但肛门括约肌完整；Ⅲ度：裂伤部位已达肛门括约肌，甚至伤及直肠。

（5）新生儿阿普加（Apgar）评分 用于判断新生儿有无窒息及窒息的程度。以出生后 1 min 的心率、呼吸、肌张力、喉反射、皮肤颜色五项体征为依据。

每项 0～2 分，满分 10 分，Apgar 评分≥8 分属正常，4～7 分为轻度窒息，3 分以下为重度窒息。缺氧较严重的新生儿应在出生后 5 min、10 min 分别再次评估。

（6）心理状况 胎儿娩出后，产妇有如释重负感，急切想知道新生儿的情况。如新生儿有无畸形，甚至生命危险，产妇表现出过度紧张，反复问及新生儿的情况等。

（三）主要护理诊断及合作性问题

（1）有产后出血的危险 与宫缩乏力、产道损伤、胎盘剥离不全等有关。

（2）组织完整性受损 与分娩损伤有关。

（3）潜在并发症 新生儿窒息。

（四）护理目标

1）新生儿能适应改变且生存状态良好。

2）产妇没有发生异常出血及损伤。

3）母亲接纳新生儿，表现为理解新生儿的需要及相应的照顾行为。

（五）护理措施

1. 新生儿护理

（1）清理呼吸道 胎儿娩出后立即迅速擦拭新生儿面部，断脐后，吸出口鼻中的黏液，当确认呼吸道黏液和羊水已吸净而仍未啼哭时，可用手轻拍新生儿足底，刺激啼哭。擦干新生儿皮肤，并注意保暖。

（2）处理脐带 新生儿大声啼哭后即可处理脐带。在距离脐根部约 15 cm 处，用两把血管钳钳夹脐带，在两把血管钳之间剪断脐带。胎儿端用 75％酒精消毒脐根周围，在距脐根 0.5 cm 处用粗丝线结扎第一道，再在结扎线外 0.5 cm 处结扎第二道，注意扎紧但不要造成脐带断裂。在第二根结扎线上 0.5 cm 处剪断脐带，挤净残血，用 2.5％碘酒及 75％酒精消毒，用无菌纱布包好。目前常用气门芯、脐带夹、血管钳等方法取代双重结扎脐带法，均有脐带脱落早，感染发生率低的效果。

（3）新生儿 Apgar 评分法（表 10-1）　用以判断有无新生儿窒息及窒息的严重程度,该评分是以出生后 1 min 时的心率、呼吸、肌张力、喉反射、皮肤颜色 5 项体征为依据,每项为 0～2 分。满分 10 分。8～10 分属正常新生儿。4～7 分为轻度窒息,又称青紫窒息,需清理呼吸道、吸氧等治疗。0～3 分为重度窒息,又称苍白窒息,须紧急抢救(详见新生儿窒息章节)。缺氧较严重的新生儿应在出生后 5 min、10 min 分别再次评分,直至连续两次评分均≥8 分。

表 10-1　新生儿 Apgar 评分法

体征	0分	1分	2分
心率(次/分)	0	<100	≥100
呼吸	0	浅慢且不规则	规则,啼哭
肌张力	松弛	四肢稍屈	活动活跃
喉反射	无反射	有些动作	哭声响亮
皮肤颜色	青紫、苍白	躯体红润,四肢青紫	全身红润

（4）一般护理　擦净新生儿身上的羊水等液体,打新生儿的左足印及母亲的右手大拇指印于新生儿病历上,系已标明新生儿性别、体重、出生时间、母亲姓名和床号的手腕带及包被带。新生儿如无异常,在娩出后 30 min 内将裸体的新生儿抱给产妇,让其俯卧在母亲胸前,让母亲将新生儿抱在怀中,要将皮肤相贴并进行首次吸吮乳头。

2.协助娩出胎盘

正确处理胎盘娩出,可以减少产后出血的发生率。接产者切忌在胎盘尚未完全剥离之前,用手按揉、下压子宫底或牵拉脐带,以免引起胎盘部分剥离而出血或拉断脐带,甚至造成子宫内翻。

当确定胎盘已完全剥离时,子宫收缩时将左手握住子宫底,拇指放于子宫前壁,其余四指放于子宫后壁按压子宫底部,同时右手轻拉脐带,协助胎盘娩出。当胎盘娩出至阴道口时,接产者用双手捧住胎盘,向一个方向旋转并缓慢向外牵拉,协助胎膜完整剥离排出。若在胎膜排出过程中,发现胎膜部分断裂,可用血管钳夹住断端,再继续向原方向旋转,直至胎膜完全排出。胎盘胎膜娩出后,按摩子宫刺激其收缩,减少出血。如宫缩不佳,可注射宫缩剂。注意测量出血量。

3.会阴裂伤的处理

会阴裂伤易发生于急产或手术助产。产后应检查会阴、阴道及宫颈有无裂伤,如有裂伤,应立即缝合。

4.产后观察

产后应在产房密切观察子宫收缩及出血等情况 2 h。子宫收缩好,阴道流血不多,体温、脉搏、血压都平稳者,2 h 后更换会阴垫,送母婴休养室休息。

5.生活护理

第三产程结束后,给产妇擦浴,更换衣服,垫好会阴垫,保暖,使产妇安静休息。产妇分娩后易感口渴及饥饿,应给予易消化、富含营养的饮料及食物,以恢复体力。

（六）护理评价

1）产后 24 h 内阴道出血量不超过 500 ml。
2）产妇能接受新生儿,开始与新生儿目光交流、皮肤接触和早吸吮。

附　新产程标准及处理的专家共识(2014)(节选)

（中华医学会妇产科学分会产科学组）

　　产程正确处理对减少手术干预,促进安全分娩至关重要。目前,针对分娩人群的特点,如平均分娩年龄增高,孕妇和胎儿的平均体质量增加,硬脊膜外阻滞等产科干预越来越多,审视我们沿用多年的 Friedman 产程曲线,一些产程处理的观念值得质疑和更新。

　　在综合国内外相关领域文献资料的基础上,综合美国国家儿童保健和人类发育研究所、美国妇产科医师协会、美国母胎医学会等提出的相关指南及专家共识,中华医学会妇产科学分会产科学组专家对新产程的临床处理达成以下共识(表 10 - 2),以指导临床实践。

表 10 - 2　新产程标准及处理的修订

类别		诊断标准及处理
第一产程	潜伏期	潜伏期延长(初产妇＞20 h,经产妇＞14 h)不作为剖宫产指征; 破膜后且至少给予缩宫素静脉滴注 12～18 h,方可诊断引产失败; 在除外头盆不称及可疑胎儿窘迫的前提下,缓慢但仍然有进展(包括宫口扩张及先露部下降的评估)的第一产程不作为剖宫产指征
	活跃期	以宫口扩张 6 cm 作为活跃期的标志
第二产程		活跃期停滞的诊断标准:当破膜且宫口扩张≥6 cm 后,如宫缩正常,而宫口停止扩张≥4 h 可诊断活跃期停滞;如宫缩欠佳,宫口停止扩张≥6 h 可诊断活跃期停滞。活跃期停滞可作为剖宫产指征 第二产程延长的诊断标准: 1) 对于初产妇,如行硬脊膜外阻滞,第二产程超过 4 h,产程无进展(包括胎头下降、旋转)可诊断第二产程延长;如无硬脊膜外阻滞,第二产程超过 3 h,产程无进展可诊断 2) 对于经产妇,如行硬脊膜外阻滞,第二产程超过 3 h,产程无进展(包括胎头下降、旋转)可诊断第二产程延长;如无硬脊膜外阻滞,第二产程超过 2 h,产程无进展可诊断

学生自主、延伸性学习的学习任务

情景病例　某孕妇,妊娠足月,胎位：LOA,宫缩 30～40 s/3～5 min,来院待产。

任务要求　1. 接待孕妇的入院护理措施。

2. 对产妇实施第一产程的护理。

3. 对娩出的新生儿实施护理。

4. 对该产妇及其家属进行产后的保健指导。

（夏　莉　潘爱萍）

第十一章

异常分娩母儿的护理

学习目标

掌握 产力异常的护理。

熟悉 异常分娩的分类、表现、处理原则和护理要点。

情景案例 某女士 36 岁，第一胎，于规律宫缩前破水，现已临产 17 h，宫口开大 3 cm，因精神过度紧张不能进食水，宫缩 6～7 min/20～30 s，宫口不能如期扩张，胎先露不能如期下降。

任务要求 1. 说出医疗诊断及评估依据，且解释相关的概念和病因。

2. 列出该产妇目前主要存在的护理诊断及医护合作性问题。

3. 对产妇实施护理及评价。

　　分娩能否顺利地进行取决于产力、产道、胎儿、产妇精神因素这四大因素，这些因素在分娩过程中相互影响，任何一个或一个以上因素发生异常，以及四个因素间相互不能适应而使分娩进展受到阻碍称异常分娩（dystocia）又称为难产。

　　顺产和难产在一定条件下可相互转化，如果处理不当，顺产可变为难产；相反，有可能发生难产者，经正确处理，可能使难产转化为顺产。因此医务工作者应掌握好异常分娩的发生和发展规律，促使矛盾向有利的方向转化，使母婴安全能获得更多的保障

第一节　产 力 异 常

　　产力是分娩的动力，包括子宫、腹肌、膈肌、肛提肌的收缩力，以子宫收缩力为主。子宫收缩力贯穿于分娩全过程。在分娩过程中，子宫收缩的节律性、对称性及极性不正常或强度、频率有改变，称子宫收缩力异常。

　　产力受胎儿、产道和产妇精神-心理因素的制约。分娩是个动态变化的过程，只有有效的产力，才能使宫口扩张及胎先露部下降。产妇精神-心理因素可以直接影响产力，对分娩有顾虑的产妇，往往在分娩早期即出现产力异常即原发性宫缩乏力；临床多因产道或胎儿因素异常形成梗

阻性难产,使胎儿通过产道阻力增加,导致继发性子宫收缩力异常。过强、过频宫缩影响胎盘和胎儿的血液供应,使胎儿缺氧,出现胎儿窘迫征象,严重者造成胎死宫内或新生儿窒息死亡。

子宫收缩力异常临床上分为子宫收缩乏力(简称宫缩乏力)和子宫收缩过强(简称宫缩过强)两类(图 11-1),每类又分为协调性子宫收缩和不协调性子宫收缩。

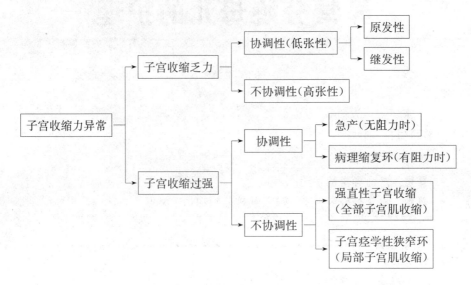

图 11-1　子宫收缩异常的分类

一、子宫收缩乏力

(一)原因

多由几个因素综合引起,常见的原因如下所述。

1. 头盆不称或胎位异常

胎儿先露部下降受阻,不能紧贴子宫下段及宫颈内口,因而不能引起反射性子宫收缩,是导致继发性宫缩乏力的最常见原因,多见于头盆不称、臀位及横位等。

2. 子宫因素

子宫发育不良、子宫畸形(如双角子宫等)、子宫肌壁过度伸展(如双胎妊娠、巨大胎儿、羊水过多等)、经产妇子宫肌纤维变性、结缔组织增生或子宫肌瘤等,使肌纤维失去收缩能力,从而影响宫缩。

3. 精神因素

初产妇,尤其 35 岁以上高龄初产妇,精神过度紧张、对疼痛不能耐受或对分娩怀有恐惧心理使大脑皮层功能紊乱,睡眠减少,临产后进食不足以及过多地消耗体力,均可导致宫缩乏力。

4. 内分泌失调

临产后,产妇体内雌激素、缩宫素、前列腺素、乙酰胆碱等分泌不足,孕激素下降缓慢,电解质(钾、钠、钙、镁)异常,均可影响子宫肌纤维收缩能力。目前认为,子宫平滑肌细胞收缩,需肌动蛋白、磷酸化肌浆蛋白及能量供应。子宫平滑肌细胞内 Ca^{2+} 浓度降低、肌浆蛋白轻链激酶及 ATP 酶不足,均可影响肌细胞收缩,导致宫缩乏力。

5. 药物影响

临产后使用大剂量镇静剂与镇痛剂,如吗啡、氯丙嗪、硫酸镁、哌替啶、苯巴比妥钠等,抑制了宫缩。

6. 其他

临产后,产妇过度疲劳,进食少,或第一产程后期过早使用腹压,或膀胱充盈影响胎先露下降等,均可造成宫缩乏力。

(二) 对母儿的影响

1. 对产妇的影响

(1) 体力损耗　产程延长影响产妇休息,进食少,精神与体力消耗,可出现疲乏无力、肠胀气、排尿困难等,影响子宫收缩,严重时可引起脱水、酸中毒、低钾血症,既增加手术产率,又加重宫缩乏力。

(2) 产伤　由于第二产程延长,膀胱被压迫于胎先露部(特别是胎头)与耻骨联合之间,可导致组织缺血、水肿、坏死,形成膀胱阴道瘘或尿道阴道瘘。

(3) 产后感染　胎膜早破以及多次肛查或阴道检查增加感染机会。

(4) 产后出血　产后宫缩乏力影响胎盘剥离、娩出和子宫壁的血窦关闭,容易引起产后出血。

2. 对胎儿的影响

协调性宫缩乏力容易造成胎头在盆腔内旋转异常,使产程延长,增加手术产机会,对胎儿不利;不协调性宫缩乏力,不能使子宫壁完全放松,对子宫胎盘循环影响大,胎儿在子宫内缺氧,容易发生胎儿窘迫。胎膜早破易造成脐带受压或脱垂,造成胎儿窘迫甚至胎死宫内。

(三) 临床表现

根据发生时期分为原发性和继发性两种。原发性宫缩乏力是指产程开始就出现宫缩乏力,宫口不能如期扩张,胎先露部不能如期下降,导致产程延长;继发性宫缩乏力是指产程开始子宫收缩正常,只是在产程较晚阶段(多在活跃期后期或第二产程),子宫收缩转弱,产程进展缓慢甚至停滞。宫缩乏力有两种类型,临床表现也不同(表 11 - 1)。

表 11 - 1　两种宫缩乏力的对比

	协调性宫缩乏力(低张性)	不协调性宫缩乏力(高张性)
特点	保持正常宫缩特点; 宫缩稀弱<2 次/10 分钟; 宫缩压力低<2 kPa	失去三大特点; 强弱不一、节律不一; 静息宫内压高
临床表现	不痛、宫缩高峰压子宫有凹陷,宫缩间歇子宫放松; 多属继发性; 胎位清,胎心规则; 无胎窘或出现晚; 阵痛不强	疼痛明显,无凹陷; 宫缩间歇不放松; 原发性; 胎位不清,胎心不规律; 胎窘出现早; 持痛、拒按、烦躁不安
处理	刺激	抑制

1. 协调性宫缩乏力（低张性宫缩乏力）

子宫收缩具有正常的节律性、对称性和极性，但收缩力弱，宫腔内压力低，小于 2.0 kPa（15 mmHg），持续时间短，间歇期长且不规律，宫缩<2 次/10 min。当宫缩高峰时，宫体隆起不明显，用手指压宫底部肌壁仍可出现凹陷，此种宫缩乏力，多属继发性宫缩乏力，临产早期宫缩正常，但至宫口扩张进入活跃期后期或第二产程时宫缩减弱，常见于中骨盆与骨盆出口平面狭窄、持续性枕横位或枕后位等头盆不称时。协调性宫缩乏力时由子宫腔内压力低，对胎儿影响不大。

2. 不协调性宫缩乏力（高张性宫缩乏力）

子宫收缩的极性倒置，宫缩的兴奋点不是起自两侧宫角部，而是来自子宫下段的一处或多处冲动，子宫收缩波由下向上扩散，收缩波小而不规律，频率高，节律不协调；宫腔内压力虽高，但宫缩时宫底部不强，而是子宫下段强，宫缩间歇期子宫壁也不完全松弛，表现为子宫收缩不协调，这种宫缩不能使宫口扩张，不能使胎先露部下降，属无效宫缩。此种宫缩乏力多属原发性宫缩乏力，故需与假临产鉴别。鉴别方法是给予强镇静剂派替啶 100 mg 肌内注射，能使宫缩停止者为假临产，不能使宫缩停止者为原发性宫缩乏力。这些产妇往往有头盆不称和胎位异常，使胎头无法衔接，不能紧贴子宫下段及宫颈内口，不能引起反射性子宫收缩。产妇自觉下腹部持续疼痛、拒按，烦躁不安，严重者出现脱水、电解质紊乱，肠胀气，尿潴留；胎儿-胎盘循环障碍，出现胎儿宫内窘迫。产科检查：下腹部有压痛，胎位触不清，胎心不规律，宫口扩张早期缓慢或停止扩张，胎先露部下降延缓或停止，潜伏期延长。

3. 产程曲线异常

宫缩乏力导致产程曲线异常有以下 7 种（图 11-2）：

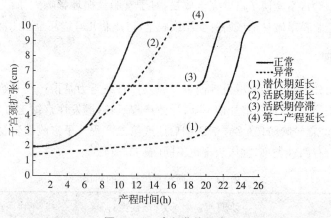

图 11-2 产程曲线异常

（1）潜伏期延长　从临产规律宫缩开始至宫口扩张 3 cm 称潜伏期。初产妇潜伏期正常约需 8 h，最大时限 16 h，超过 16 h 称潜伏期延长。

（2）活跃期延长　从宫口扩张 3 cm 开始至宫口开全称活跃期。初产妇活跃期正常约需 4 h，最大时限 8 h，超过 8 h 称活跃期延长。

（3）活跃期停滞　进入活跃期后，宫口不再扩张达 2 h 以上，称活跃期停滞。

（4）第二产程延长　第二产程初产妇超过 2 h，经产妇超过 1 h 尚未分娩，称第二产程延长。

（5）第二产程停滞　第二产程达 1 h 胎头下降无进展，称第二产程停滞。

（6）胎头下降延缓　在宫颈扩张减速期及第二产程时，胎头下降速度初产妇<1.0 cm/h，经

产妇<2.0 cm/h。

（7）胎头下降停滞　活跃期晚期胎头停留在原处不下降达 1 h 以上，称胎头下降停滞。

以上 7 种产程进展异常，可以单独存在，也可以合并存在。总产程超过 24 h 称滞产。

（四）处理

1. 协调性宫缩乏力

一旦出现协调性宫缩乏力，不论是原发性还是继发性，首先应寻找原因，检查有无头盆不称与胎位异常，阴道检查了解宫颈扩张和胎先露部下降情况。若发现有头盆不称，估计不能经阴道分娩者，应及时行剖宫产术；若判断无头盆不称和胎位异常，估计能经阴道分娩者，应采取加强宫缩的措施。

（1）第一产程

1）一般处理：消除精神紧张，多休息，鼓励多进食，注意营养与水分的补充。产妇每次宫缩时要做深呼吸，增加氧气的摄入量，减少子宫的疲劳，减轻宫缩造成的腹痛。不能进食者静脉补充营养，静脉滴注 10％葡萄糖液 500～1 000 ml 内加维生素 C 2 g，伴有酸中毒时应补充 5％碳酸氢钠。低钾血症时应给予氯化钾缓慢静脉滴注。产妇过度疲劳，缓慢静脉推注地西泮 10 mg 或哌替啶 100 mg 肌注，经过一段时间充分休息，可使子宫收缩力转强。对初产妇宫口开大不足 4 cm、胎膜未破者，应给予温肥皂水灌肠，促进肠蠕动，排出粪便及积气，刺激子宫收缩。排尿困难者，先行诱导法，无效时及时导尿，因排空膀胱能增宽产道，且有促进宫缩的作用。破膜 12 h 以上应给予抗生素预防感染。

2）加强子宫收缩：经上述一般处理，子宫收缩力仍弱，确诊为协调性宫缩乏力，产程无明显进展，可选用下列方法加强宫缩。

A. 人工破膜：宫口扩张 3 cm 或 3 cm 以上、无头盆不称、胎头已衔接者，可行人工破膜。破膜后，胎头直接紧贴子宫下段及宫颈内口，引起反射性子宫收缩，加速产程进展。现有学者主张胎头未衔接、无明显头盆不称者也可行人工破膜，认为破膜后可促进胎头下降入盆。破膜时必须检查有无脐带先露，破膜应在宫缩间歇、下次宫缩将要开始前进行。破膜后术者手指应停留在阴道内，经过 1～2 次宫缩，待胎头入盆后，术者再将手指取出。Bishop 提出用宫颈成熟度评分法，估计人工破膜加强宫缩措施的效果。该评分法满分为 13 分。若产妇得分≤3 分，人工破膜均失败，应改用其他方法。4～6 分的成功率约为 50％，7～9 分的成功率约为 80％，>9 分均成功。

B. 地西泮静脉推注：地西泮能使宫颈平滑肌松弛，软化宫颈，促进宫口扩张，适用子宫口扩张缓慢及宫颈水肿时。常用剂量为 10 mg，间隔 4～6 h 可重复应用，与缩宫素联合应用效果更佳。

C. 缩宫素静脉滴注：适用于协调性宫缩乏力、宫口扩张 3 cm、胎心良好、胎位正常、头盆相称者。将缩宫素 2.5 U 加于 5％葡萄糖液 500 ml 内，使每滴糖液含缩宫素 0.33 mU，从 8 滴/分开始，根据宫缩强弱进行调整，通常不超过 20 mU/L（60 滴/分），维持宫缩时宫腔内压力达 6.7～8.0 kPa（50～60 mmHg），宫缩间隔 2～3 min，持续 40～60 s。对于不敏感者，可酌情增加缩宫素剂量。缩宫素静脉滴注过程中，应有专人观察宫缩、听胎心率及测量血压。若出现宫缩持续 1 min 以上或胎心率有变化，应立即停止静脉滴注。外源性缩宫素在母体血中的半衰期为 1～6 min，故停药后能迅速好转，必要时加用镇静剂。若发现血压升高，应减慢滴注速度。由于缩宫素有抗利尿作用，水的重吸收增加，可出现尿少，需警惕水中毒的发生。

D. 前列腺素（PG）的应用：地诺前列酮有促进子宫收缩的作用。给药途径为静脉滴注及局部用药(放置于阴道后穹隆)。地诺前列酮2 mg和碳酸氢钠溶液1支加于10 ml生理盐水中,摇匀成稀释液,加于5%葡萄糖液500 ml中静脉滴注,每分钟1 μg,能维持有效宫缩。若半小时后宫缩仍不强,可酌情增加剂量,最大剂量为20 μg/min;不良反应为宫缩过强、恶心、呕吐、腹泻、头痛、心率过速、视物模糊及浅静脉炎等,故应慎用。静脉滴注时,偶见类似静脉炎症状,停药后常自行消失。

E. 针刺穴位:有增强宫缩的效果。通常针刺合谷、三阴交、太冲、支沟等穴位,用强刺激手法,留针20~30 min。耳针可选子宫、交感、内分泌等穴位。经上述处理,试产2~4 h,若产程仍无进展或出现胎儿窘迫征象时,应及时行剖宫产术。

(2)第二产程　若无头盆不称,于第二产程期间出现宫缩乏力时,也应加强宫缩,给予缩宫素静脉滴注促进产程进展。若胎头双顶径已通过坐骨棘平面,等待自然分娩,或行会阴后-斜切开以胎头吸引术或产钳术助产;若胎头仍未衔接或伴有胎儿窘迫征象,应行剖宫产术。

(3)第三产程　为预防产后出血,当胎儿前肩娩出时,可静脉推注麦角新碱0.2 mg或静脉推注缩宫素10 U,并同时给予缩宫素10~20 U静脉滴注,使宫缩增强,促使胎盘剥离与娩出及子宫血窦关闭。若产程长、破膜时间长,应给予抗生素预防感染。

2. 不协调性宫缩乏力

处理原则是调节子宫收缩,恢复其极性。给予强镇静剂哌替啶100 mg、吗啡10~15 mg肌注或地西泮10 mg静脉推注,使产妇充分休息,醒后不协调性宫缩多能恢复为协调性宫缩。在宫缩恢复为协调性之前,严禁应用缩宫素。经上述处理,不协调性宫缩未能得到纠正,或伴有胎儿窘迫征象,或伴有头盆不称,均应行剖宫产术。若不协调性宫缩已被控制,但宫缩仍弱时,可用协调性宫缩乏力时加强宫缩的各种方法处理。

(五) 护理措施

1. 加强孕期保健,定期产前检查

若发现有引起子宫收缩乏力的因素,及早制定分娩计划。

2. 加强产时的监护

提供舒适的环境,关心孕妇的营养、休息、大小便情况,定时监测胎心音,做肛查了解宫口扩张、胎先露下降、产程的进展,描绘产程图。并将产程的进展情况与产妇、家属交流,以便取得理解与合作。

3. 加强子宫收缩能从阴道分娩者的护理

1)产程较长、产妇乏力可按医嘱给予镇静剂哌替啶或地西泮以镇静休息,进食少者可按医嘱给予葡萄糖、维生素C静脉滴注。伴有酸中毒者,应给予5%碳酸氢钠。经休息2~4 h后,子宫收缩应转强。

2)可用温肥皂水灌肠,促进肠蠕动,排出粪便及积气,刺激子宫收缩。

3)排空膀胱可使产道增宽,促进子宫收缩,有利于胎头下降。对不能自解小便患者应给予物理诱导的方法,或在无菌操作下进行导尿。

4)针刺疗法及穴位药物注射,取合谷、三阳交等穴位进行针刺。

5)行人工破膜者,注意听取胎心音,观察羊水性状、量。

6)使用缩宫素加强宫缩者,专人观察宫缩、胎心音、血压等变化。

4. 提供心理支持

减少焦虑孕妇的心理状态是直接影响子宫收缩的重要因素。医护人员必须重视评估孕妇的心理状况,及时给予解释和支持,防止精神紧张。指导如何配合治疗,并随时向孕妇及家属解答问题,不断对分娩进展作出判断,并将产程的进展和护理计划告知孕妇和家属,使孕妇心中有数,对分娩有信心,并鼓励家属为产妇提供心理支持。

5. 防止并发症的产生

第二产程中应严密观察胎心音,缩短第二产程,准备好手术助产和抢救新生儿的用物。第三产程中积极预防产后出血与感染,胎盘娩出后立即按摩子宫促进宫缩,肌注缩宫素或麦角新碱,可宫底注射缩宫素或静脉滴注缩宫素。凡破膜大于 12 h,总产程超过 24 h,阴道助产术者按医嘱应用抗生素预防感染。

(六) 预防

应对孕妇进行产前教育,进入产程后,重视解除产妇不必要的思想顾虑和恐惧心理,使孕妇了解分娩是生理过程,增强其对分娩的信心。目前国内外均设康乐待产室(让其爱人及家属陪伴)和家庭化病房,有助于消除产妇的紧张情绪,可预防精神紧张所致的宫缩乏力。分娩前鼓励多进食,必要时静脉补充营养。避免过多使用镇静药物,注意检查有无头盆不称等,均是预防宫缩乏力的有效措施。注意及时排空直肠和膀胱,必要时可行温肥皂水灌肠及导尿。

二、子宫收缩过强

(一) 病因

目前病因尚未十分明确,但可能和下列因素有关:

1) 缩宫素使用不当:如剂量使用过大、个体对缩宫素敏感,分娩发生梗阻或胎盘早剥,均可引起强直性子宫收缩。

2) 待产妇精神过度紧张、产程延长、胎膜早破及粗暴宫内操作等,均可引起子宫出现痉挛性不协调宫缩过强。

3) 急产大多数见于经产妇,主要原因为软产道阻力过小。

(二) 临床表现

1. 协调性子宫收缩过强

子宫收缩力过强,子宫颈口迅速开全,分娩在短时间内结束,总产程不足 3 h 称为急产。经产妇多见。

2. 不协调性子宫收缩过强

宫缩不能很好地传导至子宫下段使宫口扩张,常在宫壁某部肌肉呈痉挛性不协调收缩,形成环状狭窄,即痉挛性狭窄环,表现在子宫下段的交界处,胎体的某一狭窄部如胎颈、胎腰等处。

3. 强直性子宫收缩

强直性子宫收缩通常不是子宫肌组织功能异常,几乎均是外界因素异常造成。例如,临产后由于分娩发生梗阻,或不适当地应用缩宫素,或胎盘早剥血液浸润子宫肌层,均可引起宫颈内口以上部分的子宫肌层出现强直性痉挛性收缩,宫缩间歇期短或无间歇。

4. 子宫痉挛性狭窄环

子宫壁局部肌肉呈痉挛性不协调性收缩形成的环状狭窄,持续不放松,称子宫痉挛性狭窄环。狭窄环可发生在宫颈、宫体的任何部分，多在子宫上下段交界处，也可在胎体某一狭窄部，以胎颈、胎腰处常见（图11-3）。多因精神紧张、过度疲劳以及不适当地应用宫缩剂或粗暴地进行阴道内操作所致。产妇烦躁不安，持续性腹痛，拒按。胎位触不清，胎心听不清。有时可出现病理缩复环、血尿等先兆子宫破裂征象。或产妇出现持续性腹痛，烦躁不安，宫颈扩张缓慢，胎先露部下降停滞，胎心时快时慢。阴道检查时在宫腔内触及较硬而无弹性的狭窄环，此环与病理缩复环不同，特点是不随宫缩上升。

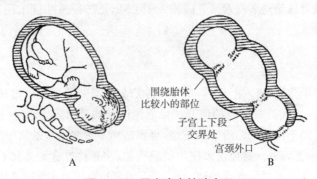

图 11-3 子宫痉挛性狭窄环

注 A. 狭窄环围绕胎颈；B. 狭窄环容易发生的部位。

（三）对母儿的影响

1. 对产妇的影响

宫缩过强过频，产程过快，可致初产妇宫颈、阴道以及会阴撕裂伤。接产时来不及消毒可致产褥感染。胎儿娩出后子宫肌纤维缩复不良，易发生胎盘滞留或产后出血。

2. 对胎儿及新生儿的影响

宫缩过强、过频影响子宫胎盘血液循环，胎儿在宫内缺氧，易发生胎儿窘迫、新生儿窒息甚至死亡。胎儿娩出过快，胎头在产道内受到的压力突然解除，可致新生儿颅内出血。接产时来不及消毒，新生儿易发生感染。若坠地，可致骨折、外伤。

（四）处理

1. 协调性子宫收缩过强

有急产史的孕妇，在预产期前1~2周不应外出远走，以免发生意外，有条件应提前住院待产。临产后不应灌肠。提前做好接产及抢救新生儿窒息的准备。胎儿娩出时，勿使产妇向下屏气。若急产来不及消毒及新生儿坠地者，新生儿应肌注维生素 K_1 10 mg预防颅内出血，并尽早肌注精制破伤风抗毒素1 500 U。产后仔细检查宫颈、阴道、外阴，若有撕裂，应及时缝合。若属未消毒的接产，应给予抗生素预防感染。

2. 不协调性子宫收缩过强

一当确诊为强直性宫缩，应及时给予宫缩抑制剂，如25％硫酸镁20 ml加于5％葡萄糖液20 ml内缓慢静脉推注（不少于5 min），或肾上腺素1 mg加于5％葡萄糖液250 ml内静脉滴注。若属梗阻性原因，应立即行剖宫产术。若胎死宫内可用乙醚吸入麻醉，若仍不能缓解强直性宫缩，应行剖宫产术。

应认真寻找导致子宫痉挛性狭窄环的原因,及时纠正。停止一切刺激,如禁止阴道内操作、停用缩宫素等。若无胎儿窘迫征象,给予镇静剂,也可给予宫缩抑制剂,一般可消除异常宫缩。当宫缩恢复正常时,可行阴道助产或等待自然分娩。若经上述处理,子宫痉挛性狭窄环不能缓解,宫口未开全,胎先露部高,或伴有胎儿窘迫征象,均应立即行剖宫产术。若胎死宫内,宫口已开全,可行乙醚麻醉,经阴道分娩。

> ## 学生自主、延伸性学习的学习任务
>
> 　　患者,女性,29 岁,G_1P_1,孕期检查正常。妊娠 38 周,开始规律宫缩 8 h,宫口开大 6 cm,先露为胎头,S+1,胎膜已破,估计胎儿体重 3 200 g,骨盆外测量正常。血压 130/80 mmHg,胎心 144 次/分。2 h 后肛门检查发现宫口扩张仍然在 6 cm,宫颈边薄,胎头先露部位于 S=1,LOA,子宫收缩为 25 s/5～6 min,收缩力弱,胎心率为 136 次/分,羊水清。
>
> **任务要求**　1. 列出医疗诊断。
> 　　　　　　2. 列出该患者的主要护理诊断及医护合作性问题。
> 　　　　　　3. 提出进一步处理的计划。

第二节　产道异常

　　产道包括骨产道(骨盆腔)及软产道(子宫下段、宫颈、阴道、外阴),是胎儿经阴道娩出的通道。产道异常可使胎儿娩出受阻,临床上以骨产道异常多见。

一、骨产道异常

　　骨盆径线过短或形态异常,致使骨盆腔小于胎先露部可通过的限度,阻碍胎先露部下降,影响产程顺利进展,称狭窄骨盆。狭窄骨盆可以为一个径线过短或多个径线同时过短,也可以为一个平面狭窄或多个平面同时狭窄。当一个径线狭窄时,要观察同一个平面其他径线的大小,再结合整个骨盆腔大小与形态进行综合分析,作出正确判断。

(一) 分类

1. **骨盆入口平面狭窄**

我国妇女常见以下两种类型:

(1) **单纯扁平骨盆**　骨盆入口呈横扁圆形,骶岬向前下突出,使骨盆入口前后径缩短而横径正常(图 11-4A)。

(2) **佝偻病性扁平骨盆**　童年患佝偻病,骨骼软化使骨盆变形,骶岬被压向前,骨盆入口前后径明显缩短,使骨盆入口呈横的肾形,骶骨下段向后移,失去骶骨正常弯度,变直向后翘(图 11-4B)。尾骨呈钩状突向骨盆出口平面。由于骶骨外展,使髂棘间径≥髂嵴间径;由于坐骨结节外翻,耻骨弓角度增大,骨盆出口横径变宽。

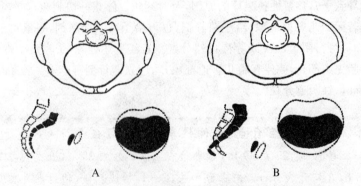

图 11-4　单纯扁平骨盆(A)和佝偻病性扁平骨盆(B)

2. 中骨盆及骨盆出口平面狭窄

我国妇女常见以下两种类型：

（1）漏斗骨盆（图 11-5）　骨盆入口各径线值正常。两侧骨盆壁向内倾斜，形状似漏斗得名。其特点是中骨盆及骨盆出口平面均明显狭窄，使坐骨棘间径、坐骨结节间径缩短，耻骨弓角度＜90°。坐骨结节间径与出口后矢状径之和小于 15 cm，常见于男型骨盆。

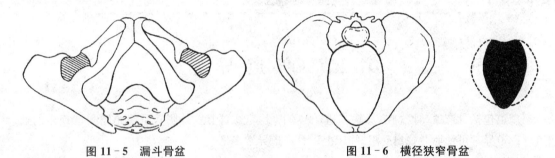

图 11-5　漏斗骨盆　　　　　　　　　　图 11-6　横径狭窄骨盆

（2）横径狭窄骨盆（图 11-6）　与类人猿型骨盆类似。骨盆入口、中骨盆及骨盆出口横径均缩短，前后径稍长，坐骨切迹宽。测量骶耻外径值正常，但髂棘间径及髂嵴间径均缩短。中骨盆及骨盆出口平面狭窄，产程早期无头盆不称征象，当胎头下降至中骨盆或骨盆出口时，常不能顺利地转成枕前位，形成持续性枕横位或枕后位造成难产。

3. 骨盆 3 个平面狭窄

骨盆外形属女型骨盆，但骨盆入口、中骨盆及骨盆出口平面均狭窄，每个平面径线均小于正常值 2 cm 或更多，称均小骨盆（图 11-7），多见于身材矮小、体型匀称的妇女。

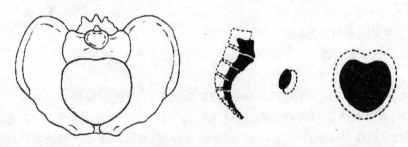

图 11-7　均小骨盆

4. 畸形骨盆

骨盆失去正常形态称畸形骨盆：①骨软化症骨盆(图 11-8)；②偏斜骨盆(图 11-9)。

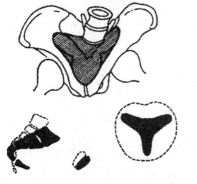

图 11-8　骨软化症骨盆

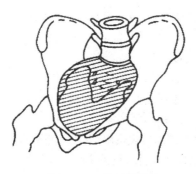

图 11-9　偏斜骨盆

(二)临床表现

1. 骨盆入口平面狭窄的临床表现

(1)胎头衔接受阻　一般情况下初产妇在妊娠末期，即预产期前1~2周或临产前胎头已衔接，即胎头双顶径进入骨盆入口平面，颅骨最低点达坐骨棘水平。若入口狭窄时，即使已经临产而胎头仍未入盆，经检查胎头跨耻征阳性。胎位异常如臀先露、颜面位或肩先露的发生率是正常骨盆的3倍。

(2)若已临产　根据骨盆狭窄程度、产力强弱、胎儿大小及胎位情况不同，临床表现也不尽相同。骨盆临界性狭窄，若胎位、胎儿大小及产力正常，胎头常以矢状缝在骨盆入口横径衔接，多取后不均倾势，即后顶骨先入盆，后顶骨逐渐进入骶凹处，再使前顶骨入盆，则矢状缝位于骨盆入口横径上成头盆均倾势。临床表现为潜伏期及活跃期早期延长，活跃期后期产程进展顺利。若胎头迟迟不入盆，此时常出现胎膜早破，胎头又不能紧贴宫颈内口诱发反射性宫缩，常出现继发性宫缩乏力。若产力、胎儿大小及胎位均正常，但骨盆绝对性狭窄，胎头仍不能入盆，常发生梗阻性难产。

2. 中骨盆平面狭窄的临床表现

(1)胎头能正常衔接　潜伏期及活跃期早期进展顺利。当胎头下降达中骨盆时，由于内旋转受阻，胎头双顶径被阻于中骨盆狭窄部位之上，常出现持续性枕横位或枕后位。同时出现继发性宫缩乏力，活跃期后期及第二产程延长甚至第二产程停滞。

(2)当胎头受阻于中骨盆时　有一定可塑性的胎头开始变形，颅骨重叠，胎头受压，使软组织水肿，产瘤较大，严重时可发生脑组织损伤、颅内出血及胎儿宫内窘迫。若中骨盆狭窄程度严重，宫缩又较强，可发生先兆子宫破裂及子宫破裂。强行阴道助产，可导致严重软产道裂伤及新生儿产伤。

3. 骨盆出口平面狭窄的临床表现

骨盆出口平面狭窄与中骨盆平面狭窄常同时存在。若单纯骨盆出口平面狭窄者，第一产程进展顺利，胎头达盆底受阻，第二产程停滞，继发性宫缩乏力，胎头双顶径不能通过出口横径，强行阴道助产，可导致软产道、骨盆底肌肉及会阴严重损伤。

（三）诊断

1. 病史

询问孕妇幼年有无佝偻病、脊髓灰质炎、脊柱和髋关节结核以及外伤史。若为经产妇,应了解既往有无难产史及其发生原因,新生儿有无产伤等。

2. 一般检查

测量身高,孕妇身高＜145 cm应警惕均小骨盆。观察孕妇体型,步态有无跛足,有无脊柱及髋关节畸形,米氏菱形窝是否对称,有无尖腹及悬垂腹等。

3. 腹部检查

（1）腹部形态　观察腹型,用尺测子宫长度及腹围,B型超声观察胎先露部与骨盆关系,还应测量胎头双顶径、胸径、腹径、股骨长,预测胎儿体重,判断能否通过骨产道。

（2）胎位异常　骨盆入口狭窄往往因头盆不称、胎头不易入盆导致胎位异常,如臀先露、肩先露。中骨盆狭窄影响已入盆的胎头内旋转,导致持续性枕横位、枕后位等。

（3）估计头盆关系　正常情况下,部分初孕妇在预产期前2周,经产妇于临产后,胎头应入盆。若已临产,胎头仍未入盆,则应充分估计头盆关系。

检查头盆是否相称的具体方法:孕妇排空膀胱,仰卧,两腿伸直。检查者将手放在耻骨联合上方,将浮动的胎头向骨盆腔方向推压。若胎头低于耻骨联合前表面,表示胎头可以入盆,头盆相称,称胎头跨耻征阴性;若胎头与耻骨联合前表面在同一平面,表示可疑头盆不称,称胎头跨耻征可疑阳性;若胎头高于耻骨联合前表面,表示头盆明显不称,称胎头跨耻征阳性。对出现跨耻征阳性的孕妇,应让其取两腿屈曲半卧位,再次检查胎头跨耻征,若转为阴性,提示为骨盆倾斜度异常,而不是头盆不称。

4. 骨盆测量

（1）骨盆外测量　骨盆外测量各径线＜正常值2 cm或以上为均小骨盆。骶耻外径＜18 cm为扁平骨盆。坐骨结节间径＜8 cm,耻骨弓角度＜90°为漏斗骨盆。骨盆两侧斜径及同侧直径相差＞1 cm为偏斜骨盆。

（2）骨盆内测量　骨盆外测量发现异常,应进行骨盆内测量。对角径＜11.5 cm,骶岬突出为骨盆入口平面狭窄,属扁平骨盆。中骨盆平面狭窄及骨盆出口平面狭窄往往同时存在,应测量骶骨前面弯度、坐骨棘间径、坐骨切迹宽度。若坐骨棘间径＜10 cm,坐骨切迹宽度＜2横指,为中骨盆平面狭窄。若坐骨结节间径＜8 cm,应测量出口后矢状径及检查骶尾关节活动度,估计骨盆出口平面的狭窄程度。若坐骨结节间径与出口后矢状径之和＜15 cm,为骨盆出口平面狭窄。

（四）对母儿影响

1. 对产妇的影响

若为骨盆入口平面狭窄,影响胎先露部衔接,容易发生胎位异常,由于胎先露部被隔在骨盆入口之上,常引起继发性宫缩乏力,导致产程延长或停滞。若为中骨盆平面狭窄,影响胎头内旋转,容易发生持续性枕横位或枕后位。胎头长时间嵌顿于产道内,压迫软组织引起局部缺血、水肿、坏死、脱落,于产后形成生殖道瘘;胎膜早破及手术助产增加感染机会。严重梗阻性难产若不及时处理,可导致先兆子宫破裂,甚至子宫破裂,危及产妇生命。

2. 对胎儿及新生儿的影响

头盆不称易发生胎膜早破、脐带脱垂,脐带脱垂发生率是正常产妇的4～6倍,导致胎儿窘迫,甚至胎儿死亡;产程延长,胎头受压、缺血、缺氧,容易发生颅内出血;产道狭窄,手术助产机会增多,易发生新生儿产伤及感染。

(五) 处理

处理原则:明确狭窄骨盆类别和程度,了解胎位、胎儿大小、胎心率、宫缩强弱、宫口扩张程度、破膜与否,结合年龄、产次、既往分娩史进行综合判断,决定分娩方式。

1. 一般处理

在分娩过程中,应安慰产妇,使其精神舒畅,信心倍增,保证营养及水分的摄入,必要时补液。还需注意产妇休息,要监测宫缩强弱,勤听胎心,检查胎先露部下降及宫口扩张程度。

2. 骨盆入口平面狭窄的处理

(1) 明显头盆不称(绝对性骨盆狭窄) 对角径 10.0～11.0 cm,骨盆入口前后径≤8.0 cm,胎头跨耻征阳性者,足月活胎不能入盆,不能经阴道分娩,应在临产后行剖宫产术结束分娩。

(2) 轻度头盆不称(相对性骨盆狭窄) 对角径≤9.5 cm,骨盆入口前后径 8.5～9.5 cm,胎头跨耻征可疑阳性。足月活胎体重<3 000 g,胎心率正常,应在严密监护下试产。骨盆入口平面狭窄的试产,必须以宫口开大 3～4 cm,胎膜已破为试产开始。胎膜未破者可在宫口扩张 3 cm 时行人工破膜。若破膜后宫缩较强,产程进展顺利,多数能经阴道分娩。试产过程中若出现宫缩乏力,可用缩宫素静脉滴注加强宫缩。试产 2～4 h,胎头仍迟迟不能入盆,宫口扩张缓慢,或伴有胎儿窘迫征象,应及时行剖宫产术结束分娩。若胎膜已破,为了减少感染,应适当缩短试产时间。骨盆入口平面狭窄,主要为扁平骨盆的妇女,于妊娠末期或临产后,胎头矢状缝只能衔接于骨盆入口横径上。胎头侧屈使其两顶骨先后依次入盆,呈不均倾式嵌入骨盆入口,称为头盆均倾不均。若前顶骨先嵌入,矢状缝偏后,称前不均倾;若后顶骨先嵌入,矢状缝偏前;称后不均倾。当胎头双顶骨均通过骨盆入口平面时,即能较顺利地经阴道分娩。

3. 中骨盆及骨盆出口平面狭窄的处理

中骨盆平面狭窄,胎头俯屈及内旋转受阻,易发生持续性枕横位或枕后位。产妇多表现活跃期或第二产程延长及停滞、继发性宫缩乏力等。若宫口开全,胎头双顶径达坐骨棘水平或更低,可经阴道助产。若胎头双顶径未达坐骨棘水平,或出现胎儿窘迫征象,应行剖宫产术结束分娩。骨盆出口平面是产道的最低部位,应于临产前对胎儿大小、头盆关系做出充分估计,决定能否经阴道分娩,诊断为骨盆出口狭窄,不应进行试产。若发现出口横径狭窄,耻骨弓角度变锐,耻骨弓下三角空隙不能利用,胎先露部向后移,利用出口后三角空隙娩出。临床上常用出口横径与出口后矢状径之和估计出口大小。若两者之和>15 cm 时,多数可经阴道分娩,有时需用胎头吸引术或产钳术助产,应做较大的会阴后-斜切开,以免会阴严重撕裂。若两者之和<15 cm,足月胎儿不易经阴道分娩,应行剖宫产术结束分娩。

4. 骨盆 3 个平面狭窄的处理

主要是均小骨盆。若估计胎儿不大,胎位正常,头盆相称,宫缩好,可以试产,通常可通过胎头变形和极度俯屈,以胎头最小径线通过骨盆腔,可能经阴道分娩。若胎儿较大,有明显头盆不称,胎儿不能通过产道,应尽早行剖宫产术。

5. 畸形骨盆的处理

根据畸形骨盆种类、狭窄程度、胎儿大小、产力等情况具体分析。若畸形严重、明显头盆不称者,应及时行剖宫产术。

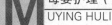
二、软产道异常

软产道包括子宫下段、宫颈、阴道及外阴。软产道异常所致的难产少见，容易被忽视。应于妊娠早期常规行双合诊检查，了解软产道有无异常。

(一) 外阴异常

1. 会阴坚韧

多见于初产妇，尤其 35 岁以上高龄初产妇更多见。由于组织坚韧，缺乏弹性，会阴伸展性差，使阴道口狭小，在第二产程常出现胎先露部下降受阻，且可于胎头娩出时造成会阴严重裂伤。分娩时，应作预防性会阴后-斜切开。

2. 外阴水肿

重度妊高征、重症贫血、心脏病及慢性肾炎孕妇，在有全身水肿的同时，可有重度外阴水肿，分娩时妨碍胎先露部下降，造成组织损伤、感染和愈合不良等情况。在临产前，可局部应用 50% 硫酸镁液湿热敷；临产后，仍有严重水肿者，可在严格消毒下进行多点针刺皮肤放液；分娩时，可行会阴后-斜切开。产后加强局部护理，预防感染。

3. 外阴瘢痕

外伤或炎症后遗症瘢痕挛缩，可使外阴及阴道口狭小，影响胎先露部下降。若瘢痕范围不大，分娩时可作会阴后-斜切开。若瘢痕过大，应行剖宫产术。

(二) 阴道异常

1. 阴道横隔

横隔较坚韧，多位于阴道上段。在横隔中央或稍偏一侧常有一小孔，易被误认为宫颈外口。若仔细检查，在小孔上方可触及逐渐开大的宫口边缘，而该小孔的直径并不变大。阴道横隔影响胎先露部下降，当横隔被撑薄，此时可在直视下自小孔处将隔作"X"形切开。隔被切开后，因胎先露部下降压迫，通常无明显出血，待分娩结束再切除剩余的隔，用肠线间断或连续锁边缝合残端。若横隔高且坚厚，阻碍胎先露部下降，则需行剖宫产术结束分娩。

2. 阴道纵隔

阴道纵隔若伴有双子宫、双宫颈，位于一侧子宫内的胎儿下降，通过该侧阴道分娩时，纵隔被推向对侧，分娩多无阻碍。当阴道纵隔发生于单宫颈时，有时纵隔位于胎先露部的前方，胎先露部继续下降。若纵隔薄可自行断裂，分娩无阻碍。若纵隔厚阻碍胎先露部下降时，须在纵隔中间剪断，待分娩结束后，再剪除剩余的隔，用肠线间断或连续锁边缝合残端。

3. 阴道狭窄

由产伤、药物腐蚀、手术感染致使阴道瘢痕挛缩形成阴道狭窄者，若位置低、狭窄轻，可作较大的会阴后-斜切开，经阴道分娩。若位置高、狭窄重、范围广，应行剖宫产术结束分娩。

4. 阴道尖锐湿疣

妊娠期尖锐湿疣生长迅速，早期可治疗。体积大、范围广泛的疣可阻碍分娩，易发生裂伤、血肿及感染。为预防新生儿患喉乳头瘤，应行剖宫产术。

5. 阴道囊肿和肿瘤

阴道壁囊肿较大时，阻碍胎先露部下降，此时可行囊肿穿刺抽出其内容物，待产后再选择时机进行处理。阴道内肿瘤阻碍胎先露部下降而又不能经阴道切除者，均应行剖宫产术，原有病变待产后再行处理。

(三) 宫颈异常

1. 宫颈外口黏合

多在分娩受阻时发现。当宫颈管已消失而宫口却不扩张,仍为一很小的孔,通常用手指稍加压力分离黏合的小孔,宫口即可在短时间内开全。但有时为使宫口开大,需行宫颈切开术。

2. 宫颈水肿

多见于持续性枕后位或滞产,宫口未开全而过早使用腹压,致使宫颈前唇长时间被压于胎头与耻骨联合之间,血液回流受阻引起水肿,影响宫颈扩张。轻者可抬高产妇臀部,减轻胎头对宫颈压力,也可子宫颈两侧各注入 0.5% 利多卡因 5~10 ml 或地西泮 10 mg 静脉推注,待宫口近开全,用手将水肿的宫颈前唇上推,使其逐渐越过胎头,即可经阴道分娩。若经上述处理无明显效果,宫口不继续扩张,可行剖宫产术。

3. 宫颈坚韧

常见于高龄初产妇,宫颈缺乏弹性或精神过度紧张使宫颈挛缩,宫颈不易扩张。此时可静脉推注地西泮 10 mg。也可子宫颈两侧各注入 0.5% 利多卡因 5~10 ml,若不见缓解,应行剖宫产术。

4. 宫颈瘢痕

宫颈锥形切除术后、宫颈裂伤修补术后、宫颈深部电烙术后等所致的宫颈瘢痕,虽可于妊娠后软化,但若宫缩很强,宫口仍不扩张,不宜久等,应行剖宫产术。

5. 宫颈癌

此时宫颈硬而脆,缺乏伸展性,临产后影响宫口扩张,若经阴道分娩,有发生大出血、裂伤、感染及癌扩散等危险,不应经阴道分娩,行剖宫产术,术后放疗。若为早期浸润癌,可先行剖宫产术,随即行广泛性子宫切除术及盆腔淋巴结清扫术。

6. 宫颈肌瘤

生长在子宫下段及宫颈部位的较大肌瘤,占据盆腔或阻塞于骨盆入口时,影响胎先露部进入骨盆入口,应行剖宫产术。若肌瘤在骨盆入口以上而胎头已入盆,肌瘤不阻塞产道则可经阴道分娩,肌瘤待产后再行处理。

第三节 胎位及胎儿发育异常

胎位异常是造成难产的常见因素之一。

一、分类及临床表现

(一) 胎位异常

1. 持续性枕后位、枕横位

在分娩过程中,胎头以枕后位或枕横位衔接。在下降过程中,胎头枕部因强有力宫缩绝大多数能向前转 135° 或 90°,转成枕前位自然分娩。仅有 5%~10% 胎头枕骨持续不能转向前方,直至分娩后期仍位于母体骨盆后方或侧方,致使分娩发生困难者,称持续性枕后位、枕横位。多因骨盆异常、胎头俯屈不良、头盆不称导致胎儿先露部不易贴紧宫颈及子宫下段，引起子宫收缩乏力而致内旋转受阻。

临产后胎头衔接较晚、俯屈不良、活跃期晚期及第二产程延长，枕骨持续位于骨盆后方压迫直肠，产妇自觉肛门坠胀及排便感。在宫底部触及胎臀，胎背偏向母体后方或侧方，在对侧明显触及胎儿肢体。若胎头已衔接，有时可在胎儿肢体侧耻骨联合上方扪到胎儿颏部。胎心在脐下一侧偏外方听得最响亮，枕后位时因胎背伸直，前胸贴近母体腹壁，胎心在胎儿肢体侧的胎胸部位也能听到。当肛查宫口部分扩张或开全时，若为枕后位，感到盆腔后部空虚，查明胎头矢状缝位于骨盆斜径上。前囟在骨盆右前方，后囟（枕部）在骨盆左后方则为枕左后位，反之为枕右后位。查明胎头矢状缝位于骨盆横径上，后囟在骨盆左侧方，则为枕左横位，反之为枕右横位。当出现胎头水肿、颅骨重叠、囟门触不清时，需行阴道检查，借助胎儿耳廓及耳屏位置及方向判定胎位，若耳郭朝向骨盆后方，诊断为枕后位；若耳郭朝向骨盆侧方，诊断为枕横位。

2. 胎头高直位

胎头以不屈不仰的姿势衔接于骨盆入口（胎头矢状缝与骨盆入口平面前后径一致），其发病率约为1.08%，国外资料报道为0.06%～1.6%。胎头枕骨向前靠近耻骨联合者称胎头高直前位，又称枕耻位；胎头枕骨向后靠近骶岬者称胎头高直后位，又称枕骶位。胎头高直位对母儿危害较大，应妥善处理。多因头盆不称，骨盆入口平面狭窄，胎头大，腹壁松弛，胎膜早破，使胎头矢状缝有可能被固定在骨盆前后径上，从而形成胎头高直位。

临产后胎头不俯屈，进入骨盆入口的胎头径线增大，胎头迟迟不衔接，使胎头不下降或下降缓慢，宫口扩张也缓慢，致使产程延长，常感耻骨联合部位疼痛。胎头高直前位时，胎背靠近腹前壁，不易触及胎儿肢体，胎心位置稍高在近腹中线听得最清楚。胎头高直后位时，胎儿肢体靠近腹前壁，有时在耻骨联合上方可清楚触及胎儿下颏。因胎头位置高，肛查不易查清，此时应做阴道检查。发现胎头矢状缝与骨盆入口前后径一致，后囟在耻骨联合后，前囟在骶骨前，为胎头高直前位，反之为胎头高直后位。

3. 前不均倾位

枕横位的胎头（胎头矢状缝与骨盆入口横径一致）以前顶骨先入盆称前不均倾位，其发病率约为0.68%。常发生在骨盆倾斜度过大，腹壁松弛，悬垂腹时，因胎儿身体向前倾斜，使胎头前顶骨先入盆，此时若合并头盆不称因素更易发生。

产程延长，胎头迟迟不衔接，即使衔接也难以顺利下降，多在宫口扩张至3～5 cm时即停滞不前，因前顶骨紧嵌于耻骨联合后方压迫尿道及宫颈前唇，导致尿潴留、宫颈前唇水肿及胎膜早破。胎头受压过久，可出现胎头水肿。前不均倾位的胎头不易入盆。在临产早期，于耻骨联合上方可扪到胎头前顶部。随产程进展，胎头继续侧屈使胎头与胎肩折叠于骨盆入口处，因胎头折叠于胎肩之后使胎肩高于耻骨联合平面，于耻骨联合上方只能触到一侧胎肩而触不到胎头，易误认为胎头已入盆。胎头矢状缝在骨盆入口横径上，向后移靠近骶岬，同时前后囟一起后移。前顶骨紧嵌于耻骨联合后方，产瘤大部分位于前顶骨，因后顶骨的大部分尚在骶岬之上，致使盆腔后半部空虚。骨联合后方成为均倾姿势。少数以前顶骨先入盆，由于耻骨联合后平面直而无凹陷，前顶骨紧紧嵌顿于耻骨联合后，使后顶骨架在骶岬之上无法下降入盆。偶见骨盆宽大、胎儿较小、宫缩强，前顶骨降至耻骨联合后，经侧屈后顶骨能滑过而入盆。

4. 面先露

常于临产后发现。多因骨盆狭窄、头盆不称、腹壁松弛等使胎头衔接受阻，阻碍胎头俯屈，导致胎头极度仰伸。此外,某些畸形也可能导致面先露,如无脑儿因无顶骨,可自然形成面先露。先天性甲状腺肿,胎头俯屈困难,也可导致面先露。

颏前位时,在孕妇腹前壁容易扪及胎儿肢体,胎心由胸部传出,故在胎儿肢体侧的下腹部听得清楚。颏后位时,于耻骨联合上方可触及胎儿枕骨隆突与胎背之间有明显凹沟,胎心较遥远而弱。通过肛查可触到高低不平、软硬不均的颜面部,若宫口开大时可触及胎儿口、鼻、颧骨及眼眶,并依据颏部所在位置确定其胎位。

5. 臀先露

臀先露是最常见的异常胎位,占妊娠足月分娩总数的 3%～4%。多见于经产妇。因胎头比胎臀大,分娩时后出胎头无明显变形,往往娩出困难,加之脐带脱垂较多见,使围生儿死亡率增高,是枕先露的 3～8 倍。妊娠 30 周以前,臀先露较多见,妊娠 30 周以后多能自然转成头先露。引起臀先露的原因尚不明确,可能由于胎儿在宫腔内活动范围过大(羊水过多、经产妇腹壁松弛以及早产儿羊水相对偏)或者胎儿在宫腔内活动范围受限,此外胎头衔接受阻狭窄骨盆、前置胎盘、肿瘤阻塞骨盆腔及巨大胎儿等,也易发生臀先露。臀先露以骶骨为指示点,有骶左前、骶左横、骶左后、骶右前、骶右横、骶右后 6 种胎位。根据胎儿两下肢所取的姿势分为以下 3 类:①单臀先露或腿直臀先露:胎儿双髋关节屈曲,双膝关节直伸,以臀部为先露。最多见。②完全臀先露或混合臀先露:胎儿双髋关节及双膝关节均屈曲,有如盘膝坐,以臀部和双足为先露。较多见。③不完全臀先露:以一足或双足、一膝或双膝,或一足一膝为先露。膝先露是暂时的,产程开始后转为足先露。较少见。

孕妇常感肋下有圆而硬的胎头。由于胎臀不能紧贴子宫下段及宫颈内口,常导致宫缩乏力,宫口扩张缓慢,致使产程延长。子宫呈纵椭圆形,胎体纵轴与母体纵轴一致。在宫底部可触到圆而硬、按压时有浮球感的胎头;若未衔接,在耻骨联合上方触到不规则、软而宽的胎臀,胎心在脐左(或右)上方听得最清楚。衔接后,胎臀位于耻骨联合之下,胎心听诊以脐下最明显。肛门检查时,触及软而不规则的胎臀或触到胎足、胎膝。若胎臀位置高,肛查不能确定时,需行阴道检查。阴道检查时,了解宫口扩张程度及有无脐带脱垂。若胎膜已破,能直接触到胎臀、外生殖器及肛门,此时应注意与颜面相鉴别。若为胎臀,可触及肛门与两坐骨结节连在一条直线上,手指放入肛门内有环状括约肌收缩感,取出手指可见有胎粪。若为颜面,口与两颧骨突出点呈三角形,手指放入口内可触及齿龈和弓状的下颌骨。若触及胎足时,应与胎手相鉴别。

6. 肩先露

胎体纵轴与母体纵轴相垂直为横产式。胎体横卧于骨盆入口之上,先露部为肩,称肩先露,占妊娠足月分娩总数的 0.25%,是对母儿最不利的胎位。除死胎及早产儿胎体可折叠娩出外,足月活胎不可能经阴道娩出。若不及时处理,容易造成子宫破裂,威胁母儿生命。根据胎头在母体左或右侧和胎儿肩胛朝向母体前或后方,有肩左前、肩左后、肩右前、肩右后 4 种胎位。发生原因与臀先露类同。

胎先露部胎肩不能紧贴子宫下段及宫颈内口,缺乏直接刺激,容易发生宫缩乏力;胎肩对宫颈压力不均,容易发生胎膜早破。破膜后羊水迅速外流,胎儿上肢或脐带容易脱出,导致胎儿窘迫甚至死亡。随着宫缩不断加强、胎肩及胸廓一部分被挤入盆腔内,胎体折叠弯曲,胎颈被拉长,上肢脱出于阴道口外,胎头和胎臀仍被阻于骨盆入口上方,形成忽略性肩先露。子宫收缩继续增强,子宫上段越来越厚,子宫下段被动扩张越来越薄,由于子宫上下段肌壁厚薄相差悬殊,形成环状凹陷,并随宫缩逐渐升高,甚可以高达脐上,形成病理缩复环,是子宫破裂的先兆,若不及时处理,将发生子宫破裂。腹部检查子宫呈横椭圆形,子宫长度低于妊娠周数,子宫横径宽。宫底部及耻骨联合上方较空虚,在母体腹部一侧触到胎头,另侧触到胎臀。肩前位时,胎背朝向母体腹壁,触之宽大平坦;肩后位时,胎儿肢体朝向母体腹壁,触及不规则的小肢体。胎心在脐周两侧最清楚。根据腹部检查多能确定胎位。胎膜未破者,因胎先露部浮动于骨盆入口上方,肛查不易触及胎先露部。若胎膜已破、宫口已扩张者,阴道检查可触到肩胛骨或肩峰、肋骨及腋窝。腋窝尖端指向胎头头端,据此可决定胎头在母体左或右侧。肩胛骨朝向母体前或后方,可决定肩前位或肩后位。例如胎头在母体右侧,肩胛骨朝向后方,则为肩右后位。胎手若已脱出于阴道口外,可用握手法鉴别是胎儿左手或右手,因检查者只能与胎儿同侧的手相握。例如肩右前位时左手脱出,检查者用左手与胎儿左手相握,余类推。

7. 复合先露

胎先露部伴有肢体同时进入骨盆入口,称复合先露。临床以一手或一前臂沿胎头脱出最常见,多发生于早产者,发病率为 0.80‰～1.66‰。胎先露部不能完全充填骨盆入口或在胎先露部周围有空隙均可发生。以经产妇腹壁松弛者、临产后胎头高浮、骨盆狭窄、胎膜早破、早产、双胎妊娠及羊水过多等为常见原因。

（二）胎儿发育异常

胎儿发育异常也可引起难产,常见有巨大胎儿及畸形儿(脑积水)。

1. 巨大胎儿

胎儿出生体重达到或超过 4 000 g 称为巨大儿。近年来因营养过剩而致的巨大胎儿孕妇有逐渐增多的趋势。临床常表现为妊娠期子宫增大过快、妊娠后期孕妇可出现呼吸困难等症状。常引起头盆不称、肩性难产、新生儿产伤等不良后果。

2. 胎儿畸形

脑积水是指胎儿颅腔内、脑室内外有大量脑脊液(500～3 000 ml)潴留,使头颅体积增大,头周径大于 50 ml,颅缝明显增宽,囟门增大。临床常表现为跨耻征阳性,有明显的头盆不称,若不及时处理可导致子宫破裂,危及产妇生命。此外,联体儿、胎儿发育异常或发生肿瘤等均可引起难产。

二、对母儿的影响

1. 对产妇的影响

胎位异常导致继发性宫缩乏力,使产程延长,常需手术助产,容易发生软产道损伤,增加产后出血及感染机会。若胎头长时间压迫软产道,可发生缺血坏死脱落,形成生殖道瘘。

2. 对胎儿的影响

第二产程延长和手术助产机会增多,常出现胎儿窘迫和新生儿窒息,使围生儿死亡率增高。

> ### 学生自主探究的病例
> 一经产妇,33 岁,35^{+5}周孕,阴道流液 20^{+} d,下腹阵痛 4^{+} h,有较规律有效宫缩 4.5 h 入院。查体:查及胎儿臀位胎心好 130～140 次/分,宫口未开,阴道有少量流液。1 月前 B 超示:臀位,羊水偏少,双顶径7.8 cm。初步诊断:35^{+5}周孕,臀位,胎膜早破。

> **任务要求**　1. 实施即时护理。
> 　　　　　　　2. 列出近期的护理计划。

三、处　理

(一) 孕期

加强产前检查监测、及时诊断、纠正不良胎位或终止妊娠,减少母儿并发症。

于妊娠 30 周前,臀先露多能自行转为头先露。若妊娠 30 周后仍为臀先露应予矫正。常用的矫正方法有以下几种:

1. 胸膝卧位

让孕妇排空膀胱,松解裤带,做胸膝卧位姿势(图 11 - 10),每日 2 次,每次15 min,连做 1 周后复查。这种姿势可使胎臀退出盆腔,借助胎儿重心改变,使胎头与胎背所形成的弧形顺着宫底弧面滑动而完成胎位矫正。

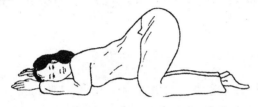

图 11 - 10　胸膝卧位

2. 激光照射或艾灸至阴穴

近年多用激光照射两侧至阴穴,也可用艾条灸,每日 1 次,每次 15~20 min,5 次为一疗程。

(二) 分娩期

应根据产妇年龄、胎产次、骨盆类型、胎儿大小、胎儿是否存活、臀先露类型以及有无合并症,于临产初期作出正确判断,决定分娩方式。

1. 择期剖宫产的指征

狭窄骨盆、软产道异常、胎儿体重大于 3 500 g、胎儿窘迫、高龄初产、有难产史、不完全臀先露等,均应行剖宫产术结束分娩。

2. 决定经阴道分娩的处理

包括:①自然分娩;②臀助产术;③臀牵引术。

第四节　产妇不良情绪

一、病　因

分娩对所有的孕妇而言都是一个未知的状况,存在恐惧与害怕是一种普遍现象,加之妊娠末期一系列的不适,导致产妇的情绪十分复杂,期待结束妊娠的同时,又怕自身及胎儿健康受威胁,尤其是有妊娠合并症者。

二、对母儿的影响

压力和焦虑会引发神经内分泌系统的连锁变化,它们激发交感神经系统,使肾上腺素分泌增加,心率增快,心输出量增加及血压上升,同时去甲肾上腺素分泌增加,周围血管收缩,而将血液集中于生命器官,结果导致子宫胎盘血供不足而引起胎儿宫内缺氧。

压力、焦虑促使肝脏分解肝糖原、释放葡萄糖以满足身体的需要;使支气管扩张、呼吸加速,以供应更多的氧气;刺激下丘脑分泌促肾上腺素释放激素,以引发垂体释放促肾上腺素,刺激肾上腺皮质释放糖皮质激素,使血糖升高;脑垂体释放抗利尿激素以保留水分,排出钾离子,钾离了的丢失减少子宫肌层的活动;长时间或过度的压力、焦虑会使上述过程持续,而使葡萄糖储存减少,使子宫收缩时缺乏可使用的能量。产妇所经历的恐惧、紧张及疼痛会形成一个恶性循环。

第五节　异常分娩产妇的护理

一、护理评估

1. 健康史

了解产前检查的资料,如身高、骨盆测量值、胎方位,估计胎儿大小、有无羊水过多及异常生育史等。评估待产过程中产程进展、胎头下降等情况。包括年龄、婚姻、社会经济情况,以前的孕产史,对分娩的相关知识及了解程度,是否具高危因素,对分娩的期待等。

2. 身体状况

1) 如上所述。

2) 在分娩过程中,护理人员要观察产妇对疼痛和焦虑所表现的语言或非语言的行为。如产妇激动反抗、过度兴奋或过度沉默,有必要进一步评估其焦虑程度。

3) 心理社会状况:胎位异常会导致产程延长,产妇因产程时间过长,会产生急躁的情绪,此外也会担心自身及胎儿的安全。同时评估孕妇常用的应对机制,孕妇及家庭对本次妊娠、分娩的期盼程度,评估孕妇可以得到的支持系统情况。

3. 实验室及其他检查

B超检查探测胎头位置、大小及形态,腹围、股骨长度,胎儿体重及胎儿发育有无畸形等;通过肛门或阴道检查了解子宫底高度、胎儿大小、先露部位等;羊水检测等。

二、主要护理诊断及合作性问题

(1) 活动无耐力　与产程延长、孕妇体力耗竭有关。

(2) 有感染的危险　与产程延长有关。

(3) 疼痛　与产程延长有关。

(4) 气体交换障碍(胎儿)　与脐带受压有关。

(5) 焦虑、恐惧　与分娩过程和压力有关及与担心分娩的结果有关。

（6）个人应对无效　与过度焦虑及未能运用放松技巧有关。

（7）预感性悲哀　与已知胎儿异常或有危害有关。

三、护理目标

1）产妇保持足够的体力。

2）产妇不发生感染。

3）产妇主诉疼痛减轻。

4）产妇的焦虑及恐惧程度减轻。

5）新生儿健康。

6）产妇及家属能应对变化。

四、护理措施

（一）加强孕期保健、预防宫缩过强所致的危害

1. 提供分娩前的准备指导

产前的健康教育能有效地减少分娩的压力，通过教育孕妇在分娩过程中能有较好的控制力，对分娩能持积极的态度，且镇静、止痛的使用剂量较少。

有急产的孕妇提前2周住院待产，住院期间叮嘱勿离开病房，并向孕妇说明急产的危害以取得合作。临产后避免灌肠。正确地使用缩宫素，提供缓解疼痛、减轻焦虑的支持性措施。多陪伴产妇，提供相关护理，与孕妇交谈分散注意力，说明产程进展及胎儿的状况，以减轻孕妇的焦虑及紧张。

2. 分娩准备课程

提供分娩期间身体上、心理上变化的相关资料，可带产妇先了解分娩的环境，以减少陌生及对未知的恐惧感；配合宫缩及其疼痛情况，教导放松技巧，使之感到有控制感及对分娩充满信心。

3. 交流

通常第一产程是内省的阶段，产妇会经过一些思考来整理自己的思路，准备接受母亲的角色，护理人员可与她交流协助其角色的转换。

（二）提供舒适的环境，给予心理支持

分娩过程中提供身体上的照顾，如按摩产妇背部、擦擦额头上的汗或握住其手等。减轻其焦虑程度，左侧卧位，生活护理，减轻消耗，促进舒适，并与产妇交谈，解释目前的产程进展及治疗计划，以减轻焦虑。可在潜伏期简单扼要说明分娩过程，介绍环境、简单的呼吸运动及放松技巧，以防止或解除部分的紧张焦虑。对活跃期焦虑不安的产妇，给予促进身体舒适的措施，用触摸、持续性的关怀或使用镇痛剂来协助松弛身心。

（三）观察产程的进展，配合处理

密切观察产程进展，发现异常及时向医生汇报；急产者，给予氧气吸入，防止宫缩过强引起胎儿缺氧，监护胎儿，提早做好接生及抢救新生儿的准备工作；及时做好剖宫产及阴道手术产的准备工作及术中配合。

（四）遵医嘱用药

抗生素预防感染；新生儿给予维生素 K_1 肌注，预防颅内出血；正确使用缩宫素；给予镇静剂，抑制子宫收缩，使痉挛性子宫收缩放松等。

（五）做好产后护理，预防产后出血

观察产妇的精神状态、子宫收缩、会阴伤口、生命体征、阴道出血等情况，为产妇提供保健宣教。

五、护理评价

1）产妇情绪稳定、配合分娩。
2）产妇能运用技巧应对分娩痛。
3）产妇及家属能积极应对异常分娩。
4）产妇不发生感染。

学生自主、延伸性学习的学习任务

某孕妇，29岁，G_1P_1，孕期检查正常。妊娠38周，开始规律宫缩8 h，宫口开大6 cm，先露为胎头，S+1，胎膜已破，估计胎儿体重3 200 g，骨盆外测量正常。BP 130/80 mmHg，胎心144次/分。2 h后肛门检查发现宫口扩张仍然在6 cm，宫颈边薄，胎头先露部位于S＝1，LOA，子宫收缩情况为25 s/5～6 min，收缩力弱，胎心率为136次/分，羊水清。

任务要求　1. 说出医疗诊断及诊断依据。
　　　　　　2. 列出该患者的主要护理诊断及医护合作性问题。
　　　　　　3. 列出配合医生处理的护理要点。

（陈　涓　李　娜）

第十二章

分娩期并发症母儿的护理

掌握 胎膜早破、产后出血的概念及病因;胎膜早破、产后出血临床表现、处理原则、护理措施。

熟悉 子宫破裂、羊水栓塞的临床表现及护理措施。

了解 子宫破裂的病因;羊水栓塞的病因、病理。

情景案例一 患者,女性,28岁,工人。因"G_1P_1,妊娠35周,阴道流水2h"就诊。护理评估发现:患者2h前无明显诱因出现阴道流水,时多时少,无臭味。入院 T 36.7℃,P 85次/分,BP 110/75 mmHg,产科检查:腹部膨隆,宫高30 cm,腹围92 cm,胎方位LOA,胎头半入盆,胎心140次/分,无宫缩。骨盆外测量各径线均正常。肛查:宫口未开,上推胎头时自阴道流出少量液体。

任务要求 1. 对该孕妇进行初步的评估,说出依据。

2. 列出配合医生做明确诊断的检查项目。

3. 制定一份护理计划。

情景病例二 患者,女性,25岁,G_1P_1,胎儿娩出后无阴道流血,胎盘娩出后流血不断,呈间歇性,色暗红。检查胎盘胎膜完整,子宫柔软,轮廓不清。BP 80/50 mmHg,P 120次/分。

任务要求 1. 评估该产妇目前的状况,说出医疗诊断。

2. 分析原因,说出依据。

3. 实施即时护理。

4. 提出预防措施。

第一节 胎膜早破

一、概述

胎膜在临产前破裂称为胎膜早破(premature rupture of memberane，PROM)。妊娠不满 37 周的胎膜早破称足月前胎膜早破,发生率为 2.0％～3.5％。妊娠满 37 周后的胎膜早破称为足月胎膜早破,发生率为 10％。胎膜早破的妊娠结局与破膜时孕周有关,孕周越小,围生儿预后越差,主要危害是引起早产、脐带脱垂及母儿感染。

(一) 病因

导致胎膜早破的因素很多,常是多种因素相互作用的结果。

1. 生殖道病原微生物上行性感染所致的胎膜炎

使胎膜局部张力下降引起破裂,是引起胎膜早破的主要原因之一。

2. 羊膜腔内压力升高

常见于多胎妊娠、羊水过多及巨大儿。

3. 胎膜受压不均

头盆不称、胎位异常使胎先露未衔接,前羊膜囊受力不均,导致胎膜破裂。

4. 营养因素

缺乏维生素 C、微量元素锌和铜,可使胎膜张力下降而破裂。

5. 宫颈内口松弛

创伤、宫颈先天性结构薄弱使宫颈内口松弛,前羊膜囊楔入,受压不均,易于破裂。

(二) 医疗诊断

根据临床表现及辅助检查。

1. 症状

90％孕妇突然感到有较多的液体从阴道流出,无腹痛及其他产兆。当咳嗽、打喷嚏、负重等腹压增加时流液量增多。

2. 体征

肛查时,触不到前羊膜囊,将胎先露上推时,见液体自阴道流出。阴道窥器检查见液体自宫颈流出或阴道后穹隆有较多的积液,其中有较多的胎脂样物质是诊断胎膜早破的直接证据。若有明显羊膜腔感染,则排出液体有臭味,孕妇伴有发热。

3. 辅助检查

(1) 阴道液酸碱度的检查　用试纸测试 pH 值≥6.5,提示胎膜早破的可能性大。

(2) 阴道液涂片检查　阴道液干燥片检查有羊齿状结晶或经特殊染色后观察到胎儿上皮细胞及毳毛、胎脂等,均可确定流出液为羊水。

(3) 羊膜镜检查　直接看到胎儿先露部,看不到前羊水囊可诊断为胎膜早破。

(4) 经腹羊膜腔穿刺　抽取羊水进行细菌培养、羊水涂片计数白细胞、羊水白介素-6 测定等判断羊膜腔是否有感染。

（三）处理

1. 足月胎膜早破

观察 12 h，自然临产者，若产程进展顺利，则等待自然分娩；未临产，但发现有明显羊膜腔感染体征，应立即使用抗生素并终止妊娠。破膜 12 h 未临产，各项检查正常，无头盆不称，予以引产。破膜超过 12 h，给予抗生素预防感染。

2. 足月前胎膜早破

处理原则：妊娠 28～35 周，胎肺不成熟，无明显临床感染征象，无胎儿窘迫，羊水池深度≥3 cm，予以期待治疗；孕周＞35 周、胎肺成熟或有明显临床感染征象，应立即终止妊娠。

（1）期待治疗　①一般处理：绝对卧床。避免不必要的肛查和阴道检查。每日监测体温和血象。②破膜 12 h 以上预防性应用抗生素。③出现子宫收缩者给予宫缩抑制药。④＜35 孕周者给予地塞米松或倍他米松 10 mg 静脉滴注，1 次/天，用 2 次。⑤羊水池深度≤2 cm，孕周＜35 周者，可行羊膜腔灌注。

（2）终止妊娠　胎肺成熟或发现明显临床感染征象，在抗感染的同时立即终止妊娠。胎位异常或宫颈不成熟，缩宫素引产不易成功者，根据胎儿出生后存活的可能性，考虑剖宫产或更换引产方法。

二、护理

（一）护理评估

1. 健康史

详细询问病史，了解有无诱发胎膜早破的原因，确定破膜的时间、妊娠周数，是否有宫缩及感染的征象。

2. 身体评估

1）评估孕妇阴道流出液的量、性状、颜色、气味。

2）评估孕妇身体一般情况，尤其注意体温、脉搏的变化；宫高与妊娠周数是否相符；胎儿宫内情况；肛查、阴道检查的情况。

3）辅助检查：通过阴道液酸碱度的检查、阴道涂片液检查、羊膜镜检查、血常规、羊膜腔穿刺等评估孕妇的情况。

4）心理-社会状况：孕妇突然出现不可自控的阴道流液，因担心影响胎儿的生命安全，会出现焦虑、恐惧等心理反应。孕妇及家属在决定治疗方案时产生矛盾心理，希望得到医护人员的帮助。

（二）主要护理诊断及医护合作性问题

（1）有感染的危险　与病原微生物上行性感染宫内有关。

（2）焦虑　与担忧胎儿、新生儿预后、保胎或引产的抉择困难有关。

（3）潜在并发症　胎儿窘迫、早产。

（三）护理目标

1）产妇未发生感染。

2）孕妇及家属了解相关情况，焦虑减轻，配合医护治疗。

3）新生儿健康。

（四）护理措施

1. 期待治疗的护理

（1）预防脐带脱垂　胎先露未衔接者破膜后应绝对卧床，左侧卧位，抬高臀部防止脐带脱垂，避免不必要的肛查和阴道检查，监测胎心率的变化并嘱产妇自数胎动。

（2）观察羊水情况　定时观察羊水的性状、颜色、气味等。如羊水中混有胎粪，则提示胎儿宫内缺氧，应及时给予吸氧等处理。

（3）预防感染　密切观察孕妇体温、心率、白细胞计数；保持外阴清洁，每日用1‰苯扎溴铵棉球擦洗会阴2次，用消毒会阴垫并经常更换；遵医嘱于破膜12 h后给予抗生素。

（4）遵医嘱应用药物　包括子宫收缩抑制剂、促胎肺成熟的药物，如硫酸镁、地塞米松静脉滴注。

2. 终止妊娠的护理

护士应根据患者的情况做好经阴道分娩或手术终止妊娠的护理。

3. 心理护理

了解孕妇及家属的担心和心理感受，讲解胎膜早破的危害及目前的治疗方案，减轻孕妇及家属的焦虑和担心。

4. 健康教育

加强孕期卫生宣传和保健，积极防治下生殖道感染；宫颈内口松弛者，应于妊娠14～16周行宫颈内口环扎术；定期产前检查，及时发现胎位异常并矫正；妊娠后期禁止性交，避免负重及腹部撞击。

（五）护理评价

1）孕妇无感染发生。

2）孕妇情绪稳定，心态平静，积极配合医护治疗。

3）胎儿宫内安全，顺利出生。

第二节　产后出血

一、概述

胎儿娩出后24 h内阴道出血量超过500 ml者称产后出血（postpartum hemorrhage）。出血量的测量是从胎儿娩出到产后24 h，包括3个时间段：胎儿娩出到胎盘娩出前、胎盘娩出到产后2 h、产后2 h到产后24 h。产后出血多发生在第一、二两个时期，应特别注意出血征象。产后出血是分娩期严重并发症，居我国目前孕产妇死亡原因首位，其发生率占分娩总数的2％～3％。

（一）病因

产后出血的原因主要有子宫收缩乏力、胎盘因素、软产道裂伤、凝血功能障碍4个方面。这些因素可共存或相互影响。

1. 子宫收缩乏力

产后出血最常见的原因,占产后出血总数的 70%～80%。影响产后子宫肌收缩和缩复功能的因素均可引起产后出血。常见因素如下所述。

(1) 全身性因素 产妇精神过度紧张;分娩过程过多使用镇静剂、麻醉剂或宫缩抑制剂。

(2) 产科因素 异常胎位或其他梗阻性难产,致使产程延长,体力消耗过多;产科的并发症如前置胎盘、胎盘早剥、妊娠高血压性疾病,合并贫血、宫腔感染、盆腔炎等。

(3) 子宫因素 子宫过度膨胀,如双胎妊娠、巨大胎儿、羊水过多等,使子宫肌纤维过度伸展;产妇子宫肌纤维发育不良或病变,如子宫畸形或子宫肌瘤等;子宫肌壁的损伤,如剖宫产史、肌瘤剔除术后、产次过多过频等。

2. 胎盘因素

按胎盘剥离情况可分为以下类型:

(1) 胎盘滞留 胎儿娩出后,胎盘剥离排出的时间不应超过 15 min,若 30 min 仍不排出,将影响胎盘剥离面血窦的关闭引起产后出血。常见原因包括:

1) 胎盘剥离后,由子宫缩乏力或膀胱充盈等因素使胎盘滞留在宫腔内,影响子宫收缩。

2) 胎盘嵌顿:由于使用宫缩剂不当或粗暴按摩子宫等,引起宫颈内口附近子宫肌呈痉挛性收缩,使已全部剥离的胎盘不能排出宫腔,影响宫缩致出血。

3) 胎盘剥离不全:第三产程过早牵拉脐带或按压子宫,使胎盘部分自宫壁剥离,剥离面血窦开放引起出血不止。

(2) 胎盘胎膜残留 多为部分胎盘小叶或副胎盘残留在宫腔内,有时部分胎膜留在宫腔内也可影响子宫收缩引起产后出血。

(3) 胎盘黏连或植入 胎盘绒毛全部或部分附于宫肌层表面,不能从宫壁自行剥离为胎盘粘连,胎盘绒毛植入子宫肌层为胎盘植入。完全性黏连或植入时无出血,部分黏连或植入时胎盘未剥离部分影响子宫收缩使已剥离面血窦开放发生大出血。子宫内膜炎症、多次人工流产或蜕膜发育不良,是胎盘植入的常见原因。

3. 软产道裂伤

子宫收缩力过强、产程进展过快、胎儿过大、接产时未保护好会阴或阴道手术助产(如产钳助产、臀牵引术等)操作不当、会阴切开缝合时止血不彻底、软产道组织弹性差时均可致失血过多。

4. 凝血功能障碍

任何原发或继发的凝血功能异常均可引起产后出血,见于:①产科并发症引起凝血功能障碍疾病(如重度子痫前期、重型胎盘早剥、羊水栓塞、死胎、妊娠合并病毒性肝炎等)可引起弥散性血管内凝血而导致子宫大量出血。②血液病(如白血病、原发性血小板减少、再生障碍性贫血等),多在孕前就已存在。

(二)医疗诊断

1. 临床表现

产后出血的主要临床表现是阴道流血过多及失血性休克征象。

(1) 阴道流血 不同原因产后出血的临床表现不同。胎儿娩出后立即出现阴道流血,色鲜红,应先考虑软产道裂伤。胎儿娩出后几分钟开始流血,应考虑胎盘因素。胎盘娩出后出现流血,与宫缩乏力、胎盘胎膜残留有关。其中宫缩乏力者常表现为宫底升高,子宫质软,轮廓不清。阴道流血呈持续性,血液不凝,应考虑与凝血功能障碍有关。若阴道流血不多,但产妇有严重的失血症状和体征,且产妇诉说会阴部疼痛,应考虑隐匿性软产道损伤。

考虑为软产道裂伤时,应注意仔细检查软产道,是否为下列部位损伤并判断损伤程度。①宫颈裂伤:初产妇宫颈3、9点处较易出现裂伤,如裂口不超过1 cm,通常无活动性出血,不需处理。②阴道裂伤:注意会阴切口顶端及两侧有无损伤及损伤程度。③会阴裂伤:按损伤程度分3度(图12-1):Ⅰ度指会阴皮肤及阴道入口黏膜撕裂,未达肌层,一般出血不多。Ⅱ度指裂伤已达会阴体肌层,累及阴道后壁黏膜,甚至阴道后壁两侧沟向上撕裂,裂伤多不规则,使原解剖结构不易辨认,出血较多。Ⅲ度指肛门外括约肌已断裂,甚至阴道直肠隔及部分直肠前壁有裂伤,出血量不一定多,但组织损伤严重。

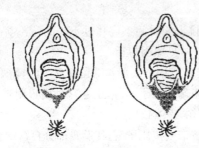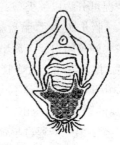

图 12-1　会阴裂伤分度

产妇产后无阴道流血或流血很少,需注意血液积存在宫腔或阴道内,腹部加压后,有血块或暗紫色血液自阴道内流出,称为隐性出血,如不及时发现,最终可导致产妇死亡。

(2) 休克症状　健康产妇失血量如不超过其血容量的1/10,可不引起休克表现。若产程延长,产妇有精神创伤和体力消耗,或合并有贫血、妊娠高血压疾病、慢性疾病等,则对失血的耐受性降低,虽失血量<500 ml,也可出现休克。休克表现轻重与出血量、出血速度、产妇机体反应及全身状况有密切关系。

2. 辅助检查

化验血型、血常规、凝血功能、DIC有关项目。

(三) 处理

原则:针对出血原因迅速止血、补充血容量、纠正失血性休克、防止感染。

1. 子宫收缩乏力性出血

(1) 加强宫缩　是最迅速有效的止血方法。具体方法包括:

1) 按摩子宫:助产士一手在产妇耻骨联合上缘按压下腹中部,将子宫上升,另一手置于子宫底部,拇指在前壁,其余4指在后壁,均匀有节律地按摩宫底(双手按摩法)(图12-2);亦可一手握拳置于阴道前穹隆,顶住子宫前壁,另一手屈掌自腹壁按压子宫底后壁使宫体前屈,双手相对紧压子宫并作节律地按摩(腹部-阴道双手按摩法)(图12-3)。按压时间以子宫恢复正常收缩,并能保持收缩状态为止。按摩时应注意无菌操作。

2) 应用子宫收缩剂:缩宫素肌内注射、静脉滴注、经腹壁肌壁内注入或经阴道注入宫颈内,也可静脉缓慢推注;麦角新碱肌注或静脉推注(心脏病、高血压患者慎用)。

（2）宫腔填塞纱条　用无菌纱布条填塞宫腔局部，24 h后取出纱条，取出前应先肌注宫缩剂。

（3）结扎盆腔血管　经上述处理出血仍不止可行子宫动脉结扎，必要时行髂内动脉结扎。

（4）髂内动脉栓塞　仅适用于产妇生命体征稳定时进行。

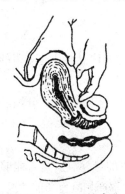 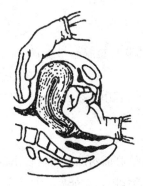

图 12-2　双手按摩法　　　　　　12-3　腹部-阴道双手按摩法

（5）切除子宫　经积极治疗仍无效，出血可能危及产妇生命时，应行子宫次全切除或子宫全切。

2．胎盘因素出血

怀疑有胎盘滞留，应立即做阴道及宫腔检查。若胎盘已剥离应协助胎盘娩出。若胎盘剥离不全或黏连，应人工徒手剥离胎盘。徒手剥离胎盘时发现胎盘与宫壁关系紧密，可能为胎盘植入，应立即停止剥离，考虑行子宫切除术。残留胎盘胎膜组织徒手取出困难时，可行钳刮或刮宫术。胎盘嵌顿在子宫狭窄环以上者，可在静脉全身麻醉下，待子宫狭窄环松解后用手取出胎盘。

3．软产道裂伤出血

及时准确地修补、缝合裂伤可有效地止血。

4．凝血功能障碍所致的出血

除积极止血外，还应注意对因治疗，如血小板减少症、再生障碍性贫血等患者应输新鲜血或成分血等，如发生弥散性血管内凝血（DIC），按 DIC 处理。不同病因引起出血的诊断和处理见表12-1。

表 12-1　不同原因引起产后出血的诊断及处理

原　因	发生时间	出血特点	体　征	处　理
宫缩乏力	胎盘剥离后	血液能凝固，暗红色	子宫软，轮廓不清	按摩子宫；子宫收缩药；宫腔填塞纱条；手术：结扎或栓塞子宫动脉或髂内动脉、切除子宫
胎盘因素	胎盘娩出前后	血液能自凝	胎盘胎膜残留胎盘胎膜剥离不全胎盘滞留、胎盘嵌顿胎盘黏连或植入	钳刮或刮宫术立即取出胎盘立即取出胎盘徒手剥离胎盘或手术切除子宫
软产道裂伤	胎儿娩出后	血液能自凝，血色鲜红	宫颈裂伤多在宫颈两侧，个别裂至子宫下段；阴道、会阴裂伤；宫缩良好	缝合裂伤，不留死腔；软产道血肿：切开引流
凝血功能障碍	在孕前或妊娠期已有出血倾向，胎盘剥离或产道有损伤时	血不凝不易止血	子宫收缩好，娩出胎盘胎膜完整，产道无损伤或无出血	尽快输新鲜全血、凝血因子并发 DIC，按 DIC 处理

二、护理

（一）护理评估

1. 健康史

评估产妇：①有无导致凝血功能障碍的疾病；②有无导致凝血功能障碍的产科并发症；③分娩过程产妇是否精神过度紧张，临产后有无过多使用镇静剂、麻醉剂；④有无产程过长或难产，产妇体力衰竭；⑤分娩过程中是否因子宫收缩过强而引起软产道裂伤；⑥分娩后胎盘剥离情况，娩出的胎盘胎膜是否完整。

2. 身体状况

阴道出血发生的时间，与胎儿胎盘娩出的关系；出血的量、颜色、是否能够凝固；子宫收缩情况（质地、宫高）；是否伴随休克征象。通过实验室检查了解产妇凝血功能情况。

3. 心理社会状况

发生产后出血时，产妇和家属会感到惊恐、不安，把全部希望寄托于医护人员，希望进行紧急救护。

（二）主要护理诊断及医护合作性问题

（1）组织灌注量不足　与阴道大量流血，体内灌注量改变有关。

（2）有感染的危险　与大出血致机体抵抗力下降有关。

（3）恐惧　与出血威胁生命有关。

（4）预感性悲哀　与子宫切除有关。

（三）护理目标

1）组织灌注量得到补充，产妇生命体征平稳。

2）产妇不发生感染。

3）失血状况得到纠正，产妇及家属恐惧感消失，积极配合治疗。

4）产妇及家属坦然接受子宫切除的现实。

（四）护理措施

1. 密切观察病情，及早发现休克征象

（1）注意观察产妇神志　休克早期常表现为异常的兴奋或烦躁不安，后期将出现神情淡漠、反应迟钝、意识模糊甚至昏迷。注意观察面色，定时测量生命体征，胎儿娩出后注意子宫底的高度、子宫轮廓及质地等、观察阴道流血情况，仔细检查胎盘胎膜完整性、软产道有无裂伤。发现异常及时报告医师。

（2）收集并测量阴道流血量　目前临床上目测的阴道流血量常常偏少。较客观地评估出血量的方法有：①容积法：用弯盘或专用的产后接血容器收集血液后用量杯测量失血量。②称重法：分娩后所用敷料重减去分娩前敷料重为失血重量，按血液比重为 1.05 ml＝1 g 可换算出失血量。③面积法：按血液浸湿敷料面积 10 cm×10 cm＝10 ml 计算。

2. 纠正休克

根据出血原因配合医师迅速有效止血,纠正休克。

3. 防治感染

保持外阴清洁,及时更换会阴垫,严格执行无菌操作规程,体温升高者,遵医嘱使用抗生素。

4. 心理护理

产妇发生产后出血后,体质虚弱,缺乏生活自理能力,活动无耐力,抵抗力下降,护理人员应主动关心产妇,尽量满足产妇生理及心理方面的需要,增加其安全感。

5. 出院指导

与产妇及家属一起制定产后康复计划,包括加强营养,食用营养丰富的食物;适当活动,活动量以逐渐增加为宜;观察子宫复旧及恶露情况,及时发现异常;如发现异常应及时到医院就诊。

6. 加强预防

(1)加强围生期保健 做好孕前及孕期保健,对于合并凝血功能障碍、重症肝炎等不宜妊娠的妇女,应治疗后妊娠,若妊娠应及时终止妊娠。积极治疗血液系统疾病及各种妊娠合并症,对有可能发生产后出血的孕妇劝其提前入院。

(2)加强分娩期护理 第一产程密切观察产妇身体状况,消除其紧张情绪,保证充分休息、饮食,防止产程延长;第二产程指导产妇适时正确使用腹压;第三产程注意胎盘、胎膜娩出情况。产后 24 h 内,注意观察产妇阴道出血量及生命体征的变化,发现异常及时报告医师。

(五)护理评价

1)产妇血压、血红蛋白正常,全身状况得到改善。

2)出院时产妇体温正常,白细胞数正常,恶露正常,无感染征象。

3)产妇疲劳感减轻,生活能自理。

第三节 子宫破裂

一、概述

子宫破裂(rupture of uterus)是指在妊娠晚期或分娩期子宫体部或子宫下段发生破裂,是直接威胁母婴生命的产科严重并发症。加强产前检查与提高产科质量可使子宫破裂的发生率明显下降。子宫破裂按发生原因分为自然破裂和损伤性破裂;按破裂程度分为完全性破裂和不完全性破裂;按发生部位分为子宫体部破裂和子宫下段破裂。

(一)病因

1. 梗阻性难产

梗阻性难产是引起子宫破裂最常见的原因。骨盆狭窄、头盆不称、胎位异常(如忽略性肩先露)、胎儿异常(脑积水、联体儿)及软产道阻塞(如阴道横隔)时,胎先露部下降受阻,为克服阻力引起强烈宫缩导致子宫下段过分伸展变薄而发生子宫破裂。

2. 瘢痕子宫

子宫壁原有瘢痕的孕妇,再次妊娠时发生子宫破裂危险性增加。

3.子宫收缩药物使用不当

宫缩剂使用不当,引起子宫收缩过强,可致子宫破裂。高龄、多产或子宫先天发育不良、多次刮宫、有宫腔严重感染史者更易发生子宫破裂。

4.产科手术损伤

多发生于阴道助产手术施术不适当或过于粗暴,对植入性胎盘强行剥离,分娩时施暴力腹部加压,穿颅术、内转胎位术操作不慎等可致子宫破裂。

(二)医疗诊断

1.临床表现

子宫破裂多见于分娩过程中,通常是一个渐进发展的过程。此过程多数可分为两个阶段:先兆子宫破裂和子宫破裂。

(1)先兆子宫破裂 临产后,当胎先露下降受阻时,强有力的子宫收缩使子宫下段逐渐变薄拉长,子宫体部肌肉增厚变短,在子宫体部和子宫下段之间形成明显的环状凹陷,称为病理性缩腹环(图12-4)。此环状凹陷不同于其他环的特点是可逐渐上升达脐平或脐上。子宫呈强直性收缩或痉挛性收缩过强,产妇烦躁不安,呼吸、心率加快,下腹剧痛难忍。胎儿先露部压迫膀胱,使膀胱充血,出现排尿困难及血尿。过频、过强的子宫收缩使胎儿供血受阻,胎心率改变或听不清。病理性缩腹环、下腹部压痛、胎心率异常和血尿是先兆子宫破裂的主要表现。其中最为典型的是病理性缩腹环。

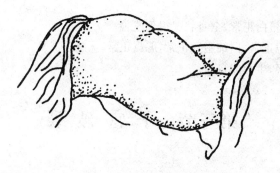

图12-4 病理性缩腹环

(2)子宫破裂

1)不完全性子宫破裂:子宫肌层部分或全部裂开,浆膜层尚未穿破,宫腔与腹腔未相通,胎儿及其附属物仍在宫腔内,称为不完全性子宫破裂。多见于子宫下段剖宫产切口瘢痕裂开。常缺乏先兆子宫破裂的典型症状和体征,仅在不全破裂处有明显压痛。若破裂口累及两侧子宫血管形成阔韧带内血肿,在子宫一侧可触及边界不清、逐渐增大且有压痛的包块。

2)完全性子宫破裂:子宫肌壁全层裂开,宫腔与腹腔相通,称为完全性子宫破裂。子宫破裂常发生于瞬间,产妇突感腹部撕裂样疼痛,子宫收缩骤然停止,腹痛暂时缓解。随着羊水、血液进入腹腔,腹痛又呈持续性加重。同时产妇出现呼吸急迫、面色苍白、脉搏细弱、血压下降等休克征象。体检:全腹压痛、反跳痛,腹壁下可清楚扪及胎体,子宫位于侧方,胎心、胎动消失。阴道检查有鲜血流出,胎先露升高,宫口缩小。子宫体部瘢痕裂开多为完全性,其先兆子宫破裂征象不明显。

2. 辅助检查

(1) 血常规检查 可见血红蛋白值下降、白细胞计数增加,尿常规检查可见有红细胞或肉眼血尿。

(2) B型超声检查 可显示胎儿与子宫的关系,确定子宫破裂的部位。

3. 处理

(1) 先兆子宫破裂 应立即抑制子宫收缩,如肌注哌替啶 100 mg 或静脉全身麻醉,尽快行剖宫产术。

(2) 子宫破裂 宜在输血、输液、吸氧、积极抢救休克的同时尽快行手术。根据破口大小、是否整齐、有无明显感染等情况,可行破口修补术、子宫次全切除或全切除术。

二、护理

(一) 护理评估

1. 健康史

了解产妇既往分娩史、手术史,此次妊娠骨盆测量及胎儿大小、胎儿发育状况等,有无胎位不正、头盆不称;此次分娩过程中是否使用过量的宫缩剂,是否有粗暴的宫内操作。

2. 身体状况

评估产妇宫缩的强度、间歇时间,腹部疼痛的程度和性质,产妇有无排尿困难,有无出现病理性缩腹环,监测胎心、胎动情况,了解有无胎儿宫内窘迫的表现。评估血尿常规及 B 型超声检查的结果。

3. 心理-社会状况

产妇及家属因剧烈腹痛或大出血感到万分焦虑,甚至恐惧,因胎儿死亡或需切除子宫而感到悲哀。

(二) 主要护理诊断及医护合作性问题

(1) 疼痛 与子宫收缩过强、过频及子宫破裂后血液刺激腹膜有关。

(2) 组织灌注量改变 与子宫破裂后大量出血有关。

(3) 预感性悲哀 与子宫破裂需切除子宫及胎儿死亡有关。

(三) 护理目标

1) 产妇子宫收缩过强受到抑制,疼痛减轻。

2) 产妇低血容量得到纠正和控制。

3) 产妇情绪得到调整,悲哀程度减轻。

(四) 护理措施

1. 加强孕期保健

定期产前检查,及时发现胎位异常,及早纠正。有胎位不正、头盆不称、剖宫产史或有子宫手术史者应在预产期前 1～2 周入院待产,监测胎心率和宫缩,有异常及时处理。

2. 严密观察产程进展，防止子宫破裂

严格掌握缩宫素的使用指征，使用过程中要有专人观察。瘢痕子宫、子宫畸形的产妇在进行试产时，需加强观察，试产时间不宜过长，出现异常征象应立即通知医师。

3. 发现先兆子宫破裂的表现

立即报告医师并停用缩宫素和一切操作，测量生命体征，给予氧气吸入，按医嘱抑制宫缩，尽快做好剖宫产的术前准备。

4. 如发生子宫破裂

无论胎儿是否存活，均应在积极抢救休克的同时做好手术准备，对产妇进行抢救；术后遵医嘱及时使用抗生素预防感染。

5. 心理护理

及时告诉产妇及家属相关治疗计划；鼓励产妇及家人表达其焦虑、恐惧与悲伤等情绪；对胎儿死亡者，应帮助产妇及家属度过悲伤期，选择适当的时机向产妇及其家属说明子宫破裂对妊娠产生的影响及下次妊娠的注意事项；帮助产妇和家属调整心态。

6. 健康指导

加强育龄妇女的计划生育宣教，减少多产、高龄产妇，避免多次人流术；在分娩过程中，如人工剥离胎盘困难时，严禁强行剥离；剖宫产术、子宫肌瘤剜除术、子宫修补术后应避孕2年后再怀孕；对于此次胎儿已死亡者，指导并协助产妇退乳。

（五）护理评价

1）产妇的血容量得到及时补充，手术经过顺利。

2）出院时产妇白细胞计数、血红蛋白正常，伤口愈合好且无并发症。

3）出院时产妇情绪较为稳定，饮食、睡眠基本恢复正常。

第四节 羊 水 栓 塞

一、概述

羊水栓塞（amniotic fluid embolism）是指在分娩过程中羊水突然进入母体血循环引起的肺栓塞、休克、DIC、肾功能衰竭等一系列病理改变，是极严重的分娩并发症。近年研究认为，羊水栓塞的核心问题是过敏反应。也可发生在大月份钳刮、引产时。足月妊娠发生羊水栓塞时，产妇病死率高达80％以上，其中有一半死于发病1 h内。

（一）病因

不十分清楚，可能与分娩过程中子宫蜕膜、宫颈管存在破损的血管，当羊膜腔内压力过高时，可将羊水挤入破损的血管引起羊水栓塞有关。因而高龄初产、经产妇、过强宫缩、急产、胎膜早破、前置胎盘、胎膜早剥、子宫破裂、剖宫产等是羊水栓塞的诱发因素。

（二）病理生理

羊水进入母体血液循环（羊水栓塞发生的必要条件），可通过阻塞肺小血管，引起机体的变态反应和凝血机制异常而导致机体发生一系列病理生理变化。

1. 肺动脉高压

形成肺动脉高压可能与下列因素有关：

1）羊水中的有形物质形成小栓子直接栓塞肺小血管。

2）羊水中的有形物质刺激肺组织产生和释放血管活性物质，使肺血管反射性痉挛。

肺动脉高压直接使右心负荷加重，导致急性右心扩张，并出现充血性右心衰竭。肺动脉高压又使左心房回心血量减少，则左心输出量明显减少，引起周围循环衰竭，使血压下降，产生一系列休克症状。

2. 过敏性休克

羊水中有形物质为致敏原，引起Ⅰ型变态反应，导致过敏性休克。一般在羊水栓塞后立即出现血压骤降甚至消失，以后才出现心肺功能衰竭的表现。

3. DIC

妊娠期母血呈高凝状态，羊水中含大量促凝物质可激发外源性凝血系统，使血管内产生大量微血栓，导致DIC。羊水也存在激活纤溶系统的物质，而血液凝固产生的纤维蛋白代谢产物也可激活纤溶系统，使纤溶活动增强以至于发生纤溶亢进。此时因大量凝血物质消耗，血液由高凝状态迅速转变为纤溶状态，最终导致全身性出血及失血性休克。

（三）医疗诊断

1. 临床表现

典型临床表现可分为3个渐进阶段。

（1）心肺功能衰竭和休克

1）一般发生在分娩中第一产程末、第二产程宫缩较强时，也可发生在胎儿娩出后短时间内。

2）产妇突然发生寒战、呛咳、气急、烦躁不安等先兆症状，继而出现呼吸困难、发绀、面色苍白、心率加快、血压下降、抽搐等，出现循环衰竭和休克状态。肺底部听诊可闻及湿啰音。

3）严重者发病急骤，甚至没有先兆症状，仅惊叫一声或打一个哈欠后血压迅速下降甚至消失，产妇于几分钟内死亡。

（2）DIC 产妇渡过第一阶段后常发生难以控制的全身广泛性出血，如大量阴道流血、切口渗血、血尿甚至出现消化道大量出血。产妇可因出血性休克死亡。

（3）急性肾功能衰竭 肾脏缺血可引起肾组织的损伤，羊水栓塞后期产妇出现少尿或无尿和尿毒症的表现。一旦肾实质受损，可致肾功能衰竭。

2. 辅助检查

（1）镜检下腔静脉血 检查有无羊水成分，可作为羊水栓塞确诊的依据。

（2）床旁胸部X线摄片 可见双肺有弥散性点片状浸润影，沿肺门周围分布，伴右心扩大。

（3）床旁心电图 提示右心房、右心室扩大，ST段下降。

（4）凝血因子及凝血功能检查 略。

（5）尸检 可见：①肺水肿、肺泡出血；②心内血可查见羊水中有形物质，肺小动脉或毛细血管中羊水成分栓塞；③子宫或阔韧带血管内可查见羊水有形物质。

（四）治疗原则

解除肺动脉高压，改善低氧血症；抗过敏、抗休克；防治 DIC 和肾功能衰竭；预防感染。

二、护理

（一）护理评估

1. 健康史

了解产妇年龄，评估产妇是否为高龄产妇、有无过期妊娠及急产史；此次有无胎膜早破或人工破膜；是否有前置胎盘、胎盘早剥、剖宫产手术病史；有无宫缩过强或强直性宫缩；缩宫素使用情况等。

2. 身体状况

评估产妇在产程中有无呛咳、气促、呼吸困难、面色苍白、血压下降等休克表现，评估全身出血情况，有无肾功能衰竭表现。

3. 辅助检查

下腔静脉血镜检、床边胸部 X 线平片、床边心电图、DIC 相关实验室检查。

4. 心理-社会状况

产妇在短期内出现严重栓塞症状，家属及产妇对此毫无心理准备，无法接受，感到恐惧甚至愤怒，通常会责备他人，甚至出现过激行为。

（二）主要护理诊断及医护合作性问题

（1）气体交换受损　与肺动脉高压、肺水肿有关。

（2）心输出量减少　与心力衰竭、肺水肿有关。

（3）有胎儿受损的危险　与羊水栓塞，母体循环受阻有关。

（4）潜在并发症　凝血功能障碍。

（5）恐惧　与羊水栓塞可致死亡有关。

（三）护理目标

1）产妇胸闷、呼吸困难症状改善。

2）产妇维持基本生理功能。

3）胎儿及新生儿安全。

4）产妇及家属情绪稳定，积极配合治疗。

（四）护理措施

1. 羊水栓塞的预防措施

1）加强产前检查，注意诱发因素，及时发现前置胎盘、胎盘早剥等并发症并及时处理。

2）密切观察产程进展，合理使用缩宫剂，避免宫缩过强。

3）严格掌握破膜时间，人工破膜宜在宫缩间歇期进行，破口小并注意控制羊水流出的速度。

4）中期妊娠引产者羊膜腔穿刺的次数不宜超过 3 次,钳刮时应尽量在羊水流尽后再进行宫腔操作。

2. 协助医师抢救

（1）吸氧　面罩加压给高浓度氧,或维持正压给氧,必要时行气管切开,保证氧气的供给,减轻肺水肿,改善脑缺氧。

（2）建立静脉通道　迅速建立至少两条静脉通路,同时遵医嘱取血样配血 1 000 ml,查血常规、凝血功能和 3P 试验。

（3）抗过敏　在改善缺氧的同时,尽早使用大剂量肾上腺皮质激素,如地塞米松 20 mg 加入 25％葡萄糖液中静脉推注后,再将 20 mg 加于 5％～10％葡萄糖液中静脉滴注。

（4）缓解肺动脉高压　首选罂粟碱 30～90 mg 加入 25％葡萄糖溶液 20 ml 中静脉推注。在心率慢时,可用阿托品 1 mg 加入 5％葡萄糖液 10 ml 中缓慢静脉推注,每 15～30 min 静脉推注 1 次,直至患者面色潮红、症状缓解为止。心率＞120 次/分慎用。氨茶碱 250 mg 加入 5％葡萄糖溶液 20 ml 中缓慢静推。酚妥拉明 5～10 mg 加于 5％～10％的葡萄糖溶液 250～500 ml 中静脉滴注,速度为 0.3 mg/min。

（5）抗休克　①补充血容量:遵医嘱尽快使用新鲜血和血浆以补充血容量,用低分子右旋糖酐扩容。②升压:如血压仍不回升,可用多巴胺 10～20 mg 加入 5％葡萄糖液 250 ml 中静脉滴注,以 20 d/min 开始,根据血压情况调节滴速。③纠正心衰:用毛花苷 C 0.2～0.4 mg 加入 25％葡萄糖液 20 ml 中静脉推注,必要时 4～6 h 后可重复使用一次。④纠正酸中毒:进行血气分析及血清电解质测定,若有酸中毒可遵医嘱使用 5％碳酸氢钠 250 ml 静脉滴注。

（6）防治 DIC　羊水栓塞发生 10 min 内、高凝阶段应用肝素钠效果最佳。24 h 肝素钠总量应控制在 100 mg 以内,一次用量为 0.5～1 mg/kg。在 DIC 纤溶亢进期可给予抗纤溶药物如氨基己酸 4～6 g 加于 5％葡萄糖液 100 ml 中,15～30 min 内滴完,维持量 1 g/h。

（7）预防肾衰　在抢救过程中注意尿量,当血容量补足后仍少尿,遵医嘱给予 20％甘露醇 250 ml 静脉滴注,滴速 10 ml/min,有心衰者慎用。尿量仍少给予呋塞米 20～40 mg 加于 25％葡萄糖液中静脉缓注。

（8）预防感染　在抢救过程中,根据医嘱选用对肾脏毒性小的广谱抗生素预防感染。

3. 产科护理

原则上应在产妇呼吸循环功能得到明显改善,并已纠正凝血功能后进行。第一产程发病者遵医嘱做好手术准备,第二产程发病者协助行阴道助产结束分娩。

4. 心理护理

向家属讲解羊水栓塞的有关知识,取得家属理解,患者一般情况纠正后,给予安慰、关心,以取得家属和患者的支持和配合。

（五）护理评价

1）处理后,患者胸闷、呼吸困难症状改善。

2）患者血压、尿量正常,阴道出血减少,全身皮肤、黏膜出血停止。

3）胎儿、新生儿无生命危险,患者出院时无并发症。

学生自主、延伸性学习的学习任务

情景病例　患者，女性，28 岁，农民，G_2P_1，因"停经 41^{+2} 周"入院予缩宫素静脉点滴引产，宫口开全后 1 h 产程无进展，评估发现：胎头 S-2，腹部呈葫芦状，子宫上下段交界处可见明显环状凹陷，逐渐上升。产妇烦躁不安，下腹疼痛难忍，排尿困难、血尿、少量阴道流血，听诊胎心率 180 次/分。根据资料分析：

任务要求　1. 考虑该患者的临床诊断是什么。

2. 列出该患者的主要护理诊断及医护合作性问题。

3. 制定护理计划。

（潘爱萍　李　娜）

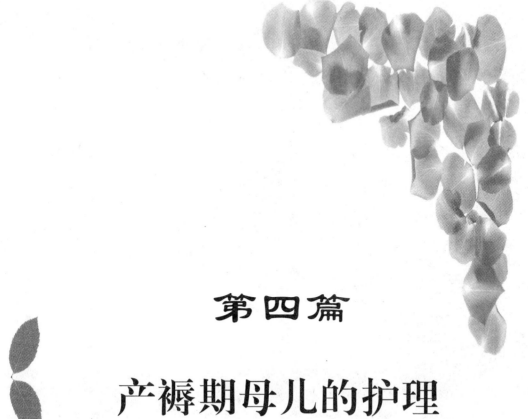

第四篇

产褥期母儿的护理

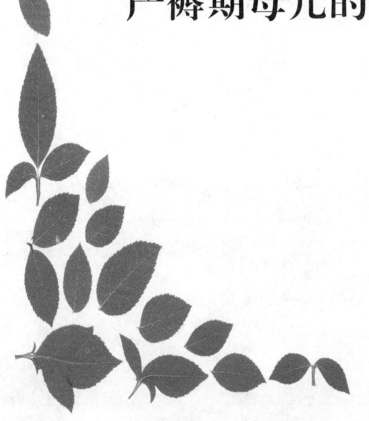

第十三章

正常产褥期产妇的护理

学习目标

> **掌握** 产褥期产妇护理的主要措施。
>
> **熟悉** 产褥期产妇的生理与心理特征;产褥期产妇的护理评估内容。

> **情景案例** 患者,女性,24岁,正常分娩一男婴。产后第3天感觉乳房胀痛剧,阴道排出的恶露量少于月经量,下腹部时有阵发性隐痛,新生儿吸吮时乳头疼痛,新生儿吸吮时间长且啼哭频繁,评估未发现有阳性体征。产妇表现为:不停地走到新生儿床边,跟家人说:"怎么办啊,怎么总是哭?"
>
> **任务要求** 1. 列出主要的护理诊断。
>
> 2. 制定相应的护理措施并实施。
>
> 3. 请对此产妇及家属进行母乳喂养的指导。

从胎盘娩出至产妇全身各器官除乳腺外恢复至妊娠前状态,所需的一段时间称为产褥期,也是产妇恢复身体、开始承担并适应母亲角色的重要时期。一般需6周。这段时间,产妇身体的各个系统特别是生殖系统有较大的生理变化,同时,伴随着新生儿的出生,产妇及家庭面临着巨大的角色变化,经历着心理和社会的适应过程。因此,了解产褥期护理知识对做好产褥期的保健、保证母婴健康、促进家庭和谐发展极为重要。

第一节　母婴同室的设置和管理

国际上已将保护、促进和支持母乳喂养作为妇幼工作的一个重要内容,从1992年开始在世界范围内创建爱婴医院,主要目的是支持母乳喂养,改革不利于母乳喂养的医院制度,在产科实行母婴同室,按需哺乳,打破母婴分离的婴儿室制,实行24h母亲和婴儿在一起,所以,如何做好新生儿的护理是产科最重要的问题。

一、基本设施

房屋环境应舒适、清洁、明亮、安静，温湿度适宜，每一母婴床单位的面积应不少于 6 m²。

（一）室内设备

1）每个母婴床单位应设有产妇床、新生儿床各一张，床头柜 1 个，靠背椅 1 把（方便产妇哺乳）。婴儿床应在产妇床旁，以便产妇随时可以观察新生儿及哺乳。

2）室内有通风、保暖装置，室温应保持在 22～24℃。

（二）病区内设备

1）治疗室。

2）婴儿洗澡室。

3）流动水洗手池及盥洗室。

4）热水供应设备。

5）宣教室或必要的宣教设施，如电视机、录像机、示教实物、宣传画、板报等。

6）厕所及污物间。

7）其他：产科、儿科病房必备医疗、保健、抢救药品及设施。每个医院应设有隔离的母婴同室。

二、管理规定

（一）母婴同室收住对象

1）凡住院分娩（阴道或剖宫产）的产妇及新生儿，除不宜母乳喂养者外，均应收住母婴同室。

2）有严重并发症或合并症，暂不宜母乳喂养，待病情好转后酌情转入母婴同室。

3）高危新生儿的母亲，如儿科无条件提供母婴同室，可继续留住母婴同室。如新生儿，则转入新生儿重症监护病房。有条件的医院应尽量将母亲共同转入儿科母婴同室。

4）母婴同室期间，母亲或新生儿患传染病需隔离时，应将母婴共同进行隔离治疗。

（二）母婴同室责任制护理制度

根据人员和病室内床位情况，护士可主管一定病室或床位的护理工作，称责任制护理。

1）白班者至少提前 5 min 到岗，接班后做晨间护理，整理婴儿床，给婴儿洗澡，教会给产妇学会洗澡。

2）指导母亲掌握正确哺乳体位和含接姿势，协助母亲学会正确挤奶方法等。

3）帮助产妇在产后 1～2 h 内喂奶，注意观察婴儿吸吮情况，大小便次数，做好记录，并随时巡视婴儿表现，发现异常随时报告医生。

4）若发现婴儿哺乳量不足，要宣传鼓励频繁吸吮，协助端正体位及正确含接，指导加强营养及注意休息，也可适当吃下奶药。

5）随时为新生儿换尿布，并为产妇做换尿布示范。

6）随时向产妇及家属继续宣教母乳喂养，常见病防治和科学育儿等知识。

7) 做产褥期观察护理工作。

8) 坚持母婴 24 h 同室,若有医疗处置或洗澡要分开时,也不能超过 1 h,按时给母婴试温,给术后产妇喂饭、喂水等。

9) 给产妇做必要的治疗(如肌注、服药等)。

10) 严格执行探视和消毒隔离制度。预防交叉感染。

(三)母婴同室病房消毒隔离制度

1) 母婴室应设置在新生儿房相近的独立区域,并设置有洗手装置。工作人员进入室内接触婴儿前后应洗手,非工作用品禁止携带入室。

2) 病床每天湿式清扫一次,一床一套;床头柜等物体表面每天擦拭一次,一桌一抹布,用后浸泡消毒、清洗、晾干后备用;有污染的物体表面随时用消毒液擦拭消毒。患者的引流液、体液、血液等液体标本应该用消毒液消毒后排入医院污水处理系统。病房和走廊地面每天湿式拖地 3 次,有污染时用消毒液擦拭消毒。

3) 住院产妇建议使用一次性被褥、拖鞋,产妇哺乳前必须洗手、清洁奶头。哺乳用具一婴一用一灭菌;隔离婴儿用具必须单独使用,实行双灭菌。

4) 婴儿所用的被褥、衣物、尿布(建议使用纸尿裤)和浴巾等物品,必须经过灭菌处理后一婴一用,避免交叉感染。遇有医院感染流行时,必须严格执行分组护理的隔离技术。

5) 严格执行一人、一针、一管、一用、一消毒制度。

6) 室内用品、母婴床、家具等定期清洁消毒。母婴出院后,其床单元、温箱应及时进行清洁消毒。

7) 母婴一方患有感染性疾病时,均应及时与其他正常母婴隔离。产妇在传染病急性期,应暂停哺乳。感染性强的疾病,如脓疱疮、新生儿眼炎、鹅口疮等时应及时隔离。

8) 患有皮肤化脓及其他感染性疾病的工作人员,应暂时停止与婴儿的接触。

9) 严格探视陪住制度。在感染性疾病流行期间,禁止探视。每次探视结束后,母婴室应开窗通风,并进行相应的清洁消毒。

10) 每月必须对母婴室空气、物表、消毒剂以及医护人员的手作一次微生物监测,并保存好检测记录,对不合格的以及接近限值的,必须及时分析原因并积极采取措施,重新监测直到合格。

11) 对有乙肝等传染病的患者,应实行隔离治疗,并在病历夹、床头卡上标明"乙型肝炎"等标志,所用用具、物品、被服单独放置,单独处理。

第二节 产褥期妇女的身心变化

一、生理变化

孕妇为了适应胎儿的发育及为分娩进行准备,生殖器官及全身发生了很大变化,分娩后则通过一系列变化,使生殖器官及全身(除乳房外)又恢复到非孕状态,这种生理变化约需 42 d 才能完成。

(一)生殖系统

1. 子宫

胎盘娩出后的子宫逐渐恢复至未孕状态的过程称子宫复旧(involution of uterus)。主要表现为子宫体复旧和子宫内膜再生。

（1）子宫体复旧　子宫复旧不是肌细胞数目减少，而是肌细胞缩小，表现为肌细胞胞质蛋白质被分解排出，胞质减少。随着肌纤维不断缩复，宫体逐渐缩小，于产后1周子宫缩小至约妊娠12周大小，在耻骨联合上方可扪及。于产后10 d子宫降至骨盆腔内，腹部检查扪不到宫底，直至产后6周，子宫恢复到正常非孕期大小。子宫重量也逐渐减少，分娩结束时约为1 000 g，产后1周时约为500 g，产后2周时约为300 g，直至产后6周为50 g，较非孕期子宫稍大。

（2）子宫颈　胎盘娩出后的宫颈松软、壁薄，形成皱襞，宫颈外口呈环状。于产后1周宫颈恢复外形，宫颈内口于产后7～10 d关闭，产后4周时宫颈完全恢复至正常形态，仅因宫颈外口分娩时发生轻度裂伤，多在宫颈3点及9点处，使初产妇的宫颈外口由产前圆形（未产型），变为产后"一"字形横裂（已产型）。

（3）子宫内膜再生　胎盘分离排出后，胎盘附着面立即缩小为原来一半，导致开放的螺旋动脉和静脉窦压缩变窄，出血逐渐减少直至停止。其后创面表层坏死脱落，随恶露自阴道排出。残存的子宫内膜缓慢修复，约于产后第3周，除胎盘附着部位外，宫腔表面均由新生内膜修复，而胎盘附着部位全部修复需至产后6周。产后随子宫蜕膜（特别是胎盘附着处蜕膜）的脱落，含有血液、坏死蜕膜等组织经阴道排出，称恶露（lochia）。正常恶露分为3种（表13-1）。

表13-1　正常恶露性状

	血性恶露	浆液恶露	白色恶露
持续时间	产后最初3 d	产后4～14 d	产后14 d以后
颜色	红色	淡红色	白色
内容物	大量血液、少量胎膜、坏色组织	少量血液、坏死蜕膜、宫颈黏液、细菌	坏死退化蜕膜、表皮细胞、大量白细胞和细菌等

正常恶露有血腥味，但无臭味，持续4～6周，总量为250～500 ml，个体差异较大。血性恶露约持续3 d，逐渐转为浆液恶露，约2周后变为白色恶露，约持续3周干净。上述变化是子宫出血量逐渐减少的结果。若子宫复旧不全（subinvolution）或宫腔内残留胎盘、多量胎膜或合并感染时，恶露量增多，血性恶露持续时间延长并有臭味。

2. 阴道及外阴

分娩后阴道腔扩大，阴道壁松弛及肌张力低，阴道黏膜皱襞因过度伸展而减少甚至消失。于产褥期阴道腔逐渐缩小，阴道壁肌张力逐渐恢复，约在产后3周重新出现黏膜皱襞，但阴道于产褥期结束时尚不能完全恢复至未孕时的紧张度。分娩后的外阴轻度水肿，于产后2～3 d内自行消退。会阴部若有轻度撕裂或会阴切口缝后，均能在3～5 d内愈合。处女膜在分娩时撕裂形成残缺痕迹称处女膜痕。

3. 盆底组织

盆底肌及其筋膜，因分娩过度扩张使弹性减弱，且常伴有肌纤维部分断裂。若能于产褥期坚持做产后健身操，盆底肌有可能恢复至接近未孕状态，否则极少能恢复原状。若盆底肌及其筋膜发生严重断裂造成骨盆底松弛，加之于产褥期过早参加重体力劳动，可导致阴道壁膨出，甚至子宫脱垂。

（二）乳房

产褥期乳房的变化是妊娠期变化的继续，主要的变化是泌乳。产后2～3 d，乳房增大皮肤紧张，表面静脉扩张、充血，有时可形成硬结并使产妇感到疼痛。如有副乳腺也会肿胀疼痛。由于乳房充血，影响血液及淋巴的回流，可导致局部淋巴结肿大。严重者，乳腺管阻塞，乳汁排出不畅，形成"淤乳"，同时还可有不超过38℃的低热，称为泌乳热。不哺乳者，上述的乳房变化可在产后1周左右恢复正常。

产后乳腺分泌乳汁的神经体液调节复杂：随着胎盘剥离和排出，产妇血中的胎盘生乳素、雌激素，孕激素水平急剧下降，胎盘生乳素在产后6 h内消失，孕激素在几日后下降，雌激素则在产后5～6 d内下降至基线。雌激素有增加垂体催乳激素对乳腺发育的作用，但又有抑制乳汁分泌，对抗垂体催乳激素的作用，产后呈低雌激素、高催乳激素水平，乳汁开始分泌。尽管垂体催乳激素是泌乳的基础，但在以后的乳汁分泌中，很大程度依赖于哺乳时的吸吮刺激。当新生儿在生后半小时内吸吮乳头时，由乳头传来的感觉信号，经传入神经纤维抵达下丘脑，可能通过抑制下丘脑多巴胺及其他催乳激素抑制因子，致使垂体催乳激素呈脉冲式释放，促进乳汁分泌。吸吮动作能反射性地引起神经垂体释放缩宫素，缩宫素使乳腺腺泡周围的肌上皮细胞收缩，增加乳腺管内压喷出乳汁，表明吸吮喷乳是保持乳腺不断分泌的关键。不断排空乳房，也是维持乳汁分泌的一个重要条件。此外，乳汁分泌还与产妇营养、睡眠、情绪及健康状况密切相关。初乳（colostrum）系指产后7 d内分泌的乳汁，因含β-胡萝卜素，呈淡黄色，含有较多有形物质，故质稠。产后3 d内乳房中乳汁尚未充盈以前，每次哺乳可吸出初乳2～20 ml。初乳中含蛋白质较成熟乳多，尤其是分泌型IgA(SIgA)，脂肪及乳糖较成熟乳少，极易消化，是早期新生儿理想的天然食物。产后7～14 d分泌的乳汁为过渡乳，蛋白质含量逐渐减少，脂肪及乳糖含量逐渐增多。产后14 d以后分泌的乳汁为成熟乳，呈白色，蛋白质占2%～3%，脂肪约占4%，糖类占8%～9%，无机盐占0.4%～0.5%，还有维生素等。初乳和成熟乳均含有大量免疫抗体。

（三）血液及循环系统

1. 血容量

妊娠期血容量增加，于产后2～3周恢复至未孕状态。但在产后72 h内，由于子宫的缩复，使大量血液从子宫进入体循环，以及妊娠期过多的组织间液回吸收，使血容量增加15%～25%，此期间心脏负担加重，有心脏病患者容易诱发心力衰竭。循环血量在产后2～6周才逐渐恢复正常。

2. 凝血系统

产褥早期产妇血液处于高凝状态，对防止产后出血是有利的，但产褥期高凝状态和下腔静脉血流缓慢也可成为形成血栓的因素。这种高凝状态需在产后4周才恢复。

3. 血液系统

产后血液中红细胞计数及血红蛋白值逐渐增多，白细胞总数于产褥期仍较高，可达20×10^9/L，中性粒细胞增多，淋巴细胞稍减少，血小板数增多，红细胞沉降率于产后6～12周才能完全恢复。

（四）消化系统

产后由于孕酮水平下降，胃动素水平上升，促使消化功能逐渐恢复。产后胃肠道肌张力和蠕动力以及胃酸分泌需1~2周才能恢复正常。因此,产后数日内产妇仍然食欲欠佳,喜食汤食。此外,由于产后腹壁及盆底肌肉松弛,活动少,故容易发生便秘。

（五）泌尿系统

由于产后子宫复旧及妊娠期潴留的水分进入循环,故在产后1周内血容量明显增加,肾脏利尿作用加强,尿量增多,而妊娠期发生的肾盂及输尿管扩张,约需4周恢复正常。在分娩过程中,膀胱受压致使黏膜水肿,充血及肌张力降低,以及会阴伤口疼痛,不习惯卧床排尿等原因,容易发生尿潴留。

（六）内分泌系统

脑垂体、甲状腺和肾上腺皮质于妊娠期发生的一系列改变,于产褥期逐渐恢复至未孕状态。分娩后,雌激素和孕激素水平急剧下降,至产后1周时已降至未孕时水平。胎盘生乳素于产后6 h已不能测出。垂体催乳激素因人而异,哺乳产妇于产后数日降至60 μg/L,不哺乳产妇则降至20 μg/L。不哺乳产妇通常在产后6~10周月经复潮,平均在产后10周左右恢复排卵。哺乳产妇的月经复潮延迟,有的在哺乳期月经一直不来潮,平均在产后4~6个月恢复排卵。产后较晚恢复月经者,首次月经来潮前多有排卵,故哺乳产妇未见月经来潮却有受孕的可能。

（七）腹壁

妊娠期出现的下腹正中线色素沉着,在产褥期逐渐消退。初产妇紫红色妊娠纹变成银白色妊娠纹。腹壁皮肤受妊娠子宫增大的影响,部分弹力纤维断裂,腹直肌呈不同程度的分离,于产后腹壁明显松弛,腹壁紧张度需在产后6~8周恢复。

（八）生命体征

体温、脉搏、呼吸、血压产后的体温多数在正常范围内。若产程延长致过度疲劳时,体温可在产后最初24 h内略升高,一般不超过38℃。不哺乳者于产后4 d因乳房血管、淋巴管极度充盈也可发热,体温达38.5℃,一般仅持续数小时,最多不超过12 h,体温即下降,不属病态。产后的脉搏略缓慢,每分钟为60~70次,与子宫胎盘循环停止及卧床有关。

二、心理变化

产妇在产褥期的心理状态对其在产褥期的恢复及哺乳都有重要影响。一般来说,产褥期产妇的心理是处于脆弱和不稳定状态,其与产妇在妊娠期的心理状态、对分娩经过的承受能力、环境以及包括对婴儿的抚养、个人及家庭的经济情况等社会因素均有关。分娩后,多数产妇感到心情舒畅,但是,具有内向型性格、保守和固执的产妇,其缺乏信心、依赖、被动,忧郁较为明显。其中部分产妇在产后可进一步发展为产后郁闷、焦虑等,即产后抑郁症。主要表现为以哭泣、忧郁和烦闷为主征的精神障碍。发病原因还不清楚,主要是社会-心理性的,其中夫妻间的关系及个人性格、品质至关重要。所以,心理上的护理,特别是丈夫、家庭的支持和关怀是最重要的。

产褥期妇女的心理状态大致有以下几种:

（1）大多数产妇 在分娩后,初做母亲感到欣慰、自豪,精神过于兴奋,不思睡眠。又因分娩后注意力几乎全部集中到孩子身上,听到孩子的哭声感到心绪不宁,见到了婴儿正常的生理变化

（新生儿黄疸等）感到惶恐。

(2) 手术的产妇　（剖宫产、会阴侧切）担心伤口能否愈合,对身体有无影响。

(3) 产后腹痛　引起的疑虑和恐惧。

(4) 个别女性　受传统观念及家庭影响,重男轻女使产褥妇承受一定的心理压力。

(5) 担心　对婴儿的护理问题不懂、不会。

第三节　产褥期产妇的护理

产褥期母体各系统变化很大,虽属生理范畴,加强产褥期护理,有利于产妇的身心康复。

一、护理评估

(一)病史

阅读产前记录、分娩记录、用药史,特别注意有无传染病、妊娠与分娩中有无异常情况及其处理经过,如产时出血情况、会阴撕裂情况、新生儿 Apgar 评分情况等。

(二)身体评估

1. 一般情况

(1) 体温　产后的体温多数在正常范围内。若产程延长致过度疲劳时,体温可在产后最初 24 h 内略升高,一般不超过 38℃。不哺乳者于产后 3～4 d 因乳房血管、淋巴管极度充盈也可发热,体温达 38.5℃,一般仅持续数小时,最多不超过 12 h,体温即下降,不属病态。

(2) 脉搏　产后的脉搏略缓慢,每分钟为 60～70 次,与子宫胎盘循环停止及卧床休息等因素有关,约于产后 1 周恢复正常。

(3) 呼吸　产后腹压降低,膈肌下降,由妊娠期的胸式呼吸变为胸腹式呼吸,使呼吸深慢,每分钟 14～16 次。

(4) 血压　血压于产褥期平稳,变化不太。妊高征产妇的血压于产后降低明显。

(5) 产后宫缩痛　产后宫缩痛在产褥早期因宫缩引起下腹部阵发性剧烈疼痛称产后宫缩痛。子宫在疼痛时呈强直性收缩,于产后 1～2 d 出现,持续 2～3 d 自然消失,多见于经产妇。哺乳时反射性缩宫素分泌增多使疼痛加重。

(6) 褥汗　产褥早期,皮肤排泄功能旺盛.排出大量汗液,以夜间睡眠和初醒时更明显。于产后 1 周内自行好转。

(7) 口渴、疲劳　表现为口唇干裂、言语无力等。

2. 生殖系统

(1) 子宫　评估前嘱产妇排空膀胱,平卧,双膝稍屈曲,腹部放松,暴露会阴,此过程中应注意保暖及用屏风。评估者手置于产妇耻骨联合上方托住子宫下缘,另一手轻轻按压子宫底。产后当日子宫平脐下或脐下一横指,后每日下降 1～2 cm,至产后 10 d 入盆腔,42 d 恢复至正常大小。

(2) 会阴　产后会阴有轻度水肿,多在产后 2～3 d 消失。若有伤口会有疼痛,但要注意观察伤口有无感染。

（3）恶露　评估时应注意恶露的量、色、味。

3. 乳房

评估乳房外形是否有异常；乳汁的质和量：乳汁分为初乳过渡乳、成熟乳及晚乳，其量及物质的组成是不同的；乳房胀痛及乳头皲裂：产后1～3 h因未能及时排空乳房或未能及时哺乳则出现乳房胀痛。乳头皲裂多见于初产妇。

（三）心理社会评估

1. 评估产妇对分娩的感受　是舒适的或是痛苦的。

2. 评估产妇的自我形象　了解产妇对自己和孩子的感受，如对体形变化的看法等。

3. 评估行为　评估母亲的行为是属于适应性的还是不适应性的。

（四）母乳喂养的评估

1. 生理因素

评估产妇的血压、心率、有无急性传染病、发育营养情况等。评估乳房类型、有无乳房胀痛及乳头皲裂，评估乳汁的质和量。影响母乳喂养的生理因素包括：严重的心脏病、子痫、肝炎发病期、艾滋病；营养不良；失眠或睡眠欠佳；乳头疼痛及损伤、乳头凹陷、乳胀及乳腺炎；使用某些药物。

2. 心理因素

评估产妇妊娠史、分娩史，有无焦虑、压抑的表现；评估产妇的休息情况。影响母乳喂养的心理因素包括：不良的分娩体验；分娩及产后疲劳；会阴或腹部切口的疼痛；自尊紊乱；缺乏信心；焦虑；压抑。

3. 社会因素

评估产妇的支持系统的关心、帮助，了解母亲对母乳喂养的看法；评估产妇的喂养知识和技能，观察其喂养动作，判断是否喂养得当。影响母乳喂养的社会因素包括：得不到支持、工作负担过重、婚姻问题、青少年母亲、单身母亲、多胎、母婴分离、知识缺乏、离家工作。

二、主要护理诊断

（1）疼痛　与会阴切口、产后宫缩痛等因素有关。

（2）尿潴留　与会阴伤口疼痛、不习惯床上小便、分娩时损伤膀胱黏膜等因素有关。

（3）睡眠形态紊乱　与婴儿哭闹，哺乳及照料婴儿有关。

（4）焦虑　与缺乏护理孩子的知识、技能，担心孩子的健康有关。

（5）有感染的危险　与分娩后机体抵抗力下降，子宫胎盘创面及会阴切口等因素有关。

（6）母乳喂养无效　与母亲焦虑、知识缺乏及技能不熟有关。

三、护理目标

1）产妇疼痛缓解和消失。

2）产妇没有便秘及尿潴留。

3）产妇舒适感增加。

4）产妇产后出血和感染不发生或得到及时控制。

5）产妇母乳喂养成功。

6）产妇表现较高的自尊。

7）产妇获得护理自己和孩子的知识和技巧。

四、护理措施

（一）心理调适

产褥期产妇的心理调适通常要经历3期：依赖期、依赖-独立期和独立期。

1. 依赖期（产后1～3 d）

在这一时期产妇的很多需要是通过别人的帮助来实的，如对孩子的关心、喂奶、沐浴等。产妇多表现为用言语来表达对孩子的关心；较多地谈论自己的妊娠和分娩的感受。每一对夫妇可能对分娩都有一个计划，如想阴道分娩、尽量少吃药物等，如果实际的分娩与计划相距甚远，产妇在产后就有一种失落的感觉。较好的妊娠和分娩的经历，满意的产后休息、营养和较早较多的抚触孩子及与孩子间的目视，将帮助产妇较快地进入第二期。在依赖期，医务人员的关心指导丈夫及家人的关心帮助，都是极为重要的。

2. 依赖-独立期（产后3～14 d）

这一期产妇表现出较为独立的行为，改变依赖期中接受特别照顾和关心的状态，她开始尝试学习和练习护理自己的孩子，亲自喂奶而不要帮助。但这一时期产妇也容易生产压抑，可能因为分娩后的产妇感情脆弱及太多的母亲责任感，由新生儿诞生而产生爱的被剥夺感以及痛苦的妊娠和分娩过程、产妇的糖皮质激素和甲状腺素处于低水平等因素造成。由于这一压抑的感情和参与新生儿的护理使得产妇极度疲劳，这种疲劳又可加重压抑。产妇压抑的情感往往不通过语言而通过哭泣，对周围漠不关心，不愿与人交往等等的行为来表达。及时护理和指导帮助并纠正这种压抑，加倍地关心产妇并让其家人也参与其关心，提供婴儿喂养和护理知识；耐心指导并帮助产妇护理和喂养自己的孩子，鼓励产妇表达自己的心情并与其他产妇交流等，均有助于提高产妇的自信心，使产妇能尽快地接纳孩子，接纳自己，减轻压抑，顺利地过渡到独立期。这时母亲能把护理孩子当做自己生活中的一部分，并能解决许多孩子喂养和护理中的问题，可以使产妇从分娩疲劳中尽快恢复。

3. 独立期（产后2周至1个月）

在这一时期，新家庭开始正常运作。产妇和她的家庭逐渐变成一个系统，相互作用从而形成新的生活形态。夫妇两人甚至加上孩子共同分享欢乐和责任，逐渐恢复分娩前的家庭生活包括夫妻生活。此时期，产妇及其丈夫往往会承受许多压力，如兴趣与需要的背离，哺育孩子承担家务及维持夫妻关系中各自角色的扮演等。帮助产妇保持心情愉快、精神放松，提高喂养技能，使其顺利度过产后适应期，从而保证新的家庭需要得以平衡。

注意产妇的情绪变化，抑郁严重者，需及时向医生汇报，服抗抑郁症药物治疗。

针对产褥期妇女的心理特征，关键是在护理工作中要关爱产妇，鼓励产妇要多接触孩子，培养母子亲情，促使产妇家人成为产妇的精神支柱，及时观察到她们的心理需要，给予正确的帮助和引导，使产妇圆满地完成角色转变。

（二）一般护理

1. 休养环境

提供一个舒适、安静的环境，注意室内通风，保持空气清新，实行家庭化病房。夏天，可以将房间内不直接对这产妇和婴儿的窗户打开通风，避免电扇直接吹向产妇，谨防感冒。可用空调保持室内温度（25℃）。冬季注意保暖，每日开窗换气，先将产妇和婴儿送到另一间屋子，然后通风，每次20 min，上、下午各1次。被褥要清洁、松软。

2. 密切观察生命体征

产后24 h内应密切观察血压、脉搏、体温、呼吸的变化。若产妇脉搏加快，应该注意血压、子宫收缩、阴道出血量、会阴或腹部伤口情况，以便及时发现产后出血等病情变化。由于分娩的疲劳，产后24 h内体温略有升高，如≥38℃时应及时通知医生。一般产后应每日测量体温、脉搏、血压、呼吸2次。

3. 营养与饮食

母体在分娩过程中失血过多，需要补充造血的重要物质，如蛋白质和铁等。正常分娩后产妇可进食适量、易消化的半流质食物，例如红糖水、藕粉、蒸蛋羹、蛋花汤等。此后，为满足泌乳活动所消耗的热能及婴儿生长发育的需要，产妇应吃高热量、高蛋白质、高维生素和富含矿物质的食物，多喝汤，注意平衡膳食，避免偏食，食品要多样化，容易消化，少油腻。多食水果、蔬菜，以免造成维生素与膳食纤维的不足。

4. 休息与活动

产后12 h内以卧床休息为主，生命体征平稳后逐渐增加活动量。产后要鼓励产妇早期下床活动，以增进血液循环、促进子宫收缩、恶露排出及会阴伤口的愈合，同时可促进大小便排泄和重体力劳动等。过早负重和疲劳过度会引起腰背和关节酸痛，甚至因盆底肌肉张力恢复欠佳而导致子宫脱垂。

5. 排泄

（1）排尿　产后4～6 h要鼓励产妇及时排尿，以防尿潴留及子宫收缩乏力而发生产后出血，若不能自行排尿，应帮助寻找原因，采取相应措施：①解除产妇对排尿疼痛的顾虑；②坐起排尿，用热水熏洗外阴或温开水冲洗尿道口周围，诱导排尿；③床边加屏风，扶产妇下床或去厕所排尿；④热水袋放置于下腹部，刺激膀胱肌内收缩；⑤强刺激手法，针刺关元、三阴交等穴位；⑥肌注新斯的明；⑦上述处理无效时，予以导尿，必要时留置导尿管1～2 d，注意预防感染。

（2）排便　产妇容易发生便秘，长期便秘影响盆底肌肉的恢复，易发生子宫脱垂，预防的措施：①养成定时排便的习惯；②多吃蔬菜、水果，适量食用含纤维素的食物；③鼓励早期下床活动，产后2～3 d未解大便者，宜给缓泻剂或肥皂水灌肠。

6. 产后宫缩疼痛

严重者，可针刺中极、关元、三阴交、足三里等穴位，用弱刺激手法。也可用山楂100 g，水煎加糖服，或定时服用索米痛片。

（三）子宫复旧及恶露护理

1. 测宫底高度

入休养室时及入休养室后30 min、1 h、2 h各观察1次子宫复旧情况，共4次。每次观察均需按摩子宫使其收缩,测量前先嘱产妇自解小便后,仰卧床上,护理人员用一只手从产妇脐上处逐渐地往下触诊子宫底,测量耻骨联合上缘至宫底的距离。产后子宫收缩呈硬球形,子宫底一般低于脐部居中或偏右侧。如子宫底上升,子宫体变软,可能有宫腔积血,应在腹部按摩刺激子宫收缩,排出血块,以免血液积压影响子宫收缩,导致产后出血。同时更换会阴垫并记录宫底高度及出血量,以后每日应在同一时间手测宫底高度,以了解子宫逐日复旧过程。若子宫复旧不全,恶露增多、色红且持续时间延长时,应及早报告医生,给予子宫收缩剂。若合并感染,恶露有腐臭味且有子宫压痛,应报告医生,给予抗生素控制感染。产后第 1 天子宫底平脐或脐下 1 cm,以后每日下降 1～2 cm,产后 1 周缩小为如孕 12 周大小,仅在耻骨联合上方触及,产后 10 d 左右经腹部检查已触不到子宫底。检查子宫高度的同时应注意子宫及双侧附件有无压痛。产后出院前,护理人员应向产妇讲解有关子宫复旧的过程,指导产妇如何触摸子宫底,以及出血量多时,如何按摩子宫底。

2. 观察恶露

产后的最初 8 h 内,每隔 1 h 检查恶露 1 次,以后每 8 h 观察 1 次。注意其量、颜色和气味的变化。一般在按压子宫底的同时观察恶露情况。观察时,若恶露量多有较大的血块,应注意是否有宫缩乏力或胎盘残留。恶露有臭味提示可能有宫腔感染。

(四)会阴护理

分娩后宫腔内有较大创面,宫颈口松弛,会阴部可能有切口或裂伤,以及恶露的排出,因此必须做好会阴护理,以促进舒适、预防感染。

1)用 1∶5 000 高锰酸钾液或 1∶2 000 新洁尔灭液擦洗会阴,每日 2～3 次,大便后也应及时清洁会阴。平时应尽量保持会阴部清洁及干燥。

2)会阴部有水肿者,可用 50% 硫酸镁液湿热敷,产后 24 h 后可用红外线照射外阴。会阴部有缝线者,应每日检查伤口周围有无红肿、硬结及分泌物。于产后 3～5 d 拆线。若伤口感染,应提前拆线引流或行扩创处理,并定时换药。

(五)乳房护理及母乳喂养指导

应鼓励母乳喂养并正确指导哺乳。评估母乳喂养的适应证和禁忌证,确定产妇能否行母乳喂养。

1. 一般护理指导

(1)饮食 应为高蛋白的平衡饮食,比平时增加蛋白质 15～20 g/d,授乳者增加 25～30 g/d,不需要增加脂肪的摄入量。授乳者每日约需热能 11 723～13 398 J(蛋白质 100 g,钙 200 mg,铁约 18 mg,脂肪 80～100 g)。多吃汤类并摄入一定的纤维素饮食。不宜辛辣刺激性食物。

(2)休息与活动 充分休息、适当活动,与婴儿同步休息,生活规律。保持心情愉快。

2. 指导喂养方法

于产后半小时内开始哺乳,此时乳房内乳量虽少,通过新生儿吸吮动作刺激泌乳。废弃定时哺乳,推荐按需哺乳。生后 24 h 内,每 1～3 h 哺乳一次。生后 2～7 d 内是母体泌乳过程,哺乳次数应频繁些,母体开始泌乳后一昼夜应哺乳 8～12 次。最初哺乳时间只需 3～5 min,以后逐渐延长至 15～20 min。让新生儿吸空一侧乳房后,再吸吮另侧乳房。第一次哺乳前,应将乳房、乳头用温肥皂水及温开水洗净。以后每次哺乳前均用温开水擦洗乳房及乳头,母亲要洗手。哺乳时,母亲及新生儿均应选择最舒适位置，需将乳头和大部分乳晕含在新生儿口中，用一手扶托并挤压乳房，协助乳汁外溢，防止乳房堵住新生儿鼻孔。每次哺乳后，应将新生儿抱起轻拍背部 1～2 min，排出胃内空气以防吐奶。哺乳期以 10 个月至 1 年为宜。乳汁确实不足时，应及时补充按比例稀释的牛奶。哺乳开始后，遇以下情况应分别处理：

（1）乳房胀痛　若发生乳房胀痛，多因乳腺管不通致使乳房形成硬结，可在两次哺乳之间冷敷乳房，以减轻充血；哺乳前热敷乳房使乳腺管通畅，同时自乳房根部向乳头方向挤压整个乳房，并用吸奶器将乳房内乳汁吸尽，使淤积乳汁排出。

（2）乳汁不足　首先要有母乳喂养的决心和信心。通常，开始几天乳汁都不会很多，到 4～5 天以后，乳汁就会大量分泌出来。因此，开始几天千万不要因为乳汁少而灰心丧气，要经常让婴儿吮奶头，以刺激乳腺分泌乳汁；产妇充分摄取营养，要多吃些富于蛋白质和各种营养的食物；要保持精神愉快，不要焦躁，心情焦躁等都会影响乳汁分泌；还要注意休息和睡眠，不要过度疲劳；必要时可用中医有关催奶的方法。

（3）乳头皲裂　初产妇或哺乳方法不当，容易发生乳头皲裂，如皲裂不严重则可继续哺乳。哺乳前将乳头温热敷 3～5 min，挤出少许乳汁，使乳晕变红，以利婴儿含吮乳头和大部分乳晕。哺乳时母亲和新生儿正确的哺乳姿势，先哺损伤轻的一侧乳房，以减轻对另一侧乳房的吸吮力；哺乳中不要强行拉出奶头，要让婴儿吃饱后自动放弃乳头，或用示指轻压婴儿下颌，让婴儿自己张口、温和地中断吸吮。哺乳后挤出少许乳汁涂在乳头和乳晕上，暂暴露或干燥。皲裂严重者应停止哺乳，可挤出或用吸乳器将乳汁吸出后喂给新生儿。

（4）乳腺炎　如果喂养不当，导致乳汁的淤积，有利于细菌的繁殖，可并发乳腺炎，产妇乳房出现红、肿、热、痛等症状，或有结节。发生乳腺炎后，应促进乳汁的排空，进行局部理疗和热敷，同时应用抗生素和中药治疗。

产妇在哺乳期应佩戴大小适宜的乳罩，以支持增大的乳房，减轻不适感。

（六）健康教育及指导

一般来说，产妇的产褥期过程大部分时间是出院后在家度过的，医务人员必须为其提供健康咨询服务，既保证产妇自身健康及母亲角色的正常获得和执行，又保证产妇家庭的和美。

1）不可在产妇的居室内吸烟，有慢性病或感冒的亲友最好不要探视产妇及新生儿，尽量减少亲友探望，以免引起交叉感染。

2）注意个人卫生，产褥期应该像平时一样每天洗漱、刷牙、洗脸、洗脚、梳头，饭前便后洗手，喂奶前洗手。产褥期早期皮肤排泄功能旺盛，排出大量汗液，尤其睡眠和初醒时最明显，这是正常生理现象。出汗多要勤用热水擦身或淋浴，洗发时须注意保暖勿受凉；产后衣着薄厚要适当，勤换衣裤、会阴垫及床单等。注意预防感冒，洗澡应采取淋浴，不要盆浴，以免脏水进入阴道引起感染，用具要清洁，要注意保持外阴部清洁，每日用温开水洗外阴，勤换内裤与卫生垫。大小便后避开伤口，用清洁卫生纸从前向后擦净，注意不要反方向，以免肛门周围细菌逆行造成感染。

3）产后不宜喝茶，因为茶叶中含有鞣酸，它可以与食物中的铁相结合，影响肠道对铁的吸收，从而引起贫血。另外，茶叶中还含有咖啡因，饮用茶水后，使人精神振奋，不易入睡，影响产妇的休息和体力的恢复，同时茶内的咖啡因可通过乳汁进入婴儿体内，容易使婴儿发生肠痉挛和忽然无故啼哭现象，所以产妇产后不宜喝茶。忌辛辣食物及酒类。注意饮食卫生，防止胃肠炎的发生。

4）哺乳期以 10 个月至 1 年为宜。乳汁确实不足时,应及时补充按比例稀释的牛奶。

5）运动和锻炼,产褥期适当运动,进行体育锻炼,有利于促进子宫收缩及恢复,帮助腹部肌肉、盆底肌肉恢复张力,减少或避免腹壁松弛,防止尿失禁、膀胱直肠膨出及子宫脱垂。保持健康的形体,有利于身心健康。产后适当休息,卧床最好侧卧,多翻身,尽量少仰卧。产后 12～24 h可以坐起,并下地做简单的活动。产后 24 h 就可以锻炼,根据自己的身体条件决定运动时间、次数。注意不要过度劳累,包括抬腿运动,仰卧起坐运动,增强腹直肌张力,缩肛运动,锻炼盆底肌肉;产后 10 d 以后还可以做胸膝卧位,预防子宫后倾。如果因阴道助产,会阴伤口过大,或腹部剖宫产,可适当延迟开始锻炼时间。产后健身操:

第一节:仰卧,深吸气,收腹,呼气。

第二节:仰卧,两臂直放于身侧,进行缩肛与放松动作。

第三节:仰卧,两臂直放于身侧,双腿轮流上举与并举,与身体呈直角。

第四节:仰卧,髋与腿放松,分开稍曲,脚底放在床上,尽力抬高臀部与背部。

第五节:仰卧,坐起。

第六节:跪姿,双膝分开,肩肘垂直,双手平放床上,腰部做左右旋转运动。

第七节:跪姿,双手支撑在床上,左右腿交替向背后高举。

以上运动每日做 2～3 次,每次 10 min 左右即可。要循序渐进,根据个人状况调节进度和强度,逐渐增加运动量。整个产褥期坚持锻炼是非常有利的。

6）产后用药:母体服用的大多数药物都可以通过血液循环进入乳汁,影响乳儿。因此,产妇服用药物时,应考虑对婴儿的危害。许多药物哺乳期不能应用。如红霉素可引起乳儿的肝脏损害,出现黄疸;氯霉素可使婴儿出现灰婴综合征;链霉素、卡那霉素可引起听力障碍;四环素可引起乳儿牙齿发黄;磺胺药可引起肝脏和肾脏功能的损害;氯丙嗪和地西泮(安定)也能引起婴儿黄疸;灭滴灵则使婴儿出现厌食、呕吐;利血平使乳儿鼻塞、昏睡。

7）节制生育:一般产褥期间恶露尚未干净时不宜性生活。应在产后 6 周检查完毕,生殖器官已复原的情况下,恢复性生活。性生活时应采取避孕措施,哺乳者禁服用避孕药,以工具避孕为宜。

8）出院护理:产妇出院前护士应认真评估其身体状况,并告知产妇继续保证合理的营养膳食,适当的活动和休息,合理安排家务及婴儿护理,注意个人卫生和会阴部清洁,保持良好的心理状态,尽快适应新的家庭生活。同时告诉产妇正常产后随访的时间,包括产后访视和产后健康检查两部分。

产后访视至少 3 次,了解产褥妇及新生儿健康状况,内容包括了解产褥妇饮食、大小便、恶露及哺乳等情况,检查两侧乳房、会阴伤口、剖宫产腹部伤口等,若发现异常应给予及时指导。

产后 6～8 周应到医院进行一次全面的产后健康检查,内容包括产妇全身及生殖器官恢复的情况,会阴、阴道伤口愈合情况,骨盆底肌肉张力,乳房及泌乳情况。同时测量血压,必要时做血红蛋白及红细胞计数、尿蛋白及尿常规检查。同时对婴儿进行全身检查,了解喂养及发育状况,进行保健咨询。对有并发症的产妇应及时给予治疗处理,有合并内、外科疾患的产妇,应到相应的科室随诊,继续治疗。如有特殊不适,则应提前检查。

五、护理评价

1）产妇产后及时排尿、排便。

2）产妇主诉舒适，没有痛苦表情，用正确方法减轻疼痛，睡眠良好。

3）产妇能正确复述和回复自我护理及孩子护理的知识及技能。

4）产妇在喂养孩子后感到舒适，新生儿体重增加理想。

5）产妇在护士的指导下积极参与自我护理及新生儿护理，并表现出自信和满足。

学生自主、延伸性学习的学习任务

情景病例一 初产妇，从分娩后第 2 天起，持续 3 d 体温在 37.5℃左右，子宫收缩好，无压痛，会阴伤口红肿、疼痛，恶露红色，无臭味，双乳软，无硬结。

1. 评估产妇发热的原因。

2. 实施会阴伤口红肿和疼痛的护理。

3. 全面评估产妇。

情景病例二 经产妇，阴道顺产一正常男婴，目前诉说乳房胀痛，下腹阵发性轻微疼痛。整天睡不好。查乳房胀痛，无红肿，子宫硬，宫底在腹正中，脐下 2 指，阴道出血同月经量。

1. 请列出该产妇现存在的护理诊断。

2. 试为该产妇实施护理措施。

（夏　莉）

第十四章

正常新生儿的护理

学习目标

掌握 新生儿的分类法及各种新生儿的定义;新生儿的外观及生理特点;新生儿的护理要点。

熟悉 正常新生儿的行为特征。

情景案例 某妇幼保健院,医护人员为胎儿大学的学员开讲"正常新生儿的特点和护理"的保健知识课。

任务要求 1. 让学员知道何为"新生儿、围生儿、早产儿、低出生体重儿、巨大儿、高危新生儿"等。

2. 用图像、模型、幻灯片等教具展示新生儿的外观特点和生理特点,解释新生儿常见的几种特殊生理状态。

3. 讲解新生儿的护理要点。

4. 演示新生儿的护理操作。

5. 接受学员的咨询。

第一节 新生儿概述

新生儿(neonate,newborn)系指从脐带结扎到生后 28 d 内的婴儿。新生儿是胎儿的延续,与产科密切相关,因此又是围生医学的一部分。围生期是指产前、产时和产后的一个特定时期,国际上有 4 种定义,目前我国采用自妊娠 28 周(此时胎儿体重约 1 000 g)至生后 7 d 这一定义方法。围生期的婴儿称围生儿,其死亡率和发病率均居于人的一生之首,尤其是生后 24 h 内。

新生儿分类有多种方法,临床上常用的有根据胎龄、出生体重,出生体重和胎龄的关系及出生后周龄等分类方法。

一、根据胎龄分类

胎龄(gestational age,GA)是指从最后一次正常月经第 1 天起至分娩时止,通常以周表示。

1. 足月儿

37 周≤GA＜42 周(260～293 d)的新生儿。

2. 早产儿

GA＜37 周(＜259 天的新生儿)，其中 GA＜28 周者称为极早早产儿或超未成熟儿；34 周≤GA＜37 周(239～259 天)的早产儿称为晚期早产儿。

3. 过期产儿

GA≥42 周(≥294 d)的新生儿。

二、根据出生体重分类

出生体重(birth weight,BW)指出生 1 h 内的体重。

1. 正常出生体重儿

2 500 g≤BW≤4 000 g。

2. 低出生体重儿

BW＜2 500 g,其中 BW＜1 500 g 称极低出生体重儿。BW＜1 000 g 称超低出生体重儿。低出生体重儿中大多是早产儿,也有足月或过期小于胎龄儿。

3. 巨大儿

BW＞4 000 g。

三、根据出生体重和胎龄的关系分类

1. 适于胎龄儿

BW 在同胎龄儿平均出生体重的第 10 至 90 百分位之间的婴儿。

2. 小于胎龄儿

BW 在同胎龄儿平均出生体重的第 10 百分位以下的婴儿;我国习惯将胎龄已足月而体重＜2 500 g 的新生儿称足月小样儿,是小于胎龄儿中最常见的一种。

3. 大于胎龄儿

BW 在同胎龄儿平均出生体重的第 90 百分位以上的婴儿。

四、根据出生后周龄分类

1. 早期新生儿

出生后 1 周以内的新生儿,其发病率和死亡率在整个新生儿期最高,需要加强监护和护理。

2. 晚期新生儿

出生后第 2 周开始至第 4 周末的新生儿。

五、高危新生儿

指已发生或可能发生危重疾病而需要监护的新生儿,因此高危新生儿并不一定都危重,常见于以下情况:

1. 母亲方面

母亲年龄＞40 岁或＜16 岁,母亲有吸烟、吸毒或酗酒史,有糖尿病、慢性心肺疾患,过去有死胎、死产或性传播病史等;孕期有阴道流血、妊娠期高血压疾病、胎膜早破、胎盘早剥、前置胎盘等。

2. 新生儿方面

多胎儿、早产儿、小于胎龄儿、巨大儿和先天畸形以及分娩过程中使用镇静药物、难产、手术产、急产的新生儿等。

第二节　正常新生儿的临床表现

正常新生儿是指 37 周≤胎龄＜42 周，2 500 g≤出生体重≤4 000 g，无任何畸形或疾病，出生后脐带结扎到满 28 d 内的活产婴儿。

一、正常新生儿外观特点

正常足月新生儿体重在 2 500 g 以上（平均 3 000 g），身长 47 cm 以上（平均 50 cm），哭声响亮，肌肉有一定张力，四肢屈曲，头大（达全身比例 1/4），耳壳软骨发育良好，皮肤红润，皮下脂肪丰满，毳毛少，指、趾甲达到或超过指、趾端，乳晕清楚，乳头突起，整个足底有足纹交错分布，男婴睾丸已降至阴囊，女婴大阴唇遮盖小阴唇。

二、正常新生儿生理特点

(一) 呼吸系统

胎儿期肺内充满液体，分娩时由于儿茶酚胺释放使肺液分泌减少，出生时因产道挤压 1/3～1/2 肺液由口鼻排出，其余在建立呼吸后由肺间质内毛细血管和淋巴管吸收。分娩后新生儿在第一次吸气后紧接着啼哭，肺泡张开。呼吸频率较快，安静时约为 40 次/分。

(二) 循环系统

出生后血液循环动力学发生重大变化：①胎盘—脐血循环终止；②肺循环阻力下降，肺血流增加；③卵圆孔、动脉导管功能关闭；④回流至左心房血量明显增多，体循环压力上升。新生儿心率波动范围较大，通常为 90～160 次/分。足月儿血压平均为 70/50 mmHg (9.3/6.7 kPa)。

(三) 消化系统

足月儿出生时吞咽功能已经完善，但食管下部括约肌松弛，胃呈水平位，幽门括约肌较发达，易溢乳甚至呕吐。胎便由胎儿肠道分泌物、胆汁及咽下的羊水等组成，呈糊状，为墨绿色。足月儿在生后 24 h 内排胎便，2～3 d 排完。若生后 24 h 仍不排胎便，应排除肛门闭锁或其他消化道畸形。肝内尿苷二磷酸葡萄糖醛酸基转移酶的量及活力不足，是生理性黄疸的主要原因。

(四) 血液系统

足月儿出生时血容量为 85～100 ml/kg，与脐带结扎时间有关，脐带结扎延迟可从胎盘多获得 35% 的血容量。由于刚出生时入量少、不显性失水等原因，血液浓缩，血红蛋白值上升，生后 24 h 最高(170 g/L)，约于第 1 周末恢复至出生时水平，以后逐渐下降。血红蛋白中胎儿血红蛋白占 70%～80%，5 周后降至 55%，随后逐渐被成人型血红蛋白取代。白细胞数生后第 1 天为 $(15\sim20)\times10^9/L$，3 d 后明显下降，5 d 后接近婴儿值；分类中以中性粒细胞为主，4～6 d 中性粒细胞与淋巴细胞相近，以后淋巴细胞占优势。血小板数与成人相似。

（五）泌尿系统

足月儿出生时肾结构发育已完成，但功能仍不成熟。肾稀释功能虽与成人相似，但其肾小球滤过率低，浓缩功能差，故不能迅速有效地处理过多的水和溶质，易发生水肿。新生儿一般在生后 24 h 内开始排尿，少数在 48 h 内排尿，它的排磷功能较差，因此牛奶喂养儿易致低钙血症。

（六）神经系统

新生儿脑相对大，但脑沟、脑回仍未完全形成。脊髓相对较长，其末端约在 3、4 腰椎下缘，故腰穿时应在第 4、5 腰椎间隙进针。足月儿大脑皮质兴奋性低，睡眠时间长，觉醒时间一昼夜仅为 2～3 h。新生儿期间视、听、味、触、温觉发育良好，但痛觉、嗅觉（除对母乳外）相对较差。出生时已具备拥抱反射、吸吮反射、觅食反射、握持反射等多种暂时性原始反射。

（七）体温调节

新生儿体温调节中枢功能尚不完善，皮下脂肪薄，体表面积相对较大，皮肤表皮角化层差，易散热，寒冷时无寒战反应而靠棕色脂肪化学产热。生后环境温度显著低于宫内温度，如不及时保温，可发生低体温、低氧血症、低血糖和寒冷损伤。不显性失水过多可增加热的消耗，适宜的环境湿度为 50%～60%。环境温度过高、进水少及散热不足，可使体温增高，发生脱水热。

（八）能量及体液代谢

新生儿基础热量消耗为 209 kJ/kg（50 kcal/kg），每日总热量需 418～502 kJ/kg（100～120 kcal/kg）。初生婴儿体内含水量占体重的 70%～80%，出生体重越低、日龄越小、含水量越高，故新生儿需水量因出生体重、胎龄、日龄及临床情况而异。

（九）免疫系统

新生儿非特异性和特异性免疫功能均不成熟。胎儿可从母体通过胎盘获得免疫球蛋白 IgG，因此新生儿对麻疹等传染病有免疫力，不易感染。呼吸道纤毛运动差，胃酸、胆酸少，杀菌力差，同时分泌型 IgA 缺乏，易发生呼吸道和消化道感染；血-脑屏障发育未完善，易患细菌性脑膜炎；免疫球蛋白 IgA 和 IgM 不能通过胎盘，因此易患细菌感染，尤其是革兰阴性杆菌感染。

（十）内分泌系统

婴儿出生时腺垂体已具正常功能，神经垂体功能稍不足；生长激素（hGH）出生时仍维持胚胎中期达到的水平；胎儿血清 T_4、T_3、反 T_3 足月时分别可达 115、600、1 500 ng/L。胎儿血清 TSH 水平到足月时达 10 mU/L，新生儿出生因受寒冷等刺激，下丘脑-垂体-甲状腺系统功能发生剧烈变化，生后血清 TSH 急剧升高，在 30 min 时可升到 70～100 mU/L；在 24 h 内迅速下降，4 d 内降到 5 mU/L 以下。甲状旁腺常有暂时性功能降低。

（十一）常见的几种特殊生理状态

1. 生理性体重下降

出生后 1 周内由于奶量摄入不足、体内水分丢失较多胎粪排出,可出现暂时性体重下降,生后第 3～4 天降至最低点(小于出生体重的 10%),至出生后第 7～10 天恢复到出生体重,称生理性体重下降。

2. 生理性黄疸

参见第十六章第七节。

3. "上皮珠""马牙"和"螳螂嘴"

在口腔上腭中线和齿龈切缘,有黄白色米粒大小的小颗粒,是由上皮细胞堆积或黏液腺分泌物积留形成,分别俗称"上皮珠"和"马牙",均属正常现象,不可挑破,以免发生感染,数周后可自然消退;两侧颊部各有一隆起的脂肪垫,俗称"螳螂嘴",有利于吸吮乳汁。少数初生婴儿在下切齿或其他部位有早熟齿,称新生儿齿,通常不需拔除。

4. 乳腺肿大和假月经

男女新生儿生后 4～7 d 均可发生乳腺增大,如蚕豆或核桃大小,2～3 周消退,切忌挤压,以免感染;部分女婴生后 5～7 d 阴道流出少许血性分泌物,或大量非脓性分泌物,可持续 1 周。上述现象均由于来自母体的雌激素中断所致。

5. 新生儿红斑及粟粒疹

生后 1～2 d,在头部、躯干及四肢常出现大小不等的多形性斑丘疹,称为"新生儿红斑",1～2 d 后自然消失。也可因皮脂腺堆积在鼻尖、鼻翼、颜面部形成小米粒大小黄白色皮疹,称为"新生儿粟粒疹",脱皮后自然消失。

三、正常新生儿的行为特征

1960 年以前,人们都认为新生儿出生伊始,除去吃、睡、哭之外无其他行为能力。但经 Wolf 等人研究,发现新生儿从睡眠到觉醒可分为深睡、浅睡、瞌睡、安静觉醒、活动觉醒和哭 6 个意识状态,每个状态中都有一些特定的行为,并且发现新生儿在视觉、听觉以及嗅、味、触觉方面都具备一定感受的能力,还发现新生儿有手足协调的运动能力和对外界(如母亲)有一定的模仿能力。

（一）视觉

1960 年 Fantz 将新生儿放于暗箱中,通过窥孔观察新生儿对两个图案注视情况,结果人脸图案比杂乱图案更吸引其视线。此外,用红球或人脸在新生儿眼前 20 cm 处移动,可随之注视。这是因为新生儿调节视焦距能力差,只有距眼 19 cm 的物体易看清。这种视焦距调节能力至 4 个月左右达成人水平。34 周早产儿视觉功能和足月儿相似。新生儿在觉醒状态时能注视物体和移动眼睛和头追随物体移动的方向,这是中枢神经系统完整性的最好预示因素之一。除分娩过程中母亲用药,新生儿一时性代谢紊乱,饥饿或过亮等因素外,新生儿不能觉醒或不能引出视觉反应者,预后可能不良。

（二）听觉

胎儿在宫内就可听见母亲体内各种声音、说话声和外面的音乐,生后仍保持记忆。如在新生儿耳旁柔声呼叫或说话,觉醒状态的新生儿会慢慢转过头和眼睛向发声的方向,有时已会用眼睛寻找声源,但声音频率太高,强度过大时,新生儿的头反而转离声源或用哭声表示拒绝这种干扰。

(三)嗅觉、味觉和触觉

新生儿5 d时不用眼看,可以用鼻分辨出两个乳垫中哪个是母亲的,而向这方向转头。生后第一天对不同浓度的糖溶液吸吮的强度和量不同。同时不喜欢咸、酸、苦的味道,并对此作出反应。这说明新生儿出生后不久就有嗅觉和味觉能力。新生儿对触觉也很敏感,在宫内,胎儿周围是温暖的羊水,柔软的胎盘和子宫组织。生后仍然喜欢贴在父母怀里,喜欢轻轻地被抚摸,嘴里能分辨奶头的硬度和形状。如果你用手放在哭着的新生儿的腹部或握住他的双手,可使他平静。这就是新生儿利用触觉得到安慰的表现。

(四)运动

虽然各人种在肌肉力量和张力方面有差别,但运动能力却很相似,都有一些手足协调的运动。这些运动有些带有反射性质,如触手掌会握拳,叩颊部或闻到奶头的气味则张嘴要吃奶或对体位突然变化时出现拥抱反射。另一些则是与外界的相互作用,特别与母亲间互相注视和模仿等。新生儿模仿能力令人吃惊,可随一个熟悉的面孔做张口、噘嘴、吐舌等各种表情动作。对于熟悉的语言可有节奏地按音节屈伸四肢,新生儿安静觉醒状态下,如有人用手指反复接近他的手,可做出要握其手指的反应动作。此外,新生儿哭也是引起成人反应的主要方式,使其要求得到满足。

(五)习惯形成

睡眠状态的新生儿均有对连续光和声反复刺激反应减弱的能力,这说明新生儿具备了对刺激有反应,短期记忆和区别两种不同刺激的功能,可以认为这是一种简单形式的学习。

第三节　正常新生儿的护理

一、护理评估

1. 一般资料
评估分娩方式、胎儿娩出方位和出生体重,有无难产、臀位牵引、肩娩出困难、胎头吸引术或产钳助产以及产程是否延长等。

2. 病情评估
评估生命体征,观察精神状态,评价婴儿有无哭闹不安、大小便异常等症状。

3. 心理状况
由于婴儿性别不同,婴儿家长表现各不相同,对新生儿的出生,家长尚未完全具有心理承受能力。

二、主要护理诊断与医护合作性问题

(1)有体温改变的危险　与新生儿体温调节中枢发育不完善有关。

(2) 有窒息的危险　与新生儿呛奶、呕吐有关。

(3) 有感染的危险　与新生儿免疫功能不足及皮肤黏膜屏障功能差有关。

三、护理目标

1) 神志清楚,心率正常,呼吸平稳,按需哺乳,大小便正常。

2) 婴儿无新生儿黄疸、肺炎等并发症发生,家长了解相关育儿知识。

四、护理措施

(一) 注意保暖

新生儿应安置在阳光充足、空气流通的朝南区域,注意避免对流风及阳光直射新生儿面部,室内最好备有空调和空气净化设备,保持适宜的环境温、湿度。一般情况下,室温维持在22～24℃、相对湿度在55%～65%为宜。

除保持理想室温外,新生儿出生后应立即擦干身体,用温暖的毛毯包裹,以减少辐射、对流及蒸发散热,并应采取婴儿温箱、远红外辐射床、添加包被等不同的保暖措施。

此外,凡接触新生儿的手、仪器、物品等均应预热。护理操作时不要过分暴露新生儿。

(二) 保持呼吸道通畅

在新生儿娩出后、开始呼吸前,应迅速清除口、咽、鼻腔的黏液及羊水,保持呼吸道通畅,以免引起吸入性肺炎或窒息。

保持新生儿于合适的体位,如仰卧时可在肩下放置软垫避免颈部前屈或过度后仰;俯卧时,头侧向一侧,专人看护,防止窒息。

低氧血症时予以吸氧,吸氧流量或浓度应以维持动脉血氧分压 6.7～9.3 kPa(50～70 mmHg)或经皮血氧饱和度 90%～95%为宜。呼吸暂停者可经弹、拍打足底或托背等恢复呼吸。继发性呼吸暂停应病因治疗。

(三) 合理喂养

正常足月儿提倡早哺乳,一般生后 30 min 左右即可让母亲怀抱新生儿让其吸吮,鼓励按需哺乳。提早喂奶可促进母乳分泌,也可预防低血糖发生,有助胎粪较早排出;喂奶后将小儿竖起,轻拍背部,以排出咽下的空气防止溢乳。

无法母乳喂养者先试喂 5%～10%葡萄糖水,如无消化道畸形及吸吮吞咽功能良好者可予以配方乳。人工喂养者,奶具专用并消毒,奶流速以连续滴入为宜。

定时、定磅秤、定地点测量体重,每次测定前均要调节好磅秤零位点,确保测得体重的精确性,为了解新生儿的营养状况提供可靠依据。

(四) 预防感染

严格遵守消毒隔离制度,护理和操作时应注意无菌;工作人员或新生儿如患感染性疾病应立即隔离;接触新生儿前后勤洗手或涂抹消毒液,避免交叉感染。

做好皮肤护理。新生儿出生后,可用消毒植物油拭去褶皱处过多胎脂。体温稳定后,每日可沐浴或淋浴1次，以达到清洁皮肤和促进血液循环的目的，同时检查脐带、皮肤完整性等情况。衣服宜宽大，质软，不用纽扣。每次大便后用温水清洗会阴部及臀部，应选用柔软、吸水性强的尿布。勤换尿布，防止红臀或尿布疹发生。

保持脐部清洁干燥。脐带脱落前应注意脐部纱布有无渗血，保持敷料不被尿液污染；脐带脱落后应注意脐窝有无分泌物及肉芽组织，有黏液者可用碘伏涂抹，并保持干燥；有肉芽组织形成者，可用硝酸银溶液烧灼局部。如有化脓感染，除局部用双氧水或碘酒消毒外，同时酌情应用适当的抗生素治疗。

（五）健康教育

提倡母婴同室和母乳喂养，以促进母婴感情建立。在母婴情况允许下，应早期将新生儿安放在母亲身旁，给予皮肤接触，鼓励早吸吮，促进感情交流，使新生儿得到良好的身心照顾。与家长沟通，宣传喂养、保暖、皮肤护理、预防接种等有关育儿保健知识。

（六）预防接种

1. 卡介苗

生后3 d接种，目前新生儿接种卡介苗有皮上划痕和皮内注射两种方法。皮内接种后2～3周出现红肿硬结，约10 mm×10 mm，中间逐渐形成白色小脓疱，自行穿破后呈溃疡，最后结痂脱落并留下一永久性圆形瘢痕。皮上接种1～2周即出现红肿，3～4周化脓结痂，1～2个月脱落痊愈，并留下一凹陷的划痕瘢痕。早产儿、有皮肤病变或发热等其他疾病者应暂缓接种；对疑有先天性免疫缺陷的新生儿，应绝对禁忌接种卡介苗，以免发生全身感染而危及生命。

2. 乙肝疫苗

生后24 h内、1个月、6个月时应各注射重组酵母乙肝病毒疫苗1次，每次5 μg。母亲为乙肝病毒携带者或乙肝患者，婴儿应于生后6 h内肌注高价乙肝免疫球蛋白（HBIG）100～200 IV，同时换部位注射重组酵母乙肝病毒疫苗10 μg。如母亲为HbeAg和HBV-DNA阳性患者，患儿生后半个月时应再使用相同剂量HBIG一次。

（七）新生儿遗传代谢缺陷及内分泌疾病筛查

遗传代谢缺陷及内分泌疾病是国际上筛查的主要疾病，我国目前开展筛查的疾病为苯丙酮尿症及先天性甲状腺功能减低症。筛查的滤纸端印有直径1 cm圆形圈4个。于生后第3～5天，新生儿足跟取末梢血，针刺使血液自行流出，轻轻用无菌棉球擦去第一滴血，取三滴血置于滤纸片上，避免在同一处重复滴血，血应充分均匀滴入圆圈内并使滤纸正反面浸透，标本应在室温下自然干燥，绝对要避免任何物质污染血标本。标明新生儿姓名、母名及医院名称，标本送至各地区的筛查中心实验室。

听力障碍是另一常见的出生缺陷，在正常新生儿中占1‰～3‰，而NICU的新生儿可达2%～4%。听力筛查方法主要有两种：

1. 耳声发射法

耳声发射是指产生于耳蜗的声能传至中耳，经鼓膜传至外耳道的音频能量，在外耳道被记录，本法操作简便、快速、无创伤性。

2. 听觉脑干诱发电位

新生儿的听觉脑干诱发电位已完全发育,用快速的"咔哒"(click)声放大,在乳突和头皮电极记录由听觉通路传导的电位活动。通过测量电位的波形、潜伏期和幅度,分析脑干的功能和听力有无损害及其程度。本方法操作要比耳声发射法复杂且费时。经筛查未能通过者,应予复查,若复查仍未能通过则应做诊断性检查,确诊者应在其语言发育关键年龄前给助听器,以改善听力,有利于语言发育。

五、护理评价

新生儿是否呼吸平稳,母乳喂养是否得到适当支持;是否发生并发症,家长掌握一定育儿知识。

学生自主、延伸性学习的学习任务

情景病例　孕足月而顺产的新生儿,女,出生 1 min Apgar 评分为 10 分,体重 3 600 g。

任务要求　1. 出生即时的处理。

2. 出生 24 h 内的主要护理措施。

3. 出生第 4 天,其母亲诉"孩子变得又黄又瘦了",你怎么答复和护理?

4. 请为其母亲及家属示范进行新生儿更换尿布、沐浴、抚触、游泳的操作,指导脐部、臀部、眼部、口腔护理,宣教母乳喂养、保暖、预防接种等有关育婴保健知识。

（殷　勇　王金萍）

第十五章

产后并发症妇女的护理

掌握 产褥感染、产褥期抑郁症的护理措施。

熟悉 产褥感染的概念、病因、临床表现及处理原则。

了解 产褥期抑郁症的病因、临床表现。

情景案例 某产妇,26岁,第1胎,产钳助产后第4天,产妇自述发热,下腹微痛。查:T 39℃,双乳微胀,无明显压痛,子宫脐下2指,轻压痛,恶露多而浑浊,有臭味,余无异常发现。

任务要求

1. 首先考虑的疾病是什么? 说出诊断的依据,并解释相关的概念和病因。

2. 列出该患者目前主要存在的护理诊断及医护合作性问题。

3. 在对患者实施护理中,应采取哪些措施?

4. 通过护理,要达到什么目标? 怎么评价?

第一节 产 褥 感 染

一、概述

产褥感染(puerperal infection)是指分娩及产褥期生殖道受病原体侵袭,引起局部或全身的炎性变化。发病率为6%左右。产褥病率(puerperal morbidity)是指分娩结束24 h以后的10 d内,每日用口表测量体温4次,每次间隔4 h,其中有2次≥38℃。产褥病率常由产褥感染引起,但也可由生殖道以外的其他感染如泌尿系感染、上呼吸道感染、急性乳腺炎、血栓静脉炎等原因引起。产褥感染、产科出血、妊娠合并心脏病及严重的妊娠高血压疾病是目前导致孕产妇死亡的四大原因。

(一)病因

1. 诱发因素

女性生殖道对细菌的侵入有一定的防御功能,其对入侵病原体的反应与病原体的种类、数量、毒力及机体的免疫力有关。产褥期妇女在机体免疫力、细菌数量及细菌毒力三者平衡失调时，产褥感染的机会增加。其诱发因素有：产妇孕期营养不良、重度贫血、胎膜早破、产道损伤、产后出血、产科手术操作等。

2. 病原体

正常妇女阴道内寄生大量病原体，包括需氧菌、厌氧菌、真菌、衣原体、支原体。可分为致病微生物和非致病微生物。有些非致病微生物在一定条件下可以致病称为条件致病菌。

3. 感染途径

（1）内源性感染　是由于寄生在阴道内的条件致病菌引起的感染。

（2）外源性感染　由外界的病原体侵入生殖道而引起的感染。病原体通过被污染的衣物、用具、各种手术器械、物品、产妇临产前性生活等途径侵入机体。

（二）医疗诊断

1. 症状

产褥感染的主要症状为发热、腹痛及异常恶露。

2. 体征

依据感染部位而定。会阴、阴道裂伤或会阴侧切切口感染患者，体温可升高，会阴切口充血、红肿，压痛明显，脓性分泌物流出。急性子宫内膜炎、子宫肌炎患者，体温升高，压痛明显，恶露增多呈脓性，子宫增大，复旧不良，压痛明显。急性盆腔结缔组织炎患者，体温升高，脉搏增快，下腹部有压痛、反跳痛及腹肌紧张，宫旁一侧或双侧组织增厚，压痛明显，可触及痛性包块，严重者可形成"冰冻骨盆"。急性盆腔腹膜炎及弥漫性腹膜炎患者，体温常高达39℃，脉搏增快，下腹部有明显压痛、反跳痛、肌紧张，阴道后穹隆饱满，有触痛，宫颈举痛，子宫及双附件区压痛明显。血栓静脉炎患者，严重者体温升高呈弛张热，可出现"股白肿"。

3. 辅助检查

（1）血常规检查　白细胞计数增高，尤其是中性粒细胞升高明显。

（2）尿常规检查　有助于泌尿系统感染的诊断。

（3）B超检查　检查子宫、附件及盆腔组织，有助于了解感染部位及病变情况。

（4）细菌培养及药敏试验　取宫腔分泌物、脓肿穿刺物、切口脓性渗出物等细菌培养，查找病原体，必要时做血培养或厌氧菌培养。

（5）CT、磁共振成像　协助定位诊断盆腔炎性包块、脓肿及深静脉血栓等疾病。

（三）治疗方法

加强产妇营养、改善一般状况、缓解症状；使用抗生素，控制感染。

1. 支持疗法

加强营养，增强全身抵抗力，纠正水、电解质紊乱，必要时可多次输少量新鲜血或血浆。

2. 引流通畅

疑有盆腔脓肿可切开排脓或穿刺引流；若会阴伤口或腹部切口感染，则行切开引流术。

3. 抗生素的应用

先选用广谱抗生素，待细菌培养和药敏试验结果出来后再作调整。中毒症状严重者，短期加用肾上腺糖皮质激素，以提高机体应激能力。

4. 血栓性静脉炎的治疗

可加用肝素,并口服双香豆素等,也可用活血化瘀中药及溶栓类药物。

二、护理

（一）护理评估

1. 健康史

评估产妇的全身营养状况,个人卫生习惯,是否有贫血、营养不良,有无泌尿道、生殖道感染史;本次分娩是否有胎膜早破、产程延长、手术助产、软产道损伤、产后出血等因素。

2. 身体状况

（1）一般状况　注意体温、脉搏是否有改变。

（2）腹部状况　观察腹部是否有过度膨隆及伤口愈合情况,触摸腹部是否有压痛、反跳痛、肌紧张,宫底高度、硬度、有无压痛及疼痛程度。

（3）妇科检查　观察恶露的量、颜色、性状、气味,了解会阴伤口、阴道、宫颈、分泌物情况,宫颈是否有举痛,子宫体、附件区是否有压痛,是否扪及增粗的输卵管或炎性包块。

（4）辅助检查　了解血常规、细菌培养和药敏试验、B型超声、CT、磁共振成像结果。

3. 心理-社会状况

了解产妇的情绪与心理状态。由于持续高热、寒战,使产妇产生焦虑情绪;因新生儿得不到自己的照顾而感到心理沮丧、甚至内疚。

（二）主要护理诊断及医护合作性问题

（1）体温过高　与感染的发生有关。

（2）疼痛　与生殖道局部发生感染有关。

（3）焦虑　与自身疾病及母子分离有关。

（4）母乳喂养中断　与高热、用药的影响有关。

（三）护理目标

1）产妇感染得到控制,体温正常。

2）产妇疼痛减轻至缓解。

3）产妇具备产褥感染的护理知识。

4）产妇保持泌乳功能,新生儿喂养成功。

（四）护理措施

1. 预防措施

加强孕期卫生宣传,临产前2个月避免性生活和盆浴,保持外阴清洁。加强营养,增强体质。及时治疗外阴、阴道炎及宫颈炎等慢性疾病和并发症,避免胎膜早破、滞产、产道损伤与产后出血等诱因。严格无菌操作,正确掌握手术指征,必要时给予抗生素预防感染。

2. 一般护理

1）保持病室空气新鲜;保证产妇充足的休息和睡眠;鼓励产妇多饮水,进高热量、高蛋白、高维生素、易消化的饮食,增强机体的抗病能力。

2)采取半卧位或抬高床头,促进恶露引流,炎症局限,防止感染扩散。

3)指导产妇做好会阴护理,及时更换会阴垫,保持床单位及衣物清洁,促进舒适。

3. 治疗护理

1)做好病情观察与记录,包括生命体征、恶露的颜色、性状与气味,子宫复旧情况,腹部体征及会阴伤口情况。

2)正确执行医嘱,注意抗生素使用间隔时间,维持血液有效浓度。配合做好脓肿引流术、清宫术、后穹隆穿刺术的准备及护理。

3)对患者出现高热、疼痛、呕吐时对症护理,解除或减轻患者的不适。

4)对患下肢血栓性静脉炎者,应卧床休息,抬高患肢,局部保暖,提供必要的生活护理。急性期后,指导产妇逐渐增加活动。

4. 心理护理

解除产妇及家属的疑问,提供母婴接触的机会,鼓励家属及亲友为产妇提供良好的社会支持,为婴儿提供照顾,减轻产妇的焦虑情绪。

5. 健康教育

产后注意休息、增加营养和适当的活动,指导产妇定期复查。注意个人卫生,保持会阴部清洁,禁止盆浴。教会产妇自我观察,如有恶露异常、腹痛、发热等,应及时就诊。指导正确的母乳喂养方法,保持乳腺管畅通,正确护理乳房。

(五)护理评价

1)出院时产妇体温正常、疼痛减轻、舒适感增加。

2)出院时产妇感染症状消失,无并发症发生。

3)产妇能采取预防感染的措施,恢复自我护理能力。

4)母乳喂养恢复正常。

第二节 产褥期抑郁症

一、概述

产褥期抑郁症(postpartum depression)是指分娩后逐渐发病,以抑郁、悲伤、沮丧、哭泣、易激惹、烦躁,甚至有自杀或杀婴倾向等一系列症状为特征的心理障碍,是产褥期精神障碍中较为常见的一种类型。发生率占分娩妇女的5%～25%。通常在产后2周出现症状,主要好发于30岁以上初产妇和多子女及低社会经济阶层的妇女。

(一)病因

目前不十分清楚,认为可能与生物、心理、社会因素的综合作用有关。

1. 生物学因素

在妊娠分娩的过程中,机体内分泌环境发生了很大变化,尤其是产后24 h内,体内激素水平的急剧变化是产后抑郁症发生的生物学基础。目前,对雌激素和孕激素的研究较多,怀孕期间雌激素和孕激素水平逐渐增高到峰值,分娩后雌、孕激素迅速下降,于产后1周降至非孕期水平。

产妇产后抑郁的发生可能与其对体内雌、孕激素急剧下降变化的适应有较大困难有关。此外体内雌、孕激素的不平衡对产后抑郁症的发生均起着一定的作用。

2. 心理因素

妇女在孕期及产后均有心理退化，孕产期各种精神刺激都有可能引起妇女心理异常。孕产妇常见的心理应激有：非计划妊娠、不良孕产史、孕产期并发症、对妊娠与分娩忧虑、恐惧、担心难产和胎婴儿健康、异常分娩、婴儿异常、婴儿性别非所愿，成为母亲角色与哺乳婴儿的焦虑等。当心理冲突未能解决时，有可能导致产后精神疾病的发生。

3. 社会因素

国内外研究表明，婚姻破裂或关系紧张，夫妻分离，亲人丧亡，经济困难，住房拥挤，失业，家庭不和睦，缺乏丈夫或家人的体贴、关心，缺乏周围人的帮助和社会支持等应激性生活事件均可能是产褥期抑郁症发生的重要诱因。

此外，有精神病家族史，特别是有家族抑郁症病史的产妇，产后抑郁症的发病率高。过去有情感性障碍的历史、经前抑郁史等均可引起产后抑郁症。产后抑郁患者再次怀孕分娩时具有较高的复发率。

（二）医疗诊断

须从好发因素、病史、症状、检查及辅助心理测验等方面全面分析。

1. 好发因素

童年遭受苦难，性格内向，文化素质差，孕产期经受生活压力等都是本病的好发因素。

2. 病史

既往胎产次、孕产史、有无经前期综合征、既往有无产后抑郁病史，家族病史，有无与妊娠本身应激有关的事件，如非计划妊娠、孕产期的并发症，孕产期情绪紧张、分娩比想象中困难、新生儿性别非所愿、产后疲劳、照料婴儿困难等。

3. 症状

产妇主要表现为失眠、焦虑、烦躁、伤心流泪呈昼夜变化的趋势且夜间加重。思维受损，主动性降低表现为反应迟钝，处理事件能力低下，不能履行母亲的职责。疲劳但不能安心休息，其中失眠是最显著并令人烦恼的症状。以后随病情发展表现为精神压抑、无助感、沮丧、兴趣减少或完全丧失。悲观失望，对生活缺乏信心，害羞，孤独，对身边人充满敌意和戒心，与丈夫及家人的关系协调障碍。常伴有头痛、头昏、口渴、恶心、食欲不振，呼吸和心率加快，泌乳减少等躯体症状。

4. 检查

做详细全身检查和产科检查及实验室检查，以除外甲状腺功能低下，药源性抑郁及严重器质性疾病等有关的精神异常。

5. 心理测验

心理测验是对个体行为样本定量和标准化的测定，能客观地对其心理状态以及认知过程、情绪、性格、气质等方面进行评估或协助诊断。可使用以下量表进行辅助诊断：

（1）爱丁堡产后抑郁量表　为产后抑郁诊断用的自评量表，具有满意的灵敏度、特异性及总有效率。

（2）艾森克人格问卷　用于了解产妇的性格特征。测评显示产妇性格内向、情绪不稳定、神经质等人格缺陷有助于本病诊断。

（3）事件评定量表 包括生活事件量表和围生育期应激评定量表,可用来测定负性生活事件和与妊娠、分娩本身应激有关的事件造成的心理压力大小,以了解其对身心健康影响的程度,帮助探讨致病的诱因,心理防卫方式,围生育期不利因素和社会支持的影响。

(三) 治疗方法

通常需要心理治疗和药物治疗。

1. 心理治疗 在详细了解患者心理状态及个性特征的基础上,予以解释、疏导及支持。动员家属及社会有关方面共同配合人际心理治疗,帮助患者正确处理生活中难题,改变价值观念,树立生活信心,使患者从超负荷心理压力造成的心理失衡状态中恢复平衡。

2. 药物治疗

根据产妇抑郁程度及是否母乳喂养选择药物。

（1）轻度抑郁但有明显睡眠障碍者 应用地西泮(安定)、利眠宁、奥沙西泮(舒宁)等弱安定剂,主要用于解除焦虑、紧张、稳定情绪及镇静催眠作用。母乳喂养的产妇使用舒宁较为安全。

（2）明显抑郁者 使用三环类抗抑郁药、5-羟色胺再吸收抑制剂,可提高心境、缓解焦虑、增进食欲、改善睡眠等作用。这类药物仅有少量进入乳汁中,可用于哺乳妇女。

二、护理

(一) 护理评估

1. 健康史

评估产妇有无抑郁症、精神病史和家族史;有无重大精神创伤史;本次妊娠期心理状态及分娩情况;婴儿健康状况;婚姻家庭关系及社会支持因素等。

2. 身体状况

评估产妇的情绪变化与心理状态,是否有孤独、焦虑、恐惧感;观察产妇的日常活动和行为,如自我照顾与照顾婴儿的能力;观察母婴之间接触和交流的情况,了解产妇对婴儿的喜恶程度及对分娩的体验与感受;评估产妇的人际交往能力与社会支持系统,了解产妇的夫妻关系及与家庭其他成员的关系。

(二) 主要护理诊断及医护合作性问题

（1）焦虑 与知识不足、家人不关心有关。
（2）个人应对无效 与产妇的抑郁有关。
（3）家庭作用改变 与产妇的抑郁有关。
（4）角色冲突 与产妇缺乏母乳喂养知识及产后体力未恢复有关。
（5）有暴力行为的危险 与产后严重抑郁症有关。

(三) 护理目标

1）产妇情绪稳定,能配合医护人员与家人采取有效应对措施。
2）产妇能进入母亲角色,关心爱护婴儿。

3）产妇生理、心理行为正常。

（四）护理措施

1. 积极预防

做好围婚期保健，减少计划外妊娠。鼓励婚育夫妇参加学习班以获得妊娠、分娩的有关知识，消除对分娩的神秘恐惧感，分娩时开展导乐式陪伴分娩、家庭化分娩，增加产妇的心理支持与安全感。产后实行母婴同室，促进母乳喂养，有助于预防产褥期抑郁症的发生。社会支持是影响妊娠妇女抑郁发生频度的主要因素，通过各种宣传媒介，宣传孕产妇这一特殊阶段的心理特点与围生期心理保健知识，提高孕产妇及家属的认识水平，使孕产妇获得良好的家庭和社会环境，以防产褥期抑郁症的发生。

2. 药物治疗的护理

遵照医嘱给予产妇抗抑郁药物，注意解除母乳喂养产妇的心理顾虑。

3. 心理护理

主动与产妇交谈、接触，倾听产妇诉说心理问题，做好心理疏通工作。促进和帮助产妇适应母亲角色，指导产妇与婴儿进行交流、接触，为婴儿提供照顾，培养产妇的自信心。对于有不良个性的产妇，给予相应的心理指导，减少或避免精神刺激，减轻生活中的应激压力。

4. 发挥社会支持系统的作用

指导家庭成员除在生活上关心体贴产妇外，还要有同情心地倾听和劝导产妇，帮助解决实际问题，使其从心理上树立信心，感觉到自己在社会中及家人心目中的地位。

5. 做好出院指导与家庭随访工作

为产妇提供心理咨询或用药指导。

（五）护理评价

1）产妇住院期间情绪稳定，能配合诊治。

2）产妇与婴儿健康安全。

3）产妇能示范正确护理新生儿的技巧。

学生自主、延伸性学习的任务

情景病例一 患者，女性，32岁，农民，G_1P_1，因产后3 d出现下腹痛伴寒战、高热2 d来院就诊。3 d前患者因足月临产在家请当地卫生员接生，经18 h后阴道分娩一活婴。产后第2日产妇仅出现低热，未予重视，第3日晨产妇出现下腹痛伴寒战、高热，体温达39.5℃，阴道血性恶露，有腥臭味。查体：T 39.6℃，P 100次/分，R 22次/分，BP 100/70 mmHg，双乳房无红肿，宫底脐下1 cm，轮廓清楚，压痛明显，阴道内有较多量的脓血性分泌物且有臭味。血常规：WBC $27×10^9$，中性粒细胞80%，淋巴细胞20%。

任 务 要 求　1. 说出患者的医疗诊断。

2. 做配合医师进一步检查的准备。

3. 列出该患者的主要护理诊断及医护合作性问题。

4. 制定护理计划。

情景病例二　患者,女性,32 岁。于 2 周前因"停经 36^{+5} 周,羊水过少"行剖宫产术产一活女婴,产后未予母乳喂养。4 d 前患者开始出现情绪低落,凡事皆不感兴趣,甚至不愿意亲近孩子,不愿意与家人交流,懒言少语;偶尔自流眼泪,神伤;记忆力和注意力均下降,伴头晕、耳鸣。发病以来,胃纳欠佳,失眠多梦,大小便尚正常。

既 往 史　既往体健;月经婚育史:既往月经规律。

体 　 检　生命体征平稳,神志清楚,精神淡漠,无面色苍白,心肺听诊无异常。腹平软,下腹耻骨上 3 横指处可见一横形新鲜手术瘢痕,甲级愈合。妇科检查及辅助检查:均无异常发现。

心理医生通过与患者家属及患者心理咨询,发现患者整天担心孩子会生病,焦虑自己没能力抚养大孩子,甚至有自杀的念头。但又担心自杀之后孩子的生存问题,于是想带着孩子一同去死。所以,患者强迫自己远离孩子。

任 务 要 求　1. 说出该患者的医疗诊断。

2. 列出预防和护理措施。

(潘爱萍)

第十六章

产科常用手术妇女的护理

▶▶▶ 学习目标 ◀◀◀

掌握 阴道后穹隆穿刺术的护理配合;会阴切开缝合术的操作步骤、护理要点;剖宫产术的术前准备、术后护理、操作过程。

熟悉 腹腔穿刺的目的,术后护理要点;胎头吸引术、产钳术、臀牵引及臀位助产术的用物准备,操作步骤;人工剥离胎盘术的操作过程、术中配合、术后护理。

情景案例 某女士,28岁,主诉停经50 d后,右下腹隐痛2 d,今晨起床时突然右下腹剧痛来就诊,检查:BP 60/40 mmHg,面色苍白,右下腹压痛明显,叩诊移动性浊音(+),妇科检查:子宫稍大,稍软,右附件区触及有压痛包块,阴道后穹隆稍饱满,有明显触痛。实验室检查:Hb 76 g/L。

任务要求 1. 评估本病例最可能的医疗诊断及需要配合医师做的诊查技术。

2. 实施术前、术中、术后的护理。

情景病例二 产妇,24岁,G_1P_0,孕39周,临产12 h,宫口开全,胎心率170次/分。医生决定行会阴侧切、产钳助产。

任务要求 1. 立即准备手术用物。

2. 实施术前、术中、术后的护理。

情景病例三 某孕妇,27岁。停经36周,孕产史为:G_3P_1。曾经早产一男婴,出生后2周夭折。因夜间突发阴道流血2 h,无腹痛急诊收入院。入院检查:BP 90/60 mmHg,P 110次/分,R 20次/分,T 37.4℃,血红蛋白80 g/L。腹部检查:胎心率162次/分,阴道外口见鲜红色血液,量多。B超提示胎盘位于子宫右壁并覆盖宫颈口。孕妇和家属十分焦虑、害怕。

第一节　阴道后穹隆穿刺术

【适应证】

协助诊断或治疗异位妊娠、卵巢黄体破裂、盆腔脓肿等。

【用物准备】

卵圆钳 1 把、窥阴器 1 个、宫颈钳 1 把、10 ml 注射器 1 具、18 号穿刺针头 1 个、消毒用物 1 套、清毒孔巾 1 块、干纱布、棉球及碘伏棉球若干、标本瓶 1 个、检查床(图 16-1)。

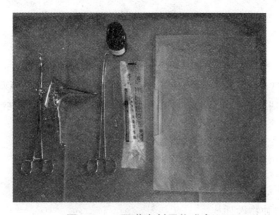

图 16-1　阴道穿刺用物准备

【患者准备】

患者自解小便或导尿后取膀胱截石位,常规消毒外阴、阴道,铺孔巾。

【操作步骤】

1) 用窥阴器暴露宫颈和阴道穹隆。

2) 宫颈钳夹持宫颈后唇,向前上方牵拉,充分暴露后穹隆。用碘伏棉球再次消毒后穹隆部,干棉球擦干。

3) 10 ml 注射器接上 18 号穿刺针头,检查针头无堵塞,在后穹隆中央,距宫颈、阴道交界下约 1 cm 处平行进针 2~3 cm,当穿过阴道壁失去阻力感时抽吸注射器。穿刺部位在后穹隆正中,方向宜与子宫颈平行,不可偏离方向避免误刺入直肠,子宫后位时勿刺到宫体(图 16-2)。

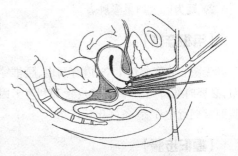

图 16-2　阴道后穹隆穿刺术

4）抽出液体后拔出针头，将抽出液先肉眼观察性状，再送检或培养。穿刺抽出暗红色不凝固的血液，即可确诊为腹腔内出血。若穿刺时误入静脉，则血色较鲜红，滴在纱布上有一圈红晕，放置 10 min 即可凝结。

5）拔出针头后观察有无渗血，若有渗血可用无菌纱布填塞压迫止血后，取出宫颈钳和窥阴器。

【护理要点】

（1）术前护理　给患者介绍后穹隆穿刺的用途、方法、对诊断疾病的意义，鼓励患者合作，减轻心理压力。

（2）术中配合　为医生提供所需物品，严密观察病情变化，有无面色苍白、血压下降及剧烈腹痛等，做好记录。

（3）术后护理　安置患者休息，观察患者情况，有无脏器损伤、内出血等异常症状。嘱患者术后注意外阴、阴道清洁。

第二节　经腹壁腹腔穿刺术

经腹壁腹腔穿刺术（abdominal paracentesis）是指在无菌条件下用穿刺针经腹壁进入腹腔抽取腹腔及盆腔积液行实验室检查、细菌培养及脱落细胞学检查，以明确积液性质或查找肿瘤细胞。

【适应证】

1）协助诊断腹腔积液性质，如异位妊娠。

2）鉴别贴近腹壁的肿物性质。

3）腹水过多时穿刺放出部分腹水，暂时缓解呼吸困难症状。

4）注入抗癌药物进行腹腔化疗。

5）气腹造影时，穿刺注入二氧化碳，X 线摄片，盆腔器官能够清晰显影。

【禁忌证】

1）疑有腹腔内严重黏连，特别是晚期卵巢癌盆腹腔广泛转移致肠梗阻者。

2）疑为巨大卵巢囊肿者。

【用物准备】

无菌腹腔穿刺包 1 个，内有洞巾、腰椎穿刺针或长穿刺针 1 个、20 ml 注射器、小圆碗 1 个、纱布，必要时准备无菌导管、橡皮管和利多卡因注射液。腹腔穿刺需抽腹水者，应备引流袋和腹带。腹腔穿刺行化疗者，备好化疗药物。

【操作步骤】

1）经腹 B 型超声引导穿刺，需膀胱充盈；经阴道 B 型超声引导穿刺，需排空膀胱。

2）术前选好体位和穿刺点。腹腔积液量较多或拟行囊内穿刺,应取仰卧位;积液量较少时,取半卧位或侧卧位。穿刺点通常选择在脐与左髂前上棘连线中外 1/3 交界处,囊内穿刺点应在囊性感明显部位。选好穿刺点,消毒穿刺皮肤区后铺洞巾。

3）穿刺通常不需麻醉,精神过于紧张者,0.5％利多卡因行局麻直达腹膜。

4）腰椎穿刺针在选定的穿刺点垂直刺入,针头有阻力消失感时证明穿透腹膜,停止再进入,避免刺伤血管及肠管。拔出针芯,见有液体流出,随即连接 20 ml 注射器或引流袋,按需要量抽取液体或注入药物。

拟放腹水者,针头必须固定好,放腹水速度应缓慢,每小时不应超过 1 000 ml,一次放腹水不应超过 4 000 ml,以免腹压骤减,导致患者出现休克征象。

5）操作结束,拔出穿刺针,局部再次消毒,覆盖无菌纱布,压迫片刻后,用胶布固定。因气腹造影而行穿刺者,X 线摄片完毕需将气体排出。

【护理要点】

1）术前向患者讲解经腹壁腹腔穿刺的目的和操作过程,减轻其心理压力。

2）术中严密观察患者的生命体征,注意引流管是否通畅,记录腹水性质及出现的不良反应。若出现休克征象,应立即停止放腹水。

3）术后应紧束腹带。

4）抽出的液体应标记后及时送检,脓性液体应做细菌培养和药物敏感试验。

5）术后患者需卧床休息 8～12 h,遵医嘱给予抗生素预防感染。

第三节　会阴切开缝合术

常用的方式有会阴侧切开和会阴正中切开两种术式。

【目的】

为了避免因会阴条件不良所造成的分娩阻滞或会阴损伤。

【适应证】

1）初产妇及需产钳助产、胎头吸引或臀位助产者。

2）需缩短第二产程者,如妊娠期高血压疾病、妊娠合并心脏病、胎儿宫内窘迫等。

3）第二产程延长者,如宫缩乏力、会阴坚韧等。

4）预防早产儿因会阴阻力引起的颅内出血。

【用物准备】

会阴切开包内有:剪刀 1 把、20 ml 注射器 1 支、长穿刺针头 1 个、弯止血钳 4 把、巾钳 4 把、持针器 1 把、圆针 1～2 个、三角针 1～2 个、治疗巾 4 块、纱布 10 块、1 号丝线 1 团、0 号肠线 1 支或 2/0 可吸收线 1 根、0.5％普鲁卡因 20 ml(图 16－3)。

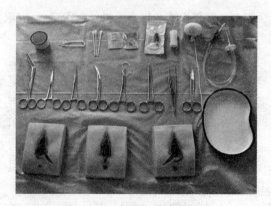

图 16-3　会阴切开缝合用物

【患者准备】

产妇取仰卧屈膝位或膀胱截石位,外阴常规消毒、铺巾。

【操作步骤】

(一) 会阴侧斜切开缝合术

1. 局部浸润麻醉

普鲁卡因过敏试验阴性者用 0.5%～1% 普鲁卡因行局部皮下浸润麻醉或阴部神经阻滞麻醉(图 16-4)。

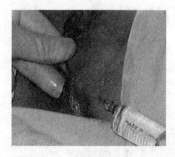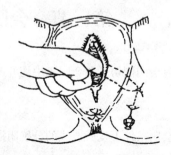

图 16-4　局部麻醉

2. 切开

术者左手示、中两指伸入阴道内置于胎先露前方,撑起左侧阴道壁,以保护胎儿并示切口位置,右手持侧切剪放入,与会阴后联合中线左侧成 45° 角,会阴高度膨隆时可为 60° 角,宫缩时一次全层剪开会阴(皮肤、皮下组织、肌层和阴道黏膜)。切口一般长 4～5 cm。出血处立即用纱布压迫止血,小动脉出血时应予结扎。

3. 缝合

待胎儿胎盘娩出后进行缝合。阴道内放入一带尾纱布卷,使侧切伤口视野清晰。

(1) 缝合阴道黏膜:用左手中、示指撑开阴道壁,自切口顶端上方 0.5～1 cm 开始,用中号圆针及 0 或 1 号铬制肠线间断或连续缝合阴道黏膜至处女膜外缘。

(2) 缝合肌层和皮下组织:用同样针线间断缝合肌层和皮下组织(图 16-5)。

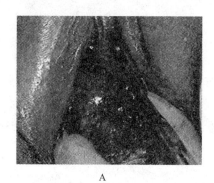
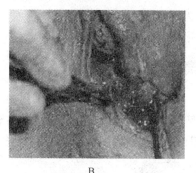

图 16-5　缝合阴道黏膜、肌层

注　A. 缝合阴道黏膜;B. 缝合肌层。

(3) 缝合皮肤:用三棱针及 1 号丝线间断缝合皮肤或用 3/0 可吸收性肠线间断皮内缝合法缝合皮肤(此法可不拆线),整理对合切缘表皮。

缝合时应注意勿留死腔,层次清楚,切口对合整齐,以恢复正常解剖关系。缝线不可过紧,以免组织水肿,缝线嵌入组织内。

4. 缝合后处理

缝合完毕取出阴道内纱布卷。常规肛门检查,了解有无缝线穿透直肠黏膜,如有,应立即拆除重新缝合。术后记录皮肤缝合针数(图 16-6)。

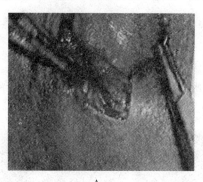
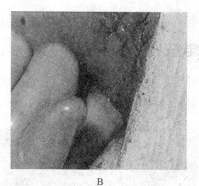

图 16-6　缝合皮肤、肛门检查

注　A. 缝合皮下组织;B. 缝毕常规肛门检查。

(二) 会阴正中切开缝合术

1. 局部浸润麻醉

略。

2. 切开会阴

沿会阴后联合的中央向肛门方向垂直切开,长 2.5～3 cm,注意不要伤及肛门括约肌。

3. 缝合会阴

待胎儿胎盘娩出后逐层缝合切口。阴道内放入一带尾纱布卷,用圆针和及 0 号铬制肠线间断缝合阴道黏膜;必要时可置手指于肛门内作为引导。也可将肌肉和皮下组织并一层间断缝合;用三棱针及 1 号丝线间断缝合皮肤,整理对合切缘表皮。

4. 缝合后处理

同会阴侧斜切开缝合术。

【护理要点】

1. 术前护理

向产妇解释会阴切开的目的，消除产妇的恐惧心理，以取得产妇的配合。严密观察产程进展，指导产妇正确屏气用力，做好术前各项准备。

2. 术中配合

协助暴露手术切口，调节手术部位照明，保证术者操作时的物品供应。

3. 术后护理

指导产妇取健侧卧位休息；2 次/天擦洗外阴，便后也应及时擦洗，垫消毒会阴垫，保持外阴伤口清洁；注意观察伤口有无红、肿、痛、硬结或针眼渗出脓性分泌物等异常情况；伤口一般 3～5 d 拆线，记录拆线情况。

第四节　胎头吸引术

【适应证】

需要缩短第二产程者；持续性枕横位或枕后位须作助产者；有剖宫产史或子宫壁有瘢痕者。

【用物准备】

胎头吸引器 1 个、50 ml 注射器 1 副、止血钳 1 把，导尿包 1 个、消毒石蜡油、新生儿急救物品等。其他用物同会阴切开缝合术（图 16－7）。

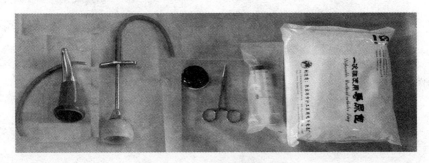

图 16－7　胎头吸引用物准备

【患者准备】

产妇取仰卧屈膝位或膀胱截石位，外阴常规消毒铺巾、导尿排空膀胱。

【操作步骤】

1. 阴道检查

以明确是否符合手术条件：活胎，顶先露；头盆相称；胎头双顶径已达坐骨棘水平以下；宫口开全,且胎膜已破。

2. 会阴切开

初产妇或经产妇会阴较紧张者,行会阴侧斜切开术。

3. 放置胎头吸引器

将吸引器开口端涂以石蜡油,用纱布擦去胎头的黏液。左手指撑开阴道壁,右手持吸引器沿阴道后壁进入,使吸引器开口端全部滑入阴道内并与胎头贴紧。

4. 检查调整胎头吸引器

以手指沿吸引器检查一周,了解有无阴道壁及宫颈组织夹于吸引器及胎头之间,如有应将其推开。调整吸引器的横柄,使之与胎头矢状缝的方向垂直。

5. 抽吸空气形成负压

将吸引器稍用力推压使其紧贴胎头,配合者用 50 ml 注射器接好吸引器橡皮管进行抽气,每次抽气后需用血管钳夹住橡皮管以防漏气。分次缓慢地抽出空气 150～180 ml,用血管钳夹住橡皮管,取下注射器,等候 2～3 min,使胎头在负压下形成产瘤。

6. 牵引

先行试牵,若无滑脱或漏气现象,即可配合宫缩及腹压同步进行,同时注意保护好会阴。当胎头为枕横位或枕后位时,可按分娩机制边旋转边牵引。

7. 取下吸引器

当牵引至胎头双顶径娩出后,即可松开橡皮管上的血管钳,解除负压,取下吸引器。此后,胎肩、胎身娩出同自然分娩(图 16-8)。

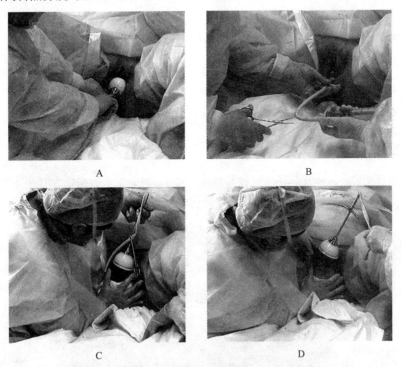

A

B

C

D

图 16-8　胎头吸引操作步骤

注　A. 放置胎头吸引器;B. 抽吸空气形成负压;C. 牵引;D. 解除负压。

【注意事项】

1) 牵引时间不宜过长,以免影响胎儿,一般以 20 min 内结束分娩为宜。

2) 牵引时用力要均匀,切忌左右不可摇晃。

3) 如因阻力过大或负压不足发生吸引器滑脱或有漏气,可重新放置,滑脱 2 次者,须改用产钳术。

4) 术后仔细检查软产道,如有裂伤,立即缝合。

5) 新生儿如有头皮损伤、血肿、颅内出血等应及时处理。

【护理要点】

1. 产妇护理

1) 知情宣教,向产妇及家属讲解胎头吸引的目的、方法,取得产妇的配合。

2) 吸引器的压力要适当,胎头娩出阴道口时,应立即协助助产人员放松负压以便取下吸引器。

3) 术后配合医师认真检查软产道,缝合撕裂伤。

2. 新生儿护理

1) 观察新生儿头皮产瘤位置、大小及有无头皮血肿、颅内出血、头皮损伤的发生,以便及时处理。

2) 观察新生儿有无异常,作好新生儿抢救的准备工作。

3) 新生儿 24 h 内避免搬动,3 d 以内禁止洗头。

第五节　产　钳　术

【适应证】

胎头吸引术失败者;臀位分娩后出胎头困难者;面先露娩出困难者;其余同胎头吸引术。

【用物准备】

高压灭菌产钳(图 16-9)、导尿管(包)、消毒石蜡油、新生儿急救用物。其他用物准备同会阴切开缝合术。

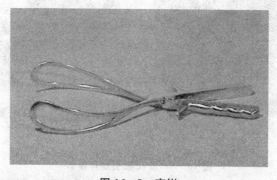

图 16-9　产钳

【患者准备】

产妇取仰卧屈膝位或膀胱截石位。外阴常规消毒铺巾、导尿排空膀胱。

【操作步骤】

1）阴道检查、会阴切开同胎头吸引术。

2）徒手旋转胎头,使其矢状缝与骨盆出口前后径相一致。

3）放置左叶产钳。将钳匙涂以石蜡油。术者左手以执笔式握持左钳柄,使钳叶垂直,凹面朝前,右手四指并拢伸入阴道左侧壁与胎头之间,触及胎耳。将左钳叶沿右手掌与胎头之间插入,同时将钳柄下移,将钳叶置于胎头左侧。术者右手自阴道内撤出,由助手扶持固定其位置。

4）放置右叶产钳:术者右手握持右钳柄,左手四指并拢伸入阴道右侧壁与胎头之间,以同法放置右叶产钳(图16-10)。

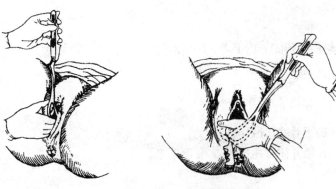

图 16-10　放置产钳

注　A. 放置左叶产钳;B. 放置右叶产钳。

5）扣合钳锁:右叶在上,左叶在下,两钳叶平行交叉,扣合钳锁,钳柄对合。

6）检查产钳放置情况:术者手再次伸入阴道,检查胎头矢状缝是否居中,钳叶与胎头之间是否夹有宫颈组织或脐带。

7）牵引:术者手握钳柄,配合宫缩,用臂力沿产轴方向进行缓慢牵引,先向后下渐转为平牵。当胎头着冠时,逐渐将钳柄向前上方牵引,使胎头逐渐仰伸娩出。牵引中助手注意保护会阴。

8）取下产钳:当胎头额部被牵出后即可取下产钳。先松开钳锁,然后依放置产钳时的相反顺序,先取下右叶,后取左叶。按正常分娩机制协助胎体娩出。

【护理要点】

1）备好产钳助产术所需的物品,新生儿抢救用物及药品。

2）严密观察宫缩及胎心变化,必要时给孕妇吸氧及补充能量。

3）知情宣教,取得孕妇及家属的同意和配合,提供产程进展信息,给予心理安慰,减轻其紧张情绪。

4）产程长的孕妇,双腿因架于腿架上会出现麻木感或肌痉挛,应协助其伸展下肢,适时作局部按摩。指导孕妇配合宫缩正确使用腹压。

5）臀位后出头困难者在产钳助产时,护理人员应协助按压产妇耻骨上方胎头使其俯屈,以利娩出。

6）协助医师产后常规检查软产道,观察子宫收缩、阴道流血及排尿情况。

7）新生儿护理同胎头吸引术。

第六节 臀位分娩助产手术

臀位经阴道分娩有三方式:①自然分娩。胎儿完全自然娩出,不做任何牵引,多见于经产妇、胎儿不大、产力良好、产道正常者。②臀位助产术。胎臀自然娩出至脐部,胎肩及胎头由助产者协助娩出。③臀位牵引术。胎儿全部由助产者牵引娩出。可分为完全臀位牵引术与部分臀位牵引术。由助产者将胎儿全部牵出者称完全臀位牵引术。胎儿已自然娩出到脐部,仅由助产者协助牵出肩、上肢及头部者称部分臀位牵引术。

【适应证】

1）臀位,胎儿体重在 3 500 g 以下者。

2）臀位,宫口已开全,胎儿存活者。

【禁忌证】

1）骨盆异常,如扁平骨盆,骨盆畸形等。

2）胎儿过大,估计胎儿体重超过 3 500 g 以上者。

3）宫口未开全者。

【用物准备】

1）产包内有弯盘 2 个、血管钳 2 把、巾钳 4 把、组织镊 1 把、持针器 1 把、缝合针 2 个。侧切剪刀 1 把、双层大包布 1 块、臀单 1 块、手术衣 2 件、腿套 2 条、治疗巾 4 块、脐带卷 1 个。

2）新生儿抢救用物:负压吸引器 1 台、一次性吸痰管 1 根、供氧设备、吸氧面罩 1 个、抢救药品及新生儿保暖用品。

【术前准备】

1）排空膀胱,产妇取膀胱截石位。常规消毒、铺巾。

2）阴道检查,了解产道情况及胎方位,先露的高低及宫口是否开全。

3）会阴较紧的产妇,需作会阴侧切。

【操作步骤】

1. 臀牵引术

（1）下肢及臀部娩出

1）全臀先露时,胎臀娩出后,用治疗巾包裹胎臀,如骶后位,将胎背转向母体前方,继续向下牵引使胎儿双肩径通过骨盆入口横径或斜径。牵引时术者双手拇指放于胎儿骶部,其余四指握住胎儿髋部,向下牵引躯干,牵引时保持胎儿背部向上,至胎儿肋缘、肩胛相继露出。握髋时,切勿挤压胎腹,以免损伤胎儿腹腔器官。

2)单臀先露时,当臀部位置较低时,术者用双手示指钩住胎儿双侧腹股沟牵引,使胎臀部下降,下肢随胎臀逐渐娩出。

(2)牵出胎肩及下肢　当胎儿肩胛骨开始显露后,继续向下牵引的同时将胎背转向母体侧方,骶右前位时胎背转向右侧,骶左前位时胎背转向左侧,使胎儿双肩径通过骨盆出口前后径。

(3)牵出胎肩及上肢

1)旋转胎体法(以骶右前为例):术者双手握住胎儿髋部,将胎背向逆时针的方向旋转,同时向下牵引,使胎儿前肩自耻骨弓下娩出。再将胎体向顺时针方向旋转,将另一肩及上肢娩出。

2)滑脱法:术者左手握住胎儿双足,右手示、中指伸入阴道,钩住胎儿肘部,使前臂沿胎儿胸前滑下娩出,然后上提胎体,使后肩显露于会阴部,左手示、中指伸入阴道内,按压后上肢肘部,使之自胎儿前胸滑下娩出。

(4)胎头娩出　胎肩及上肢全部娩出后,将胎背转向正前方,然后将胎体俯卧于术者左前臂上,同时左手中指伸入胎儿口内,示指与无名指分别扶于胎儿颌骨部,右手中指压低胎儿枕骨使胎头俯屈,示指与无名指置于胎儿两锁骨上(切勿放于锁骨上窝,避免损伤臂丛神经),术者两手协同用力向下牵拉胎头,此时助手可从产妇耻骨联合上方经腹壁按压,协助胎头俯屈。当胎头枕骨粗隆抵达耻骨弓下方时,即可以此为支点,将胎体逐渐上举,使胎头下颏,颜面部相继娩出。胎头娩出困难者,可使用产钳助产协助娩出。

2. 臀位助产术

(1)完全臀位　先露部拨露后,每次宫缩时用无菌治疗巾堵住阴道口,以免胎足过早娩出,术者再按臀位牵引法,协助胎儿娩出(图16-11、图16-12)。

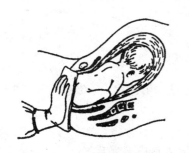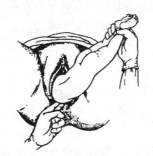

图16-11　臀位阴道分娩的处理"堵"　　　　图16-12　臀位阴道助娩术

(2)腿直臀位　在分娩过程中不必堵阴道口,随着宫缩加强,胎臀及下肢下降扩张软产道,术者只需扶持外露的臀部、躯干及下肢。当脐部以下部分娩出后,行臀位牵引术(图16-13)。

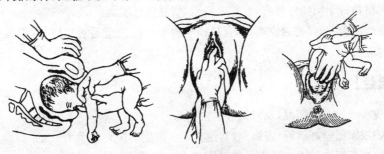

图16-13　臀位阴道牵引术

【注意事项】

1）注意安全，不能操之过急；牵引力量要均匀，防止胎儿和产妇损伤。

2）臀位助产须按臀位分娩机转进行。

3）脐部娩出后，脐带受压更明显，所以必须在 8 min 内娩出胎儿，否则脐带受压时间过长，易导致胎儿及新生儿严重伤害。

【护理要点】

1）知情宣教，向产妇及家属介绍臀位助产手术的过程及对母婴的影响，耐心解答产妇的疑问，指导产妇采取正确的应对方式，减轻其心理负担。

2）产后密切观察子宫收缩情况，如宫缩不好应立即按摩子宫，并通知医生处理，预防产后出血。

3）协助医生评估新生儿情况，注意观察有无产伤。

第七节　人工剥离胎盘术

人工剥离胎盘术是指胎儿娩出后，术者用手剥离并取出滞留子宫腔内胎盘的手术。

【适应证】

1）胎儿娩出后，胎盘部分剥离引起子宫大量出血者。

2）胎儿娩出后 30 min，胎盘尚未剥离排出者。

【麻醉】

通常不需麻醉。当宫颈内口较紧、手不能进入宫腔时，可肌注阿托品 0.5 mg 及哌替啶 50 mg。

【操作步骤】

1）产妇取膀胱截石位，导尿排空膀胱，重新消毒外阴，术者更换无菌手套。

2）术者一手五指并拢呈圆锥形沿脐带进入子宫腔，宫腔内的手找到胎盘边缘。手背紧贴子宫壁，以手掌的尺侧缘慢将胎盘逐渐从边缘部进入中心部使胎盘与子宫壁分离，另一手在腹部按压宫底。待整个胎盘剥离后，以手掌将胎盘取出。

操作时严格执行无菌操作规程，动作要轻柔，切忌强行剥离。

检查取出的胎盘、胎膜是否完整，如有缺损应根据情况决定是否清宫，尽量减少宫腔内操作的次数和时间。

【护理要点】

1）严密观察产妇一般情况，及时做好输血准备。

2）向产妇及家属做好解释，安慰产妇，使其配合医生尽快完成手术。

3）剥离胎盘后要密切观察子宫收缩及阴道出血情况，如宫缩不佳，应及时按摩子宫并遵医嘱应用宫缩剂。

4）协助检查胎盘、胎膜是否完整。

5）术后观察有无发热、阴道分泌物异常等体征，必要时按医嘱给予抗生素。

第八节　经腹壁羊膜腔穿刺

经腹壁羊膜腔穿刺（amniocentesis）是指在中晚期妊娠时，用穿刺针经腹壁、子宫肌壁进入羊膜腔抽取羊水，供临床分析诊断或注入药物进行治疗。

【适应证】

1. 产前诊断

1）羊水细胞染色体核型分析、染色质检查以明确胎儿性别。

2）诊断或评估胎儿遗传病可能：性连锁遗传病基因携带者、孕妇曾生育遗传病患儿、夫妻或其亲属患遗传性疾病、孕早期应用可能致畸药物等。

3）行羊水生化测定：了解宫内胎儿成熟度及胎盘功能。

2. 治疗

1）胎儿异常或死胎需做羊膜腔内注射引产终止妊娠。

2）必须在短时间内终止妊娠，但胎儿又未成熟者需行羊膜腔内注射肾上腺皮质激素促进胎儿肺成熟。

3）母儿血型不合，需给胎儿输血。

【禁忌证】

1）术前 24 h 内两次体温＞37.5℃。

2）孕妇有流产先兆时，不宜用于产前诊断。

3）有心、肝、肾功能严重异常，或各种疾病的急性阶段，不宜进行羊膜腔内注射药物流产。

4）穿刺部位皮肤感染。

【用物准备】

无菌腰椎穿刺针 1 枚，20 ml 注射器 1 个，标本瓶 1 个，消毒液，利多卡因注射液，无菌棉签、洞巾及纱布等。

【操作步骤】

1）术前 B 型超声先行胎盘及羊水暗区定位并做出标记。穿刺尽量避开胎盘，选在羊水量相对较多的暗区进行。

2）孕妇排尿后取仰卧位，腹部皮肤用 0.5％聚维酮碘溶液消毒铺无菌洞巾。

3）穿刺点用 0.5％利多卡因行浸润麻醉直达腹膜，用腰椎穿刺针垂直刺入腹壁，穿刺阻力第一次消失表示进入腹腔，继续进针又有阻力表示进入子宫壁，阻力再次消失，表示已进入羊膜腔内。

4）拔出穿刺针芯有羊水溢出，用 20 ml 注射器抽取所需羊水量送检，或直接注入药物。

5）将针芯插入穿刺针内，迅速拔出，无菌干纱布加压穿刺点 5 min 后，胶布固定。

【注意事项】

1）术中严格执行无菌操作规程。

2）若抽不出羊水，可能是针孔被羊水中有形物质阻塞，调整穿刺方向、深度后常能抽出羊水。

3）若抽出血液，应立即拔针，并压迫穿刺点，包扎腹部。血液可能来自腹壁、子宫壁、胎盘或胎儿血管。

4）若羊水过少，不要勉强操作，以免误伤胎儿。

5）穿刺针进入时不可过深过猛，尽可能一次成功，最多不超过 2 次。

6）穿刺与拔针前后，注意观察孕妇有无呼吸困难、发绀等异常情况，警惕发生羊水栓塞的可能。

7）出生缺陷儿的产前诊断应在妊娠 16～22 周进行；胎儿异常引产，宜在妊娠 16～26 周进行。

8）胎儿异常引产前应做血、尿常规、出凝血时间和肝功能检查。

【护理要点】

1）穿刺前应向孕妇及家属说明检查目的、过程，缓解其紧张心理，有助于孕妇积极配合操作。

2）术中注意观察孕妇有无呼吸困难、发绀等异常情况，警惕发生羊水栓塞的可能。

3）术后注意观察穿刺点、阴道有无液体溢出或流血，重视胎心率和胎动变化等，若有异常，立即通知医生处理。嘱咐孕妇术后当天应减少活动。

第九节　剖宫产手术

剖宫产术（cesarean section）是经腹壁切开子宫取出已达成活胎儿及其附属物的手术。手术应用恰当能使母婴转危为安，但也存在出血、感染和脏器损伤的危险。主要术式有子宫下段剖宫产（此术式切口愈合好，术后并发症少，临床广泛应用）、子宫体部剖宫产和腹膜外剖宫产 3 种。

【适应证】

（1）产力异常　子宫收缩乏力，发生滞产经处理无效者。

（2）产道异常　骨盆狭窄或畸形，软产道异常或阻塞。

（3）胎儿异常及胎位异常　巨大胎儿，胎儿宫内窘迫，异常胎位等。

（4）妊娠并发症　妊娠合并心脏病，妊娠期高血压疾病，前置胎盘，胎盘早期剥离等。

（5）其他　高危妊娠，瘢痕子宫，生殖道修补术后，各种头盆不称等；过期妊娠儿、珍贵儿、早产儿、临产后出现胎儿窘迫情况等。

【禁忌证】

死胎及胎儿畸形,不应行剖宫产术终止妊娠。

【术后并发症】

常见的有发热、子宫出血、尿潴留、肠黏连;最严重的有肺栓塞、羊水栓塞,可导致猝死;远期后遗症有慢性输卵管炎及由此导致的宫外孕,另有子宫内膜异位症等。

【用物准备】

(1) 器械包 25 cm不锈钢盆1个,弯盘1个、卵圆钳6把、刀柄4、7号各1把、解剖镊2把、小无齿镊2把、大无齿镊2把、18 cm弯形止血钳10把。10 cm、12 cm、14 cm直止血钳各4把、艾丽斯钳10把、巾钳4把、持针器3把、吸引器头1个、阑尾拉钩1个、腹腔双头拉钩1个、刀片3个、组织剪2把、拆线剪刀1把。

(2) 敷料包 双层剖腹单1块,治疗巾10块,中单6块,纱布垫6块纱布20块。

(3) 手术衣包 手术衣6件。

(4) 其他 手套10副,1、4、7号丝线各1束,可吸收缝线2根(一次性)。

【麻醉】

以连续硬膜外麻醉为主,特殊情况采用局麻或全麻。

【手术方式】

1. 子宫下段剖宫产术

消毒手术野、铺巾。下腹正中切口或下腹横切口,打开腹壁及腹膜腔,弧形切开子宫下段的膀胱腹膜反折,分离并下推膀胱,暴露子宫下段。在子宫下段前壁正中做一小横切口,用两示指向左右两侧钝性撕开延长切口约10 cm,刺破胎膜,取出胎儿及胎盘胎膜。缝合子宫切口及腹膜反折,清理腹腔,清点敷料及器械无误,缝合腹壁各层直至皮肤。

2. 子宫体部剖宫产术

也称古典式剖宫产术。在子宫体部正中做纵形切口,长约10 cm,刺破胎膜,取出胎儿及胎盘胎膜。缝合子宫切口。一般仅适用在急于娩出胎儿或胎盘前置不能做子宫下段剖宫产术者。

3. 腹膜外剖宫产术

利用解剖特点,于腹膜外切开子宫下段,取出胎儿及胎盘胎膜的手术。此术式虽较复杂,因不进入腹腔,术后肠蠕动恢复快,产妇不需严格禁食,身体恢复快。该术式可明显减少剖宫产术后腹腔感染的危险,对宫腔有感染者尤为适用。

【护理要点】

1. 术前准备

1) 知情宣教:向患者及家属讲解剖宫产术的必要性、手术过程及术后的注意事项,消除患者紧张情绪及恐惧心理,以取得患者和家属的配合。

2) 备皮:同一般腹部手术。

3）药物过敏试验：遵医嘱做好青霉素、普鲁卡因等药物过敏试验。术前禁用呼吸抑制剂，以防新生儿窒息。

4）留置导尿管，排空膀胱。

5）核实交叉配血情况，做好输血准备。

6）做好新生儿保暖和抢救准备，如气管插管、氧气及急救药品。

7）观察产妇的生命体征，监测胎心，并做好记录。

8）遵医嘱注射术前药物。

2．术中配合

1）产妇体位取仰卧位，必要时稍倾斜手术台，可防止或纠正产妇血压下降和胎儿窘迫情况。

2）开放静脉通道，观察产妇生命体征，必要时按医嘱输血、给宫缩剂。如因胎头下降太深，取胎头困难，助手可在台下戴消毒手套，自阴道向上推胎头，以利胎儿娩出。

3）器械护士应熟悉手术步骤，及时递送器械等，随时清点物品，确保无误。

4）巡回护士备好术中所需物品，完成静脉穿刺，协助麻醉师摆好体位，协助助产士处理及抢救新生儿。

5）助产士携带新生儿用品、抢救器械及药品，胎儿娩出后协助医生处理和抢救新生儿。

3．术后护理

常规护理按腹部手术术后常规护理和产褥期护理。

护理注意要点：

1）病房护士与麻醉师或手术室护士床边交接班，了解术中情况，测量生命体征，检查输液管、尿管、腹部切口、阴道流血等情况，做好记录。

2）术后2 h鼓励并协助产妇翻身；术后24 h产妇取半卧位，利于恶露排出；鼓励产妇术后做深呼吸、勤翻身、尽早下床活动，以防肺部感染、盆腹腔脏器黏连和下肢静脉血栓形成。

3）密切观察产妇心理活动的行为表现、体温、切口、恶露，注意子宫收缩、阴道出血情况，如有异常，及时汇报医生，配合采取措施。

4）留置导尿管一般于手术后第2天补液结束后拔除，拔除后3～4 h应及时排尿，注意观察拔尿管后产妇的排尿情况，及时处理异常情况。

5）遵医嘱用药、补液，防止血液浓缩、血栓形成。

6）指导产妇休养，支持母乳喂养，指导并协助哺乳；鼓励产妇参与育婴。

7）手术后腹部伤口疼痛，尽量少用止痛药物，以利肠蠕动功能的恢复和母乳喂养。

8）饮食指导：术后第2天，产妇可以吃清淡的流质食物，如蛋汤、米汤，切忌进牛奶、豆浆、大量蔗糖等胀气食品；待排气后，则可进半流质食物，如稀粥、汤面、馄饨等；以后再恢复普通饮食。

9）个人卫生指导：刷牙，洗脸，勤换衣，每天冲洗外阴1～2次以外，还要注意保持腹部切口的清洁、外阴清洁。

10）出院健康指导：产后6周回到分娩医院门诊复查；性生活一般于产后42 d、恶露完全干净3 d后开始，及时采取避孕措施，初期宜用避孕套，剖宫产6个月后可放节育环，术后再孕需避孕2年后；当心晚期产后出血，剖宫产者子宫有伤口，较易造成致死性大出血，产后晚期出血亦较多见，出院回家后如恶露明显增多，如月经样，应及时就医，特别是家住农村交通不便者更宜早些。最好直接去原分娩医院诊治,因其对产妇情况较了解,处理方便;坚持做产后保健操,以帮助身体的恢复。

11)其他:见相关章节。

学生自主、延伸性学习的学习任务

情景病例一 28 岁初产妇,妊娠 38 周,胎儿分娩后 30 min,胎盘不分娩,阴道出血量多。查体:BP 12/8 kPa,P 110 次/分。

任务要求 1. 此时你应配合接产人员采取的处理措施是什么?
2. 叙述护理配合要点。

情景病例二 31 岁初孕妇,妊娠 39 周,临产 8 h 入院。腹部检查:子宫呈纵椭圆形,胎先露部较软不规则,胎心在脐上偏左。肛查:宫口开大 6 cm,评估胎儿约 2 500 g。

任务要求 1. 你考虑为哪种胎先露?
2. 宫口开全,应采取什么措施?为什么?
3. 列出助产过程中和产后的护理要点。

情景病例三 患者,女性,35 岁。宫内妊娠 24 周,空腹血糖10.5 mmol/L,近 1 周来腹胀剧、不能平卧、呼吸困难,入院后查体:BP 130/90 mmHg T 36.2℃,P 88 次/分,产科检查:宫高 40 cm,腹围 105 cm,妊娠期体重增加 25 kg,B超提示:AFI>26 cm。

任务要求 1. 说出本病例医疗诊断和其相关的病因。
2. 解释医师采取经腹壁羊膜腔穿刺诊查方法的必要性。
3. 准备用物。
4. 说出护理内容。

(潘放鸣 于海英 毕惠玲)

第十七章

母婴常用护理操作技术

▸▸▸▸ ● 学习目标 ● ▸▸▸▸

掌握 母婴常用护理操作技术的目的、操作步骤及注意事项。

熟悉 母婴常用护理操作技术的适应证。

熟练操作 会阴擦洗/冲洗、会阴湿热敷、阴道灌洗;新生儿沐浴、抚摸、更换尿布;指导产妇坐浴。

情景案例 初产妇,28 岁,妊娠 38 周,LOA,宫口开全,先露胎头 S+3,因胎心音 180 次/分行会阴左侧切开,产钳助娩出一男婴,体重 3.2 kg,Apgar 评分 10 分,胎盘娩出,检查胎盘胎膜完整,会阴伤口外缝四针,产后在产房观察 2 h,阴道出血不多,产后第 2 天查体:T 37.5℃,R 60 次/分,P 18 次/分,BP 120/70 mmHg,会阴水肿明显,乳房胀痛明显,实验室检查:WBC 15×10⁹/L。产后第 4 天会阴侧切口拆线后,切口感染裂开。产后第 10 天出院。

任务要求
1. 为该妇实施会阴擦洗。
2. 为该妇实施会阴湿热敷。
3. 指导该妇并示范坐浴。
4. 书写出新生儿沐浴的流程,为新生儿沐浴及抚触。

第一节　会阴擦洗/冲洗

【目的】

保持会阴及肛门部清洁,促进会阴伤口愈合,防止泌尿生殖系统的逆行感染。

【适应证】

常用于会阴有伤口者;产后 1 周内;妇产科手术后留置导尿管者;会阴、阴道手术前后。

【用物准备】

会阴擦洗盘 1 只(内盛无菌弯盘 2 个、无菌镊或血管钳 2 把、浸有药液的棉球、无菌纱布、棉球若干)、橡皮单、治疗巾或一次性会阴垫各 1 块、裤腿 1 个、冲洗壶、便盆、屏风(必要时)、擦洗药液(0.1%苯扎溴铵溶液、0.02%碘伏溶液、1:5 000 高锰酸钾溶液等)。

【操作步骤】

1) 携带用物到产妇或患者床边,向其说明会阴擦洗的目的、以取得配合。

2) 嘱受术者排空膀胱,脱去近护理人员一侧的裤管,穿好备用裤腿,注意保暖。取屈膝仰卧位,暴露外阴,操作时注意遮挡,减轻受术者的心理压力。

3) 臀下垫橡胶单、治疗巾或一次性会阴垫,会阴冲洗时置便盆。将会阴擦洗盘放于床边。

4) 用一把血管钳或镊子夹取干净、浸透药液的棉球,另一把镊子接取棉球擦洗会阴部,按照自上而下,由内向外的顺序(小阴唇—大阴唇—阴阜—大腿内侧上 1/3—会阴—肛门周围),或以伤口、阴道口为中心,逐渐向外擦/冲洗,最后擦洗肛周部和肛门。每一个棉球只能用一次,擦洗时可根据受术者的情况决定擦洗的次数,直至擦净。

5) 用消毒棉球或干纱布擦干,顺序同上。

6) 移去臀下垫物,为受术者换上干净会阴垫,脱下裤腿,协助受术者穿好衣裤。整理床单位,清理用物。

【护理要点】

1) 严格遵循无菌操作原则,擦/冲洗溶液温度适中,动作轻稳,规范。

2) 注意观察会阴部及局部伤口有无红肿、分泌物性质、伤口愈合情况,留置尿管者要注意将尿道口周围擦洗干净,保持尿管通畅,避免脱落等。

3) 会阴擦洗每日 2 次,大便后也应擦洗。每次擦洗后,护理人员均应洗净双手后再护理下一位受术者,并将伤口感染者安排在最后擦洗,避免交叉感染。

4) 会阴冲洗时用无菌纱布堵住阴道口,防止冲洗液流入阴道,导致逆行感染。

5) 术后及时记录,发现异常情况及时记录并要向医师汇报。

第二节 会阴湿热敷

【目的】

根据热原理和药物化学反应,改善局部血液循环,使血肿局限,刺激局部组织的生长及修复,达到消炎、消肿、止痛,促进外阴伤口的愈合。

【适应证】

常用于会阴水肿、血肿、伤口硬结及早期感染者。

【用物准备】

橡皮单、治疗巾或一次性会阴垫、棉垫各 1 块、消毒纱布若干、治疗碗 1 个、消毒弯盘 2 个、长镊子 2 把、医用凡士林、50％硫酸镁或 95％乙醇、屏风等。

【操作步骤】

1）携带用物到产妇或患者床边,向其介绍会阴湿热敷的目的、方法及效果,鼓励患者积极配合。

2）嘱受术者排空膀胱,脱去近护理人员一侧的裤管,穿好备用裤腿,注意保暖。取屈膝仰卧位,暴露外阴,必要时行屏风遮挡。

3）臀下垫橡胶单、治疗巾或一次性会阴垫,行外阴擦洗,清除外阴局部污垢或清洁局部伤口。

4）病变部位涂一层凡士林,把备好的 41～48℃热溶液倒入消毒盘内,盖上无菌纱布,用镊子将无菌纱布浸透并拧至不滴水,然后将湿热纱布敷于患处,再盖上棉垫保温。

5）每 3～5 min 更换一次热敷垫,也可用红外线灯照射或将热水袋置于棉垫外保温,延长热敷的时间。每次热敷 15～30 min,每日 2～3 次。

6）热敷结束,更换清洁会阴垫,有伤口则进行伤口换药。

7）协助受术者穿好衣裤,取合适体位卧床。整理床单位,清理用物。

8）术后及时记录。

【护理要点】

1）掌握好热敷温度,一般为 41～48℃,避免温度过高发生烫伤,温度过低影响疗效。

2）热敷的面积为病灶范围的 2 倍。

3）热敷过程中注意听取受术者的反映。对休克、昏迷、术后皮肤感觉不灵敏者,应密切观察皮肤颜色,警惕烫伤。

4）随时评价效果。

第三节　坐　　浴

【目的】

借助水温与药液的作用,促进局部血液循环,减轻炎症和疼痛,达到清洁和治疗的作用。

【适应证】

常用于各种外阴炎、阴道炎的治疗和外阴及阴道的手术前准备。

【用物准备】

坐浴盆、30 cm 高坐浴架、屏风各 1 个、无菌纱布垫 1 块、41～43℃的坐浴溶液 2 000 ml。常用药液有 1∶5 000 高锰酸钾溶液、1％乳酸溶液、0.5％醋酸溶液、2％～4％碳酸氢钠溶液、中成药液洁尔阴等。以上各种药液根据各种疾病的需要而选择。

【操作步骤】

1）携带用物到产妇或患者床边,向其说明坐浴的目的、指导方法以取得配合。

2）患者自解小便并将外阴及肛门周围擦洗干净。

3）将坐浴盆置于坐浴架上,盆内放约 1/2 盆的水,教会患者按比例配制好坐浴溶液。必要时用屏风遮挡,关门窗或到浴室内坐浴。

4）协助患者下床脱下裤子,采用舒适坐位将全臀和外阴泡于溶液中,持续 20 min 左右。随时观察患者的情况。

5）结束后用无菌纱布垫擦干外阴部,协助患者卧床休息。

6）整理床单位,清理用物,消毒浴盆。

【护理要点】

1）月经期、阴道流血、产后 10 d 内禁坐浴以免引起宫腔内感染。

2）指导患者严格按比例配制坐浴溶液,以免浓度过高造成黏膜烧伤,或浓度过低影响治疗效果;药液水温适中,以 41～43℃ 为宜,避免水温过高烫伤皮肤和黏膜。同时注意室温和保暖,防止受凉。

3）坐浴时必须将臀部与外阴全部浸在药液中。

第四节　乳房护理

【目的】

1）保持乳房、乳头的清洁卫生。

2）强韧乳头,防止产后哺乳造成的乳头皲裂。

3）改善少数孕妇的乳头扁平或凹陷。

4）适当按摩乳房利于产后乳汁产生并使输乳管、输乳窦开放,有助于减少产后乳汁淤积。

【用物准备】

毛巾 1 条,脸盆,浴液,合适的棉质胸罩。

【操作步骤】

1. 清洁及按摩

每日用清水清洗,并用软毛巾或用手按摩乳房以增加乳头的韧性。清洗时可以使用浴液,但不要使用肥皂,以防乳头皲裂,增加感染机会。按摩方法是用手掌侧面轻轻按摩乳房壁,露出乳头,围绕乳头均匀按摩,每日 1 次,每次 5 min。穿戴合适的乳罩以支托乳房。

2. 乳头伸展练习

将两拇指或示指平行放在乳头两侧,慢慢地由乳头向两侧外方拉开,使乳头向外突出,以同样的方法将乳头向上、下纵向牵拉,每日 2 次,每次 5 min。

3. 乳头牵拉练习

用一手托住乳房,另一手拇指、中指和示指抓住乳头,轻轻向外牵拉,并左右捻转乳头。每日 2 次,每次 10～20 下。

4. 真空抽吸法

取一个 10 ml 注射器,将注射器乳头切掉,从切断处将针栓插入,将注射器末端扣于乳头上,用手轻轻拔出针栓,每日 2 次,每次重复 10～20 下。

【护理要点】

1）乳房护理一般于怀孕满 6 个月后开始,可由孕妇本人或家属协助进行。

2）清洗乳头时可以使用浴液,但不要使用肥皂,因为肥皂会洗去皮脂腺的分泌物,容易使乳头皲裂,增加感染机会。

3）怀孕后期或刺激乳头后出现宫缩等早产迹象的孕妇要避免按摩乳头。

4）对乳头扁平或凹陷的孕妇,多数在分娩前可自行改善,一般不影响哺乳,也可用乳头伸展练习和乳头牵拉练习使乳头突起。严重的乳头凹陷可采用真空抽吸法。

第五节 新生儿沐浴

【目的】

清洁皮肤,预防感染;协助皮肤排泄、散热,促进血液循环及新陈代谢;起到按摩、活动全身作用;同时可做体表检查,及时发现问题。

【禁止证】

1）打预防针后暂时不要沐浴。

2）遇有频繁呕吐、腹泻时暂时不要沐浴。

3）发热或热退 48 h 以内不建议沐浴。

4）当新生儿发生皮肤损害时不宜沐浴。

5）喂奶后不应马上沐浴。

6）早产儿、低体重儿、新生儿窒息监护期暂时不沐浴。

【用物准备】

1. 物品

小毛巾、大毛巾、浴巾、新生儿褓褓、婴儿专用皂或浴液、新生儿清洁衣裤、尿布、脐带敷料及脐贴、护理盘(内放婴儿爽身粉、液状石蜡、5％鞣酸软膏、1％甲紫、75％乙醇、消毒植物油、抗生素滴眼液、消毒棉球、消毒棉签、无菌敷料、无菌镊子等)、海绵垫、软塑料布、婴儿磅秤、沐浴装置、水温计、体温计等。

2. 环境

关门窗,调节室温 24～28℃,水温 38～40℃或用手腕内侧试水温。

3. 操作者准备

护士修剪指甲,穿清洁工作服,检查衣服口袋内有无坚硬尖锐物,戴无菌帽子、口罩,系围裙,洗手。

【操作步骤】

1. 淋浴

1）洗手、戴口罩,水温调至 38～40℃。沐浴台上铺上垫子、大毛巾,沐浴池内放一头高脚低的垫架,上置海绵垫,外包塑料布,将所需用物放置妥当。

2）将新生儿置于沐浴台上,解开包被、衣服,检查手圈,仔细核对姓名、床号等标记,除去尿布测量体重并记录。

3）第一次沐浴的新生儿,用棉签蘸消毒植物油擦去新生儿颈下、腋下、腹股沟、女婴阴唇间隙、皮肤上等处堆积的胎脂。

4）淋浴垫上垫干净无菌巾,用手腕内侧再次测水温并温热沐浴床垫。

5）将儿头枕在操作者左手腕上,并抓住其左上臂,右手握两小腿和脚,轻轻将新生儿抱至淋浴池垫上。左手托住头部,先用小毛巾洗净脸部,顺序为眼(从内眼角向外眼角擦拭)、鼻、面部、下颌。洗头和全身,用浴水湿润头发及全身,肥皂涂在手上,按先上后下,先对侧后近侧的原则,洗头部、颈部、上肢腋下、躯干,最后洗腹股沟、臀部和下肢,注意洗净皮肤皱褶处,然后用温水冲净。

注意:①用手托住儿头并掩盖耳孔防水流入耳内,防止浴水误入新生儿眼、鼻;洗腹部时尽量避免沾湿脐部;②观察新生儿有无感染等异常;③擦洗顺序:a. 面部:眼(由内至外)—耳郭—面部;b. 颈及全身;④将婴儿专用皂(或婴儿沐浴液)涂于手上,搓出泡沫,再涂于头、颈、上肢、腋下、躯干、腹股沟、臀部及下肢,最后用清水冲洗。

6）洗毕,将新生儿抱至沐浴台上,用大毛巾轻轻擦干全身。

7）双眼滴抗生素眼液。

8）脐部和皮肤护理。用75％乙醇消毒脐部残端和脐轮处2次,保持局部清洁干燥,用无菌纱布覆盖,并用脐带布包扎。在颈部、腋下、腹股沟等处扑上婴儿爽身粉,臀部擦5％鞣酸软膏以预防红臀。

9）穿衣服、兜尿布,检查手环字迹是否清晰,模糊者重新补上。裹好包被,核对并别上胸卡。

10）将新生儿送回母婴休养室,告诉母亲新生儿情况正常。

11）详细记录护理单、清洁整理用物。全体婴儿沐浴完成后,用消毒液浸泡沐浴池、沐浴垫,消毒液擦拭沐浴台。

2. 盆浴

脐带脱落干燥者可盆浴。

【用物准备】

一只浴盆,其余同淋浴。

【操作步骤】

1）准备一只浴盆,内盛半盆温水,水温以38～40℃为宜。其余准备同淋浴。

2）将新生儿置散包台上,解开包被、衣服,检查手圈,仔细核对姓名、床号等标记。

3）第一次沐浴时,用沾消毒植物油的棉签擦去新生儿颈下、腋下、腹股沟、女婴阴唇间隙等处堆积的胎脂。

4）称体重并记录。

5）洗脸、洗头。小毛巾洗脸,顺序同淋浴。大毛巾包裹新生儿全身,操作者用左前臂托住新生儿背部,左手托住头部,左腋下夹住躯干和下肢,移至盆边,用右手抹浴液洗头、颈、耳后,然后用清水冲洗干净,用大毛巾擦干。

6）解开大毛巾，撤去新生儿衣服、尿布，将儿头枕在操作者左手腕上，并抓住其左上臂，右手握两小腿和脚，轻轻将婴儿举起放在浴盆内。

7）洗全身。左手仍抓住左上臂不放，用浴水湿润全身，将浴液抹于新生儿身上，按先上后下，先对侧后近侧的原则，擦洗颈、胸、腋下、上肢、腹股沟、外生殖器和下肢，注意洗净皮肤皱褶处。再用右手支托新生儿左腋下，身体前倾，倚靠在操作者右手臂上，擦洗后背及臀部。用温水冲净。注意观察新生儿有无感染等异常。

8）洗毕，将新生儿抱至沐浴台上，用大毛巾轻轻沾干全身。

9）脐部和皮肤护理。同淋浴。

10）穿衣服、兜尿布，检查手环字迹是否清晰，模糊者重新补上。裹好包被，用干棉签清洁耳鼻。

11）将新生儿送回母婴休养室。整理用物，详细记录护理单。

【护理要点】

1）沐浴应在每天早晨、喂奶前或喂奶后1h进行，以防呕吐或溢奶。护士进入母婴休养室向母亲了解新生儿的情况，将新生儿抱至沐浴室。

2）操作过程中注意观察新生儿全身及四肢活动情况；观察皮肤有无红肿、糜烂等感染灶，如有异常情况及时报告医生。

3）操作熟练、正确。洗头部时用手掩盖耳孔，勿使浴水流入新生儿耳内，防止浴水误入新生儿眼、鼻；淋浴洗腹部时尽量避免沾湿脐部；扑爽身粉时用手遮盖眼睛和呼吸道，避免扑粉进入眼内和吸入呼吸道。

4）注意安全、动作要轻柔，防止受凉和损伤；沐浴过程中操作者不能离开新生儿并始终用手接触和保护新生儿。

第六节　新生儿抚触

新生儿（婴儿）抚触，也叫新生儿触摸，是一种通过触摸新生儿的皮肤和机体，刺激皮肤感受器上传到中枢神经系统，促进新生儿身心健康发育的科学育婴新方法。

抚触或按摩源于英语 Touch。新生儿抚触简单地说就是母亲以及家人与婴儿皮肤的密切接触，是一种成人与孩子愉快交流的方式。

【目的】

系统的抚触有利于婴儿的生长发育，增加免疫力，增进食物的吸收和利用，减少婴儿哭闹，增加睡眠，促进婴儿健康成长，同时能增进父母与婴儿之间的感情交流，促进宝宝心理健康地成长。

【准备工作】

（1）环境　居室里应安静、清洁，保持房间温度在25℃左右，还要保持一定湿度；播放一些轻柔的音乐，营造愉悦氛围。

（2）时间　一般在新生儿沐浴后进行。

(3) 用物 婴儿润肤乳液,毛巾,尿布以及替换衣物。

(4) 操作者 指甲要剪短,手上不戴任何饰品,将长头发扎起来、全身放松,心情愉快。

【抚触的手法及程序】

1. 头部

1) 用两手拇指从前额中央向两侧移动(沿眉骨)。

2) 用两手拇指从下颌中央向外、向上移动(似微笑状)。

3) 两手掌面从前额发际向上、向后滑动,至后下发际,升停止于两耳乳突(耳垂后处),轻轻按压。

2. 胸部

两手分别从胸部的外下侧向对侧的外上侧移动(似"X"形)。

3. 腹部

1) 右手从宝宝腹部的右下侧滑向右上腹(似"I"形)。

2) 右手从宝宝腹部的右上侧水平滑向左上腹,再滑向左下腹(似"L"形)。

3) 右手从宝宝腹部的右下侧滑向右上腹,再水平滑向左上腹,再滑向左下腹(似"U"形)。

4. 四肢

双手抓住上肢近端(肩),边挤边滑向远端(手腕),并搓揉大肌肉群及关节;下肢与上肢相同,(从大腿根向足的方向)。

5. 手足

两手指指腹从宝宝的手掌面依次推向指端,并提捏各手指指尖,活动关节;足与手相同。

6. 背部

婴儿呈俯卧位,两手掌分别于脊柱两侧由中央向两侧滑动。

【注意要点】

1) 房间温度适宜,可放柔和的音乐作背景。

2) 一边按摩一边与新生儿说话,进行感情交流,不受外界打扰。

3) 手法从轻开始,慢慢增加力度,以宝宝舒服合作为宜。

4) 按摩时间从 5 min 开始,以后逐渐延长到 15～20 min,每天 1～2 次。

5) 选择适当的时间,避开新生儿感觉疲劳、饥渴或烦躁时;最好是在新生儿洗澡后或穿衣过程中进行。

6) 按摩前须温暖双手,将婴儿润肤液倒在掌心,不要将乳液或油直接倒在新生儿身上。

7) 提前预备好毛巾,尿布以及替换衣服。

附 新生儿沐浴室医院感染管理制度

一、人员管理

1) 新生儿沐浴室的工作人员入室前应严格洗手、消毒、更衣,操作前必须进行卫生洗手,指甲不过肉际,不戴戒指、手表等饰物。

2）工作人员应定期进行体检，凡有皮肤化脓、各型肝炎，以及呼吸道或其他感染性疾病者，应暂时调离本岗位。

3）护理人员为每一个婴儿洗澡前后应用肥皂及流动水洗手或使用快速手消毒液。

二、环境管理

1）室内空气新鲜，布局合理，各区域划分明确。

2）每月对空气、物表、新生儿物品及工作人员手进行细菌学监测，不得检出致病微生物并符合医院感染管理规范要求。

3）每日定时对空气进行常规紫外线消毒、开窗通风，地面、物体表面等进行清洁或消毒，用1 000 mg/L含氯消毒液擦拭消毒新生儿洗澡台、护理台、体重秤、洗澡盆、游泳设施、门、桌、椅台面等内部设施，新生儿抚触台上双面中单应每日一换，并有记录。

4）为每一位婴儿洗澡结束后要认真进行清洁、消毒，保持室内整洁。

5）定期对墙壁、天花板等进行清洗和消毒。

三、消毒隔离制度

1）严格遵守消毒隔离原则和操作规范。

2）沐浴时先洗正常新生儿，再洗感染新生儿。

3）婴儿用的眼药水、粉扑、油膏、浴巾、柔湿巾、治疗护理用品等应一婴一用，避免交叉使用。隔离婴儿用具单独使用，并采取双消毒措施。

4）新生儿沐浴用品如沐浴液、爽身粉等应采用不可回流式，并保证瓶内物品不被污染。

5）新生儿沐浴用物如护托、洗澡盆等应"一婴一用一消毒"。

6）无菌物品灭菌合格率应达到100％，消毒物品达到规范要求。

第七节　更换尿布法

【目的】

保持臀部皮肤的清洁、干燥、舒适，预防红臀及尿布皮炎。

【准备】

（1）护士准备　评估小儿，操作前洗手。

（2）物品准备　尿布（以白色、易吸水的棉布或一次性尿布为宜），尿布桶，必要时备软毛巾、温水及盆；按臀部皮肤情况准备治疗药物及烤灯等。

（3）环境准备　温湿度适宜，避免穿堂风。

【操作步骤】

1）携用物至床旁，拉下一侧床档，将尿布折成合适的长条形，放床边备用。

2）揭开小儿盖被，将污湿的尿布打开。一手握住患儿的两脚轻轻提起，露出臀部；另一手用尿布洁净的上端将会阴部及臀部擦净,并以此角盖上污湿部分。取出污湿尿布,卷折污湿部分于内面,放入尿布桶内。

3) 必要时将患儿抱起,以温水清洗臀部。清洗时一手托住患儿大腿根部及臀部,并以同侧前臂及肘部护住患儿腰背部,另一手清洗臀部,用毛巾将臀部水分吸净,必要时涂油。

4) 再握住并提起患儿双脚,使臀部略抬高,将清洁尿布的一端垫于小儿腰骶部,放下双脚,由两腿间拉出尿布另一端并覆盖于下腹部,系上尿布带,松紧适宜。

5) 若有尿布皮炎,可采用暴露法、灯光照射法等,使局部皮肤干燥,再涂以紫草油、硼酸软膏等;重者可予抗菌药物。

6) 整理衣服,盖好被子,拉好床档。

7) 洗手、记录。

【注意事项】

1) 选择质地柔软、透气性好、吸水性强的棉织布做尿布,或采用一次性尿布,以减少对臀部的刺激。

2) 更换尿布时的动作应轻快,避免暴露患儿上半身。

3) 尿布包扎应松紧合适,防止因过紧而影响患儿活动或过松造成大便外溢。

学生自主、延伸性学习的学习任务

情景病例 初产妇,因胎儿宫内窘迫,在会阴左侧切下行胎吸助娩一女婴,产后第2天一般情况好,乳房胀痛明显,会阴伤口红肿。

任务要求 1. 列出该产妇目前的护理诊断。

2. 运用护理操作技术为该妇实施相关的护理。

3. 为产妇及其家属示范新生儿盆浴操作过程。

4. 实施乳房护理技术操作。

5. 进行产褥期健康教育。

6. 自我、同学、教师评价。

(潘放鸣 殷 勇)

参 考 文 献

［1］ 谢幸,苟文丽.妇产科学[M].8 版.北京：人民卫生出版社,2013.

［2］ 丰有吉.妇产科学[M].2 版.北京：人民卫生出版社,2010.

［3］ 曹泽毅.中华妇产科学[M].2 版.北京：人民卫生出版社，2005.

［4］ 郑修霞.妇产科护理学[M].5 版.北京：人民卫生出版社,2012.

［5］ 张惜阴.实用妇产科学[M].4 版.北京：人民卫生出版社,2004.

［6］ 夏海鸥.妇产科护理学[M].3 版.北京：人民卫生出版社,2014.

［7］ 王玉琼.母婴护理[M].2 版.北京：人民卫生出版社,2006.

［8］ 简雅娟.母婴护理[M].2 版.北京：高等教育出版社,2005.

［9］ 潘青.母婴护理[M].南京：江苏科学技术出版社,2008.

［10］ 安力彬.实用妇产科护理学[M].北京：人民军医出版社,2009.

［11］ 笪斯美.妇产科护理学[M].2 版.北京：人民卫生出版社,2007.

［12］ 郭爱敏.成人护理(下)[M].2 版.北京：人民卫生出版社,2006.

［13］ 胡亚美.实用儿科学[M].7 版.北京：人民卫生出版社,2002.

［14］ 金汉珍.实用新生儿学[M].3 版.北京：人民卫生出版社,2003.

［15］ 沈晓明.儿科学[M].7 版.北京：人民卫生出版社,2008.

［16］ 崔焱.儿科护理学[M].4 版.北京：人民卫生出版社,2006.

［17］ 陈吉庆.儿科护理学[M].南京：东南大学出版社,2009.